Anatomie fast

Autoren:
Dr. med. Antje Schwarz, Dr. med. Stefan Schwarz

Lektorat:
Andrea Rauneker

Herstellung:
Walter Übelhart

Wichtiger Hinweis
Der Stand der medizinischen Wissenschaft ist durch Forschung und klinische Erfahrung ständig im Wandel. Autor und Verlag haben größte Mühe darauf verwandt, dass die Angaben in diesem Werk korrekt sind und dem derzeitigen Wissensstand entsprechen. Für die Angaben kann von Autor und Verlag jedoch keine Gewähr übernommen werden. Jeder Benutzer ist dazu aufgefordert, Angaben dieses Werkes gegebenenfalls zu überprüfen und in eigener Verantwortung am Patienten zu handeln.

Die Deutsche Bibliothek verzeichnet diese Publikation in der Deutschen Nationalbibliografie; detaillierte bibliografische Daten sind im Internet über <http://dnb.ddb.de> abrufbar.

Nördliche Münchner Str. 28, 82031 Grünwald, www.media4u.com

2. Auflage Mai 2007, unveränderter Nachdruck August 2011
ISBN 978-3-89862-276-9
Printed in China through Colorcraft Ltd., Hong Kong

Vorwort

Unsere Idee war es, alles, was man zur Anatomie wissen sollte, kurz, übersichtlich und verständlich in dieses kleine Buch zu bringen. Dabei haben wir auf langatmige Erläuterungen verzichtet und mit vielen detaillierten Zeichnungen und kurzen prägnanten Texten gearbeitet.
Sie lernen dabei, komplizierte anatomische Strukturen besser und schneller zu begreifen und sie sich vor allen Dingen auch zu merken! Viele Querverweise zwischen einzelnen Kapiteln machen anatomische Zusammenhänge deutlich. Merksprüche und Schautafeln im Anhang helfen, sich Nerven- oder Gefäßaufzweigungen einzuprägen. Gleichzeitig erlaubt Ihnen ein durchdachter Index schnelles Nachschlagen und Rekapitulieren einzelner Themenbereiche.
Natürlich möchten wir nicht nur Studenten der Medizin mit unserem Anatomie-Büchlein ansprechen. Es ist ebenso für Heilpraktiker und alle Angehörigen medizinischer Assistenzberufe geeignet, von der Krankenschwester bis hin zum Rettungsassistenten.

Dieses komprimierte Kompendium kann kein klassisches Lehrbuch ersetzen. Vielmehr soll es einen sinnvollen Überblick über das Fachgebiet der Anatomie ermöglichen.

Wir haben uns bei der Konzeption dieses Anatomie-Büchleins nach bestem Wissen darum bemüht, fachlich, grafisch und didaktisch ein hohes Niveau zu erreichen. Trotzdem und vielleicht gerade deshalb ist konstruktive Kritik (service@media4u.com) jederzeit willkommen.

Autoren und Verleger

Mai 2007

Weitere Titel dieser Reihe

Arzneimittel pocket
Arzneimittel pocket plus
Arzneimittel Therapie pocket
Arzneimittel Pädiatrie pocket
Arzneimittel Phytotherapie pocket
Arzneimittel Wirkungen pocket
Arzneimittel Manual
Anamnese und Untersuchung pocket
Biologie fast
Chirurgie fast
Chirurgische Notfälle pocket
Differenzialdiagnose pocket
EKG pocket
EKG Fälle pocket
GK3 Termini pocket
Heilpraktiker Kompaktwissen pocket
Homöopathie pocket
Homöopathie für Kinder pocket
Arnzneimittel Infektionen pocket
Labormedizin pocket
Medizinisches Englisch pocket
Medizinisches Französisch pocket
Medizinisches Italienisch pocket
Medizinisches Spanisch pocket
Medizin Translator pocket
Neurologie pocket
Normalwerte pocket
Psychiatrie fast
Notaufnahme Innere Medizin pocket
Wörterbuch Medizin pocket

Inhalt

Abkürzungen

A	Ansatz
A.	Arteria
Aa.	Arteriae
AB	Abduktion
ADD	Adduktion
ant.	anterior
AR	Außenrotation
asc.	ascendens
AV	Anteversion
brev.	brevis
BW(S)	Brustwirbel(säule)
C.	Caput
Cond.	Condylus
Corp.	Corpus
Corpp.	Corpora
dex.	dexter
Dig.	Digitus, Digiti
DIP	distales Interphalangealgelenk
dist.	distal
desc.	descendens
dors.	dorsal
EXT	Extension
F	Funktion
FLX	Flexion
For.	Foramen
horiz.	horizontal
HW(S)	Halswirbel(säule)
I	Innervation
inf.	inferior
INK	Inklination
IR	Innenrotation
lat.	lateral/-e/-is
Lig.	Ligamentum
Ligg.	Ligamenta
long.	longus
longitudin.	longitudinalis
LW(S)	Lendenwirbel(säule)
M.	Musculus
Mm.	Musculi
med.	medial/-e/-is
N.	Nervus
Nn.	Nervi
Ncl.	Nucleus
Ncll.	Nucleii
Nl.	Lymphonodus
Nll.	Lymphonodi
OPP	Opposition
OSG	oberes Sprunggelenk
P.	Pars
PIP	proximales Interphalangealgelenk
post.	posterior
PRO	Pronation
Proc.	Processus
Procc.	Processi
prof.	profundus
prox.	proximal
R.	Ramus
Rr.	Rami
Rec.	Recessus
Recc.	Recessi
ROT	Rotation
RV	Retroversion
sin.	sinister
sup.	superior
superfic.	superficialis
temp.	temporalis
U	Ursprung
USG	unteres Sprunggelenk
V.	Vena
Vv.	Venae
ventr.	ventral
WS	Wirbelsäule

1 Einführung

1.1 Allgemeines

1.1.1 Ebenen und Bezeichnungen von Richtung u. Lage

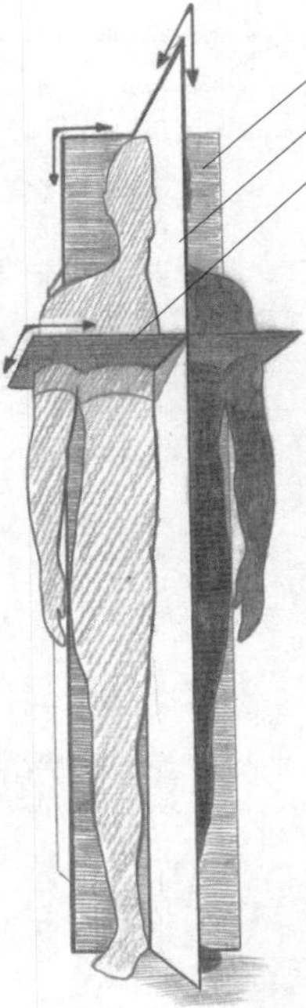

1 Frontalebene

2 Sagittalebene

3 Transversalebene

Medianebene:
Sagittalebene, die den Körper in zwei gleich große Hälften teilt.

Kurz sollen noch einmal die wichtigsten Ausdrücke für die Beschreibung von Lage und Richtung am menschlichen Körper wiederholt werden:

ventral:	**in Richtung Bauch**
dorsal:	**in Richtung Rücken**
anterior:	**vorn gelegen**
posterior:	**hinten gelegen**
kranial:	**in Richtung Kopf**
kaudal:	**in Richtung Becken**
lateral:	**seitlich gelegen**
medial:	**in Richtung der Körpermitte**
median:	**genau in der Medianebene liegend**
distal:	**in Richtung Extremitätenende**
proximal:	**in Richtung Rumpf**
superfizial:	**an der Oberfläche**
profund:	**in der Tiefe**

2 Kopf, Hals

2.1 Allgemeines

2.1.1 Regioneneinteilung von Kopf und Hals

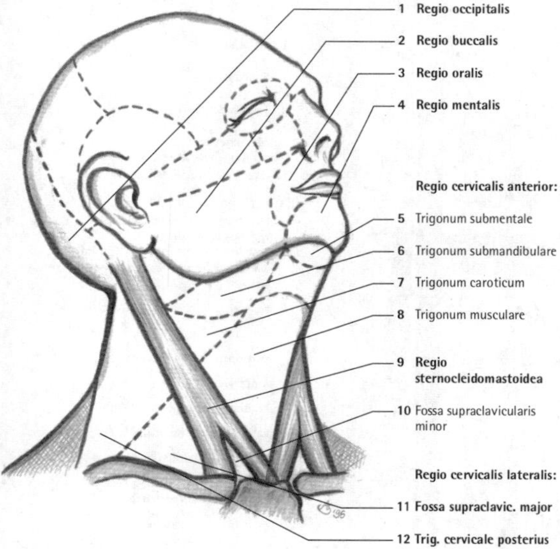

Als **Regio cervicalis anterior** werden die Nummern 5–10 zusammengefasst. Sie umfasst die gesamte vordere Halsfläche bis zum Hinterrand des M. sternocleidomastoideus.
Im Trigonum submandibulare liegt die Glaudula submandibularis.

Die **Regio cervicalis lateralis** erstreckt sich vom Hinterrand des M. sternocleidomastoideus bis zum Vorderrand des M. trapezius.

Die **Regio cervicalis posterior** ist hier nicht dargestellt (→ 130).

2.1.2 Faszien des Halses

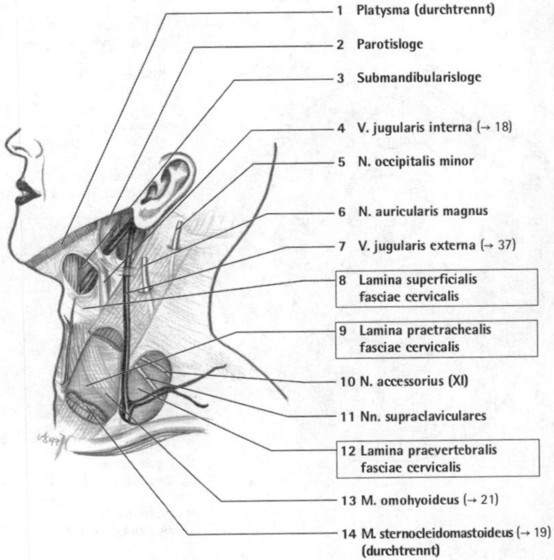

Auf der **Lamina superficialis fasciae cervicalis** liegt das Platysma. Sie bildet eine Scheide für den M. sternocleidomastoideus.

Die **Lamina praetrachealis fasciae cervicalis** bedeckt die infrahyale Muskulatur und dehnt sich bis zum M. omohyoideus aus. Sie bildet eine **Gefäßnervenscheide** für die A. carotis communis, die V. jugularis interna und den N. vagus. Die infrahyale Muskulatur kann durch Zug an der mittleren Halsfaszie die Weite des Venenlumens beeinflussen.

Die **Lamina praevertebralis fasciae cervicalis** überzieht die prävertebrale Halsmuskulatur und die Mm. scaleni. Sie ist mit dem Ligamentum longitudinale anterius der Wirbelsäule verbunden.

2.1.3 Aufbau des Halses im Querschnitt

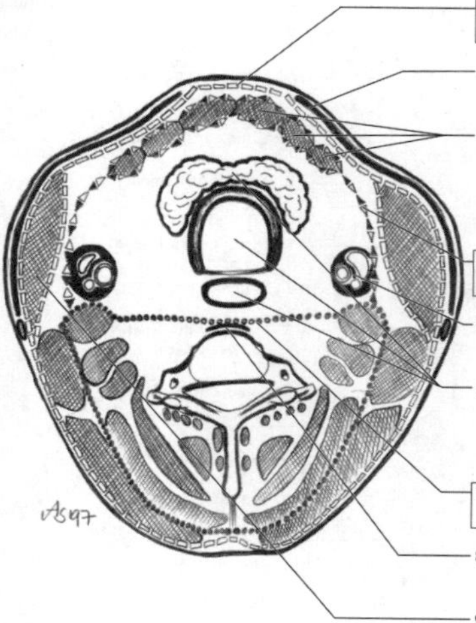

1 **Lamina superficialis fasciae cervicalis**

2 **Platysma** (→ 19)
(nicht von Nr. 1 bedeckt)

3 **Infrahyale Muskulatur**
von medial nach lateral:
M. sternohyoideus
M. sternothyroideus
M. omohyoideus (→ 21)

4 **Lamina praetrachealis fasciae cervicalis**

5 **Gefäßnervenscheide**
Vagina carotica

6 von ventral nach dorsal:
Glandula thyroidea
Trachea
Ösophagus

7 **Lamina praevertebralis fasciae cervicalis**

8 **Ligamentum longitudinale anterius**

9 **M. sternocleidomastoideus** (→ 19)

Für das Beurteilen von CT-Bildern ist die Identifizierung der Strukturen im Querschnitt und die Kenntnis ihrer Lagebeziehungen zueinander wichtig!

Das Platysma wird nicht von einer Faszie bedeckt. Der M. sternocleidomastoideus verläuft in einer Scheide, die von der **Lamina superficialis fasciae cervicalis** gebildet wird.
Die infrahyale Muskulatur wird von der **Lamina praetrachealis fasciae cervicalis** umschlossen. Dieses Faszienblatt bildet die Gefäßnervenscheide, die **Vagina carotica**, in der die A. carotis communis, die V. jugularis interna und der N. vagus verlaufen.
Die **Lamina praevertebralis fasciae cervicalis** umgibt die prävertebrale Halsmuskulatur und die Mm. scaleni (9–11).

2.2 Muskeln

2.2.1 Muskeln des Halses I

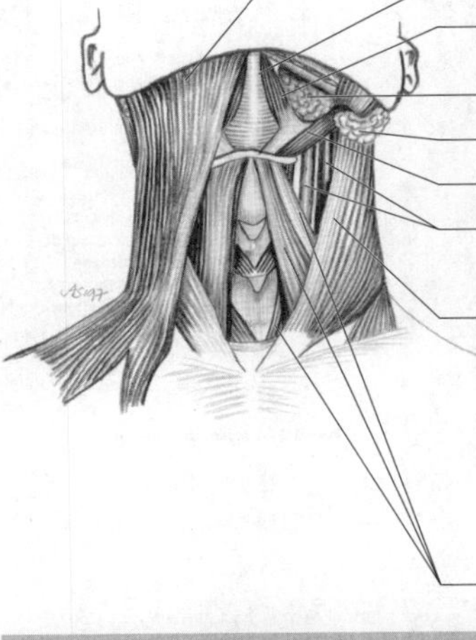

1 Platysma
I: Ramus colli nervi facialis (VII)
U: Gesichtshaut, Mandibula und Fascia parotidea
A: Haut von Hals, Brust und Schulter
F: Mimik

2 M. mylohyoideus

3 M. digastricus, Venter anterior

4 Gl. submandibularis

5 Gl. parotis

6 M. stylohyoideus

7 V. jugularis interna, A. carotis communis, N. vagus; in der Vagina carotica

8 M. sternocleidomastoideus
I: N. accessorius (XI)
U: zweiköpfig an Sternum und Clavicula
A: Processus mastoideus
F: bei einseitiger Innervation Kopfneigung und Drehung zur entgegengesetzten Seite, bei beidseitiger Innervation Fixierung und Aufrichtung des Kopfes

9 infrahyale Muskulatur

Es ist für das **Lernen der Muskelfunktionen** sehr sinnvoll, sich aufgrund von Ansatz und Ursprung sowie der Achsen der betätigten Gelenke die Funktion der Muskeln anschaulich herzuleiten.
Infrahyale Muskulatur: Auf dieser Zeichnung sind dargestellt - von medial nach lateral - die Mm. sternothyroideus, sternohyoideus und omohyoideus.

2.2.2 Muskeln des Halses II

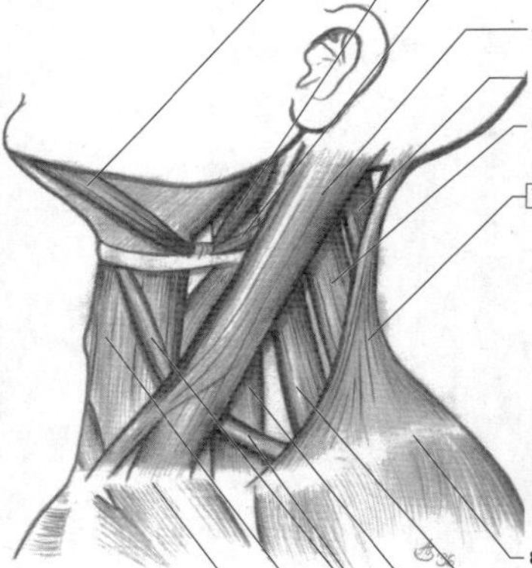

1 **M. digastricus,** Venter anterior

2 **M. stylohyoideus**

3 **M. digastricus,** Venter posterior

4 **M. sternocleidomastoideus**

5 **M. splenius capitis**

6 **M. levator scapulae**: auf ihm verläuft der N. accessorius (XI)

7 **M. trapezius** (→ 131)

I: N. accessorius

U: Hinterhauptschuppe, Dornfortsätze aller Hals- und Brustwirbel

A: Clavicula, Acromion und Spina scapulae

F: Hebung, Senkung und Drehung der Scapula, des Kopfes und der Clavicula. Je nach Verlaufsrichtung der Fasern der verschiedenen Muskelportionen ergeben sich unterschiedliche Funktionen!

8 **Spina scapulae**

9 **M. scalenus medius**

10 **M. scalenus anterior**

11 **M. omohyoideus**

12 **M. sternohyoideus**

13 **Clavicula**

Zwischen den Mm. scaleni anterior et medius sieht man auf der Zeichnung als helle Fläche die **Skalenuslücke** (→ 36). Kaudal wird sie durch die erste Rippe begrenzt. Durch die Skalenuslücke verlaufen die **A. subclavia** und die **Primärfaszikel des Plexus brachialis**.

Der M. scalenus posterior liegt unter dem M. scalenus medius. Nummer 4, 5, 7 und 8 auf der Zeichnung sind die **tiefen Muskeln des lateralen Halsdreiecks** und werden von der **Lamina praevertebralis fasciae cervicalis** bedeckt.

2.2.3 Infrahyale Muskulatur I

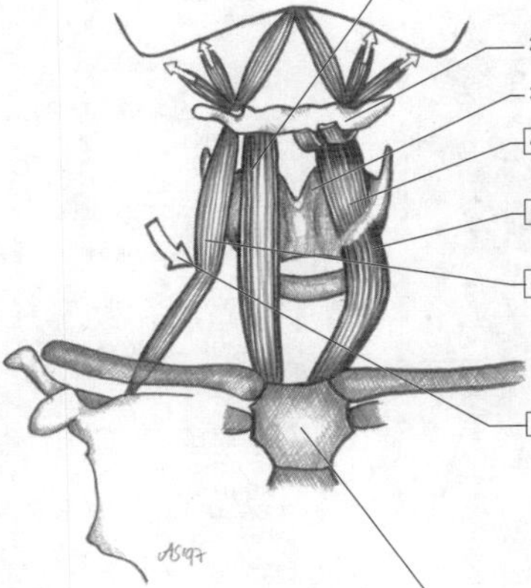

1 M. sternohyoideus
I: Ansa cervicalis (C1-3)
U: kranial an der Innenfläche von 1. Rippe und Manubrium sterni
A: Os hyoideum

2 Os hyoideum

3 Cartilago thyroidea (→ 24)

4 M. thyrohyoideus
Beschreibung

5 M. sternothyroideus
Beschreibung

6 M. omohyoideus
I: Ansa cervicalis (C1-4)
U: medial am Margo superior scapulae
A: seitlich am Hyoid

7 M. omohyoideus, Zwischensehne
Die Zwischensehne ist mit der Vagina carotica verbunden.
Wie erwähnt, verlaufen darin die A. carotis communis, die V. jugularis interna und der N. vagus

8 Manubrium sterni

Die Musculi sternohyoideus, thyrohyoideus, sternothyroideus und omohyoideus bilden die sogenannte **infrahyale Muskulatur**. Ihre Funktion besteht in der Fixierung und Senkung des Hyoids, einer Hebung des Kehlkopfs (Schluckakt) und, durch den M. omohyoideus, einer Spannung der Halsfaszie (Vagina carotica). Eine gewisse Bedeutung hat die infrahyale Muskulatur auch als Atemhilfsmuskulatur.

Präparierhinweis

Der Venter inferior des M. omohyoideus könnte mit einer Vene verwechselt werden, da er sehr schmal ist. Vorsicht!

2.2.4 Infrahyale Muskulatur II

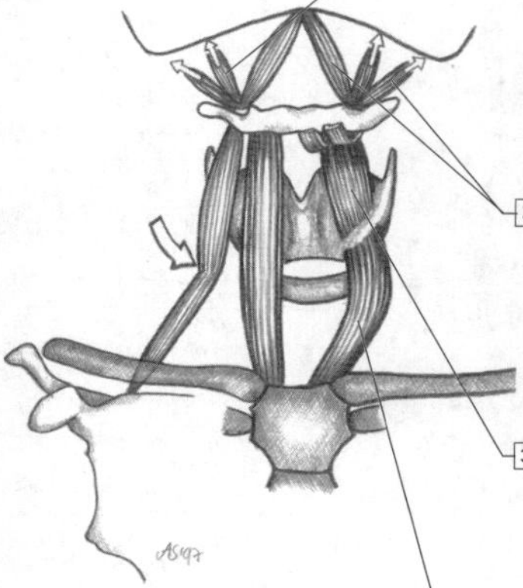

1 M. stylohyoideus
- I: N. facialis
- U: Proc. styloideus
- A: mit 2 Ansatzsehnen am kleinen Zungenbeinhorn, umgreift dabei die Zwischensehne von Nummer 2
- F: beim Schluckakt: Hebung des Hyoids

2 M. digastricus (→ 105)
- I: Venter anterior: N. mylohyoideus (aus V3), Venter posterior: R. digastricus (aus VII)
- U: Proc. mastoideus (Inzisura)
- A: Fossa digastrica mandibulae
- F: Mundöffner, Hebung des Hyoid

3 M. thyrohyoideus
- I: Ansa cervicalis (C1–2)
- U: Cartilago thyroidea (Linea obliqua)
- A: lateraler Teil des Zungenbeins

4 M. sternothyroideus
- I: Ansa cervicalis (C2–4)
- U: dorsale Fläche der Articulatio sternocostalis
- A: Linea obliqua cartilaginis thyroideae

Man kann sich die Namen der Muskeln der **infrahyalen Muskulatur** (abgesehen vom M. omohyoideus) relativ leicht einprägen, indem man sich das Hyoid, die Cartilago thyroidea und das Sternum als Eckpunkte eines Dreiecks vorstellt.
Jeder Punkt ist mit den beiden anderen durch einen der Muskeln verbunden.
Die Namen beziehen sich immer auf Ursprung und Ansatz (M. STERNO-HYOIDEUS).

2.2.5 Zungenmuskulatur

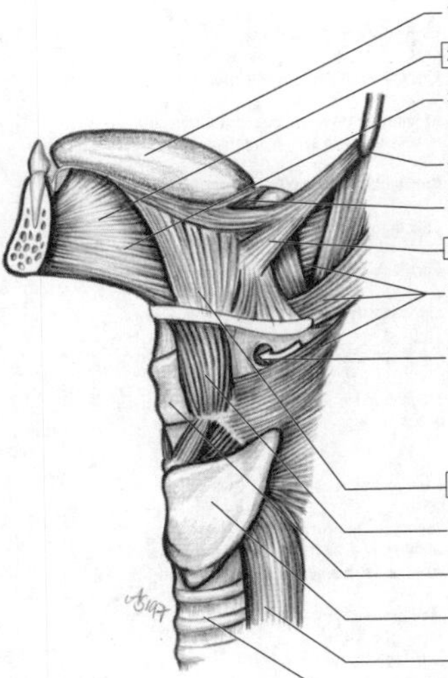

Man unterscheidet die **Binnen-** von der **Außenmuskulatur der Zunge**.

Die **Binnenmuskulatur** der Zunge (→ 105) wird gebildet von den **Mm. longitudinales superior et inferior**, dem **M. transversus linguae** und dem **M. verticalis linguae**.

Die **Außenmuskulatur** der Zunge ist hier bis auf den M. chondroglossus auf der Zeichnung zu sehen. Sie setzt sich zusammen aus den **Mm. genioglossus, styloglossus, hyoglossus** und **chondroglossus**.

2.2.6 Kehlkopfskelett von ventral und dorsal

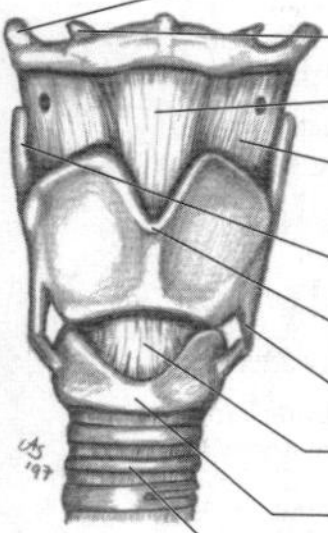

1 **Os hyoideum,** Cornu majus

2 **Os hyoideum,** Cornu minus

3 **Lig. thyrohyoideum medianum**

4 **Membrana thyrohyoidea**: mit Durchtrittsstelle v. A. et V. laryngea sup., R. internus, N. laryngeus sup.

5 **Cartilago thyroidea,** Cornu superius

6 **Cartilago thyroidea,** Incisura thyroidea superior

7 **Cartilago thyroidea,** Cornu inferius

8 **Lig. cricothyroideum medianum**

9 **Cartilago cricoidea,** Arcus

10 **Trachea** mit Trachealspangen und dazwischen gelegenen Ligg. anularia (→ 149)

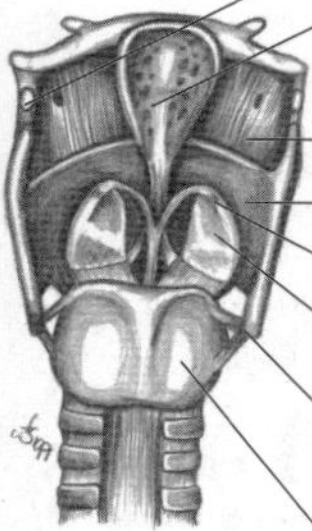

11 **Cartilago triticea**

12 **Cartilago epiglottica**
ventral davon liegt das für den Schluckakt wichtige Corpus adiposum praeepiglotticum

13 **Membrana thyrohyoidea** (→ 23)

14 **Cartilago thyroidea, Lamina**

15 **Cartilago corniculata**

16 **Cartilago arytaenoidea,** mit einem Proc. vocalis und einem Proc. muscularis ausgestattet!

17 **Articulatio cricothyroidea**; durch sie kann der Schild- vom Ringknorpel abgekippt werden, was zu einer Spannung der Stimmbänder führt

18 **Cartilago cricoidea,** Lamina

Im folgenden noch einmal alle **Kehlkopfknorpel**: Cartilago thyroidea (Schildknorpel), Cartilago cricoidea (Ringknorpel), Cartilago arytaenoidea (Stellknorpel), Cartilago epiglottica (Kehldeckelknorpel), Cartilago corniculata, Cartilago cuneiformis, Cartilago triticea.

2.2.7 Kehlkopfmuskeln I

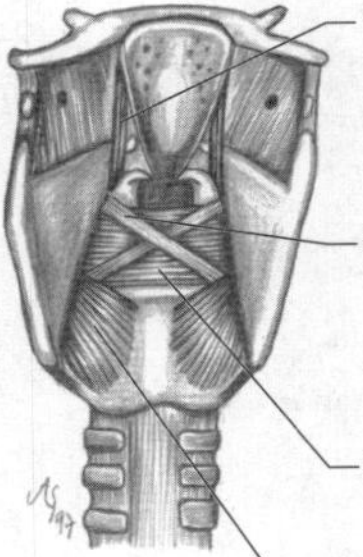

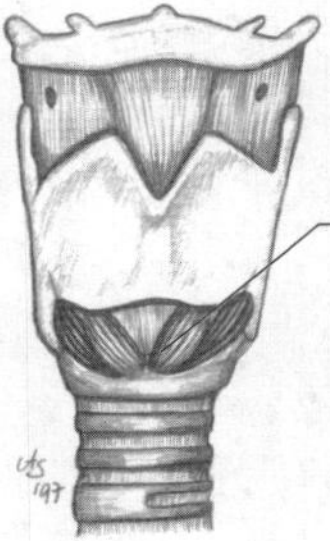

1 M. aryepiglotticus
- I: N. laryngeus inferior (= N. recurrens!)
- U: Fortsetzung des M. arytaenoideus obliquus in die Plica aryepiglottica
- A: Epiglottis
- F: Verengung des Kehlkopfeingangs

2 M. arytaenoideus obliquus
- I: N. laryngeus inferior
- U: Proc. muscularis des Ary-Knorpels
- A: Proc. muscularis des anderen Ary-Knorpels, weiter kranial
- F: Verengung der Stimmritze

3 M. arytaenoideus transversus
- I: N. laryngeus inferior
- U: seitl. Kante des Ary-Knorpels
- A: seitl. Kante des anderen Ary-Knorpels
- F: Verengung bzw. Verschluss der Stimmritze

4 M. cricoarytaenoideus posterior („Postikus")
- I: N. laryngeus inferior
- U: dorsale Fläche der Cartilago cricoidea
- A: Processus muscularis auf der Dorsalseite des Ary-Knorpels
- F: einziger Stimmritzenöffner!

5 M. cricothyroideus
oberflächl.: Pars recta; tiefer: Pars obliqua
- I: N. laryngeus superior; er wird als einziger Kehlkopfmuskel von diesem Nerven innerviert; alle anderen Kehlkopfmuskeln werden vom N. laryngeus inferior versorgt!
- U: Cartilago cricoidea
- A: Cartilago thyroidea
- F: Spannen der Stimmbänder, s. Articulatio cricothyroidea (→ 24)

2.2.8 Kehlkopfmuskeln II

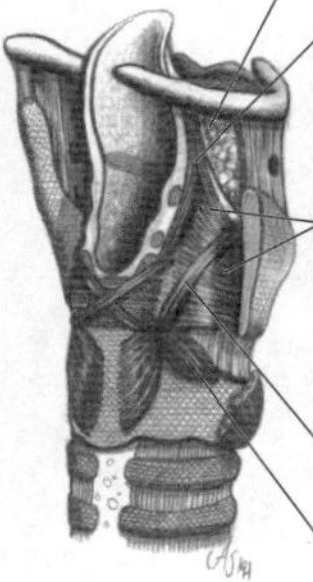

1 **Corpus adiposum praeepiglotticum**

2 **M. thyroepiglotticus**
I: N. laryngeus inferior
U: Fortsetzung des M. thyroarytaenoideus in die Plica aryepiglottica
F: Verengung des Kehlkopfeingangs

3 **M. thyroarytaenoideus**
I: N. laryngeus inferior
U: Innenfläche des Schildknorpels
A: Proc. muscularis und seitliche Fläche des Ary-Knorpels
F: Verengung der Stimmritze

4 **M. thyroarytaenoideus obliquus,** Pars aryepiglottica

5 **M. cricoarytaenoideus lateralis**
I: N. laryngeus inferior
U: Arcus cartilaginis cricoideae
A: Proc. muscularis des Ary-Knorpels
F: Verschluss der Stimmritze

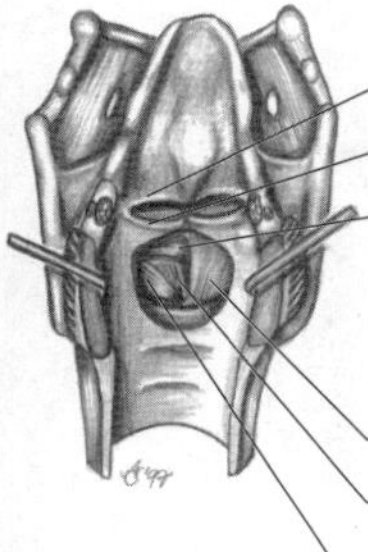

6 **Plica vestibularis**

7 **Plica vocalis**

8 **M. vocalis**
I: N. laryngeus inferior
U: in der Plica vocalis
A: Processus vocalis des Ary-Knorpels
F: Spannung und Formung des Stimmbandes

9 **Conus elasticus (links entfernt)**

10 **M. cricothyroideus**, Pars recta

11 **M. cricoarytaenoideus lateralis**

Präparierhinweis

Auf dem oberen Bild ist der dorsale Anteil des Schildknorpels entfernt, auf dem unteren ist der Larynx von hinten eröffnet, der Ringknorpel also durchtrennt.

2.2.9 Kehlkopfmuskelfunkt., Larynx-Frontalschnitt

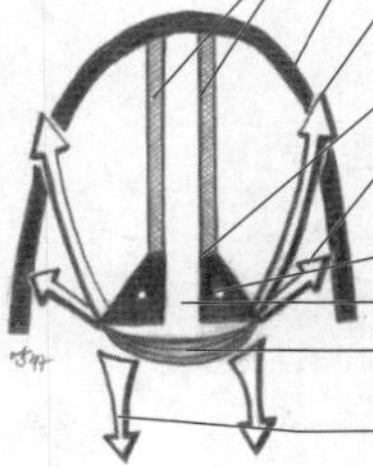

1 **Plicae vocales**
2 **Schildknorpel**
3 **Zugrichtung des M. thyroarytaenoideus**
er spannt die Plicae vocales
4 **Ary-Knorpel**
5 **Zugrichtung des M. cricoarytaenoideus lateralis**
er spannt die Plicae vocales
6 **„Drehpunkt" des Ary-Knorpels**
7 **Pars intercartilaginea der Stimmritze**
8 **M. interarytaenoideus**
er bewirkt einen Verschluss der Pars intercartilaginea!
9 **Zugrichtung des „Postikus";**
er entspannt die Plicae vocales,
einziger Stimmritzenöffner!

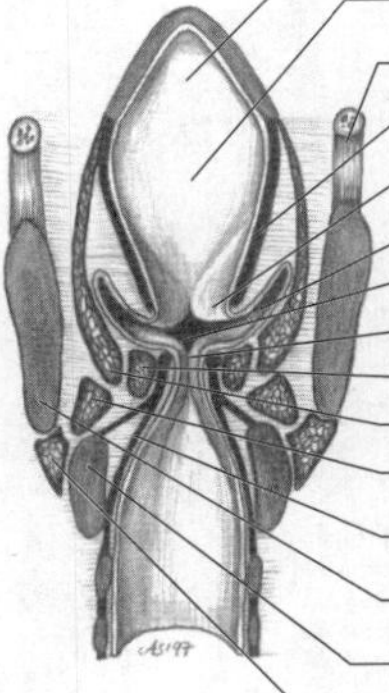

10 **Epiglottis**
11 **Vestibulum laryngis**
12 **Membrana thyrohyoidea**
13 **Membrana quadrangularis**
14 **Plica vestibularis**
15 **Ventriculus laryngis**
16 **Plica vocalis**
17 **Rima glottidis**
18 **M. vocalis**
19 **M. aryepiglotticus**
20 **M. cricoarytaenoideus lateralis**
21 **Conus elasticus**
22 **Schildknorpel** (→ 24)
23 **Ringknorpel** (→ 24)
24 **M. cricothyroideus**

2.3 Nerven, Gefäße

2.3.1 Nerven und Gefäße des Kehlkopfes

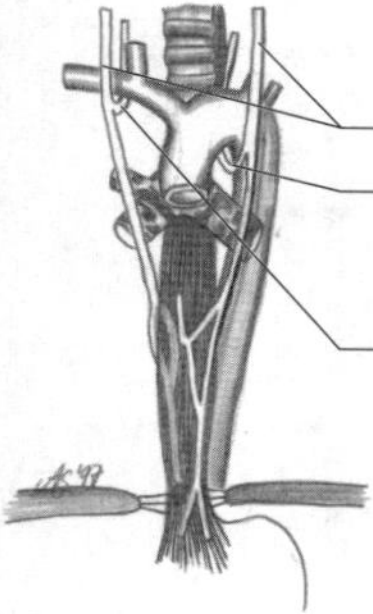

1 N. vagus (X. Hirnnerv)

2 N. laryngeus inferior sinister = N. laryngeus recurrens
geht von N. vagus ab und schlingt sich auf dieser Seite um den Aortenbogen

3 N. laryngeus inferior dexter = N. laryngeus recurrens
geht von N. vagus ab und schlingt sich auf dieser Seite um die A. subclavia dexter

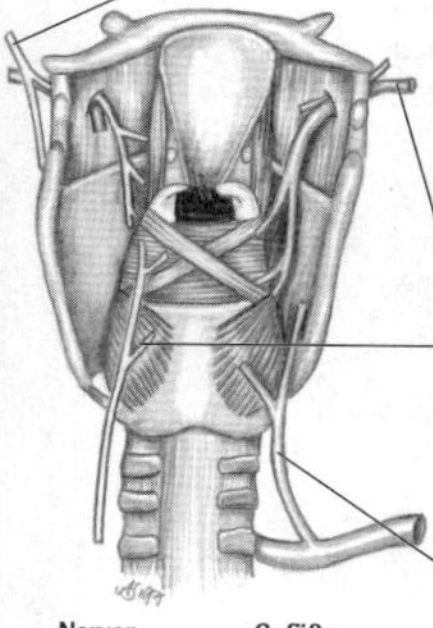

4 N. laryngeus superior
geht im Ganglion inferius vom N. vagus ab und innerviert:
- sensibel die Schleimhaut der oberen Kehlkopfhälfte bis zur Oberkante des Conus elasticus
- motorisch den M. cricothyroideus sowie den M. constrictor pharyngis inferior (→ 29)

5 A. laryngea superior aus der A. thyroidea superior (→ 34)

6 N. recurrens innerviert:
- sensibel die Schleimhaut der unteren Kehlkopfhälfte ab der Oberkante des Conus elasticus
- motorisch alle Kehlkopfmuskeln außer dem M. cricothyroideus

7 A. laryngea inferior aus der A. thyroidea inferior (→ 33)

Nerven Gefäße

2.4 Schluckakt

2.4.1 Schlundschnürer

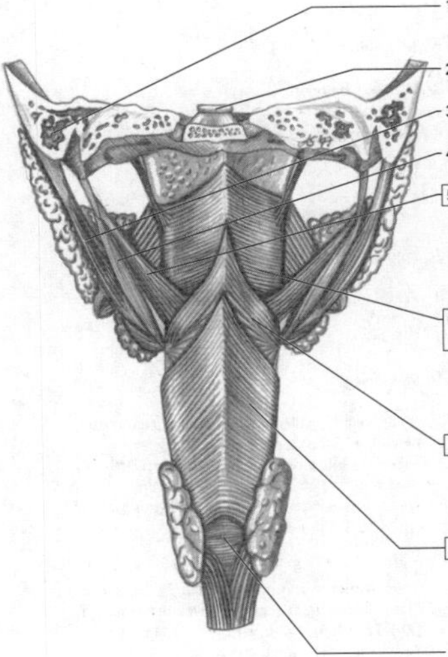

Klinischer Hinweis

Die Schlundschnürer weisen in ihrer Konstruktion und Anordnung eine als „falsch dachziegelartig" bezeichnete Formation auf.

Das „Leimersche Dreieck" stellt den Übergang zwischen dem Pharynxschlauch und dem Ösophagus dar. Es handelt sich um eine Schwachstelle der Muskelwand, weshalb es zu dem relativ häufigen Krankheitsbild des Pulsationsdivertikels (= Aussackung) kommen kann. Anzumerken ist noch, dass der Pharynxschlauch sehr sensibel für zerebrale Störungen ist (z.B. entstehen oft Schluckstörungen nach einem Apoplex!)

2.4.2 Schluckakt I

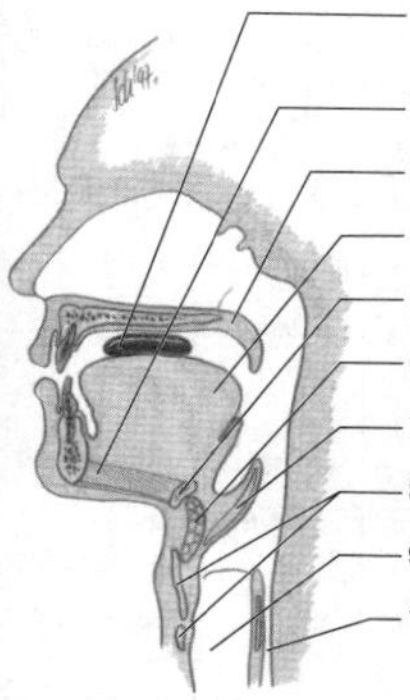

1 **Bissen,** z. B. obligatorische Lernschokolade

2 **Mundboden** (→ 105)

3 **Weicher Gaumen**

4 **Zunge** (→ 105)

5 **Hyoid**

6 **Corpus adiposum praeepiglotticum**

7 **Epiglottis** (→ 27)

8 **Schild- und Ringknorpel**

9 **Luftweg**

10 **Speiseweg**

Diese Zeichnung dient nur der Kennzeichnung der beteiligten Strukturen. Die drei folgenden Schemata sollen nun den Schluckakt erklären. In Klammern sind jeweils die Hirnnerven angegeben, die den einzelnen Schritt auslösen.

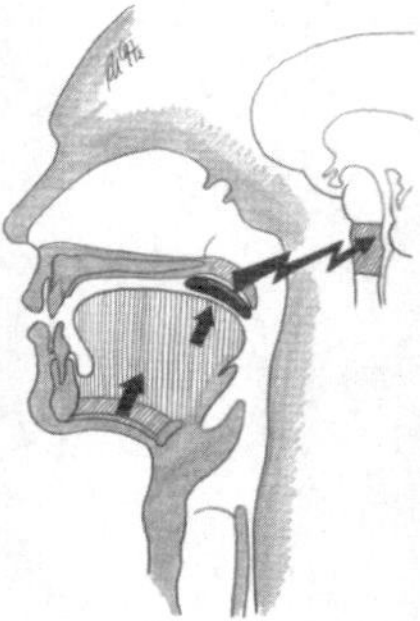

In der **Vorbereitungsphase** schiebt die Zunge den **Bissen dorsalwärts gegen den weichen Gaumen (XII).** Der **Mundboden wird angehoben.** Über Rezeptoren des Gaumens wird das **Schluckzentrum in der Medulla oblongata** erregt und der Schluckakt ausgelöst.
Afferente Bahnen des Schluckzentrums sind die Hirnnerven V2, IX, X; efferente Bahnen die Hirnnerven IX, X, XII. Die Mm. palatoglossus und palatopharyngeus verhindern ein Zurückrutschen des Bissens vom Zungengrund aus (IX).

2.4.3 Schluckakt II

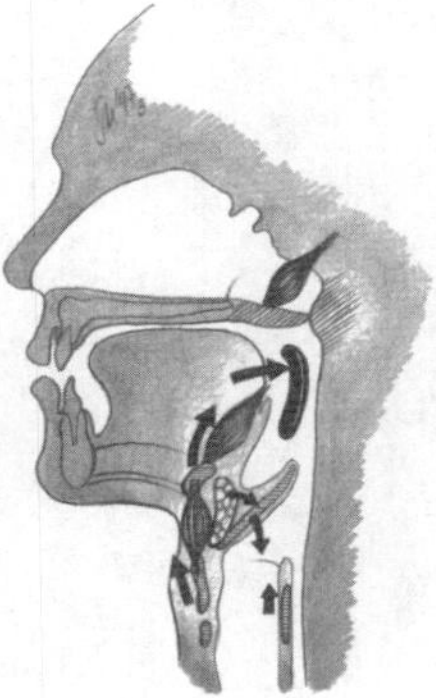

Nun kommt es zur reflektorischen **Sicherung der Atemwege.**
Die Mm. tensor veli palatini und levator veli palatini versperren den **Zugang zum Epipharynx** durch Hebung und Dehnung des Gaumensegels (V3, VII, IX).
Der M. palatopharyngeus buckelt die Rachenhinterwand vor (Passavantscher Ringwulst).
Der **Kehlkopfeingang** wird durch 2 Vorgänge verschlossen:
1. durch die **Anhebung des Zungenbeins** (Mm. mylohyoideus, stylohyoideus, digastricus) und des **Schildknorpels** zum Zungenbein (M. thyrohyoideus) wird der Kehlkopfeingang näher an den Kehldeckel gebracht (V3, VII, IX);
2. durch die Anhebung des Schildknorpels wird der **Fettkörper** nach dorsal gedrängt und nähert die Epiglottis dem Larynxeingang. Es tritt ein reflektorischer **Atemstillstand** ein.

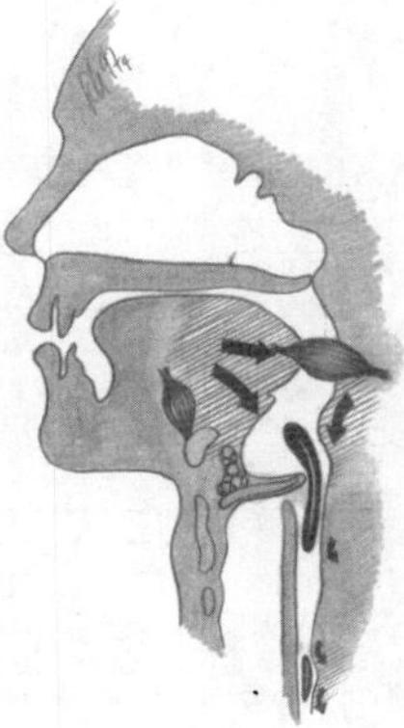

Wie auf der oberen Zeichnung ersichtlich, wird gleichzeitig der Bissen weitertransportiert.
Die **Zunge schiebt den Bissen** durch die Schlundenge in den Pharynx. Daran beteiligen sich die Mm. styloglossus und hyoglossus (XII). Der Rachen weitet sich. Die **Mm. constrictores pharyngis transportieren den Bissen** durch den Rachen (IX). Der M. constrictor pharyngis inferior bildet eine Ausbuchtung der hinteren unteren Pharynxwand, die Mm. levatores pharyngis ziehen den Pharynxschlauch über den Bissen (IX). Der Bissen gleitet über den Kehldeckel bzw. durch die Recc. piriformes **am Kehldeckel vorbei**. Durch die Aktion der Schlundschnürer gelangt die Speise in den **Ösophagus**, durch den der Transport mittels Peristaltik erfolgt.

Der Schluckreflex ist auch im Schlaf vorhanden (lebensnotwendig)!

3 Hals, Brust

3.1 Gefäße, Muskeln, Nerven

3.1.1 A. subclavia und ihre Abgänge

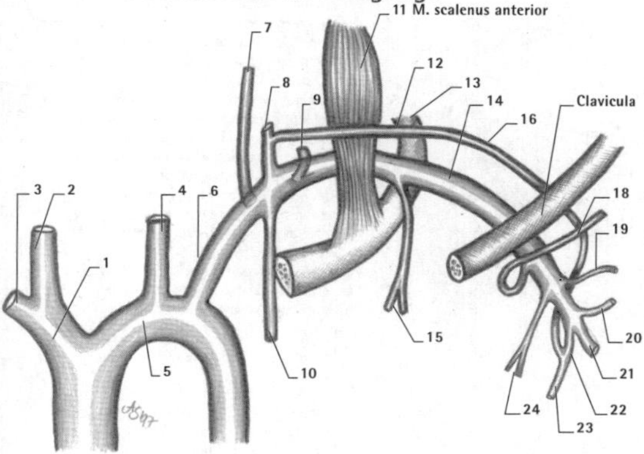

Folgende Strukturen sind dargestellt:			
1	Truncus brachiocephalicus	13	1. Rippe
2	A. carotis communis dextra	14	A. axillaris (→ 225)
3	A. subclavia dextra	15	A. thoracica superior
4	A. carotis communis sinistra	16	A. circumflexa scapulae (→ 220)
5	Arcus aortae	17	Clavicula
6	A. subclavia sinistra	18	A. thoracoacromialis (→ 225)
7	A. vertebralis (→ 63)	19	A. circumflexa humeri posterior (→ 225)
8	Truncus thyrocervicalis (→ 33)	20	A. circumflexa humeri anterior (→ 225)
9	Truncus costocervicalis (→ 33)	21	A. brachialis (→ 225)
10	A. thoracica interna	22	A. subscapularis (→ 220)
11	M. scalenus anterior (→ 35)	23	A. thoracodorsalis (→ 224)
12	A. suprascapularis (→ 217)	24	A. thoracica lateralis

Die **A. subclavia** geht ab der 1. Rippe in die **A. axillaris** über. Ab dem Unterrand des M. pectoralis major wird dieses Gefäß **A. brachialis** genannt. Wie auf der Zeichnung ersichtlich, zieht die A. axillaris unter der Clavicula hindurch. Die A. suprascapularis anastomosiert mit der A. circumflexa scapulae („Schulterblattanastomose").

3.1.2 Truncus thyrocervicalis, Truncus costocervicalis

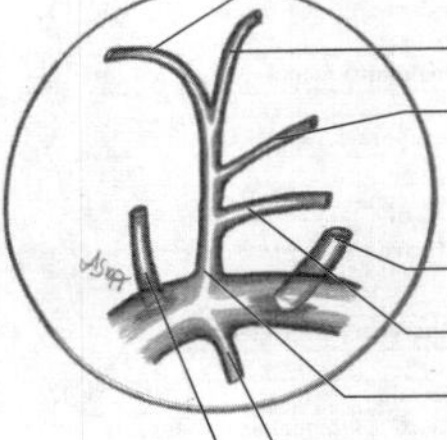

1 A. thyroidea inferior
entsendet Äste zu Halsmuskeln, Pharynx, Ösophagus, Trachea und Schilddrüse

2 A. cervicalis ascendens

3 A. transversa cervicis (→ 224)
stark variabel; versorgt die oberen, dorsalen Schultergürtelmuskeln

4 Truncus costocervicalis

5 A. suprascapularis (→ 224)

6 Truncus thyrocervicalis = TTC (→ 35)

7 A. thoracica interna

8 A. vertebralis (→ 144)
erster Abgang der A. subclavia mit der A. thoracica interna; zieht ab dem 6. Halswirbel durch die Foramina proc. transversi nach kranial und bildet intrakranial die A. basilaris

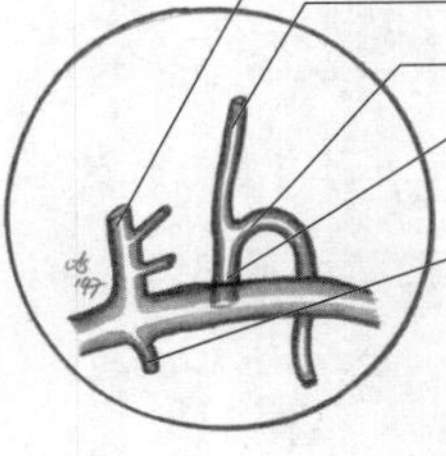

TTC

9 A. cervicalis profunda

10 A. intercostalis suprema

11 Truncus costocervicalis = TCC
entspringt aus der dorsalen Wand der A. subclavia

12 A. thoracica interna
Dieses Gefäß verläuft unter den Rippen 1 cm parasternal kaudalwärts und anastomosiert mit der A. epigastrica sup., die zwischen dem M. rectus abdominis und dem hinteren Rand der Rektusscheide verläuft.

3.1.3 Abgänge der A. carotis externa

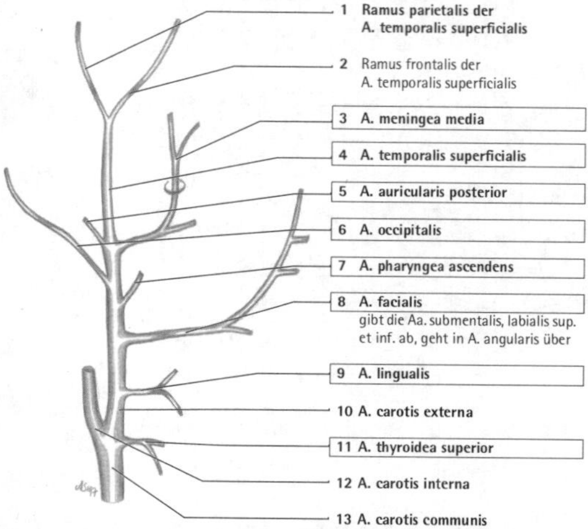

Die Abgänge der A. carotis externa kann man sich mit folgendem Merkspruch einprägen: **Th**eo **Li**ngen **fa**briziert **pha**ntastische **O**chsenschwanzsuppe **aus t**oten Mäusen.
Die fett gedruckten Anfangsbuchstaben dieser Eselsbrücke stehen für die Anfangsbuchstaben der oben angegebenen A.-carotis-externa-Abgänge, wobei die Reihenfolge der Worte die anatomische Reihenfolge richtig wiedergibt (→ 108).

Klinischer Hinweis

Im Sinus caroticus, einer kleinen Erweiterung der A. carotis interna oberhalb der Bifurcatio carotidis, liegen benachbart Pressorezeptoren und Chemorezeptoren (Glomus caroticum). Die Pressorezeptoren reagieren auf den Blutdruck, die Chemorezeptoren auf Veränderungen von CO_2-, O_2- und die H^+-Konzentration. Die afferenten Impulse des Carotissinus laufen über den N. glossopharyngeus (IX. Hirnnerv).

Das Carotissinussyndrom wird bedingt durch einen hyperaktiven Carotissinusreflex und führt zu Bradykardie (bis zum Herzstillstand) und Hypotonie. Ursache ist eine Schädigung der Pressorezeptoren. Zur Überprüfung der Verhältnisse wird der sog. Carotissinusdruckversuch gemacht, bei dem der Carotissinus in Reanimationsbereitschaft manuell komprimiert wird.

3.1.4 Strukturen des tiefen lateralen Halsdreiecks

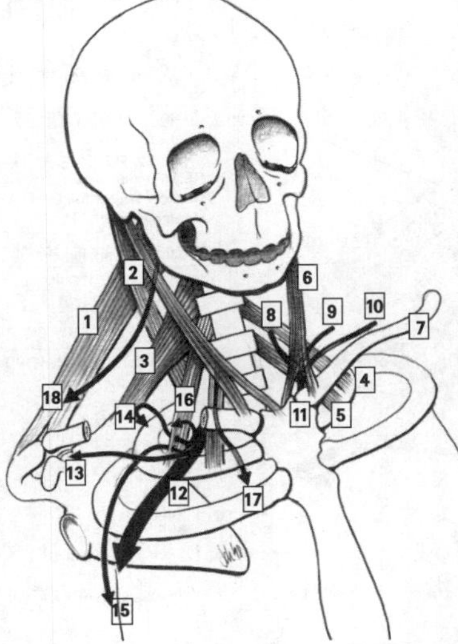

Als Leitstrukturen für das Auffinden von Nerven und Gefäßen im tiefen lateralen Halsdreieck (→ 16) dienen folgende Muskeln:

1 **M. trapezius** (→ 20)
2 **M. splenius cervicis** (→ 140)
3 **M. levator scapulae** (→ 141)
4 **M. scalenus medius**
5 **M. scalenus anterior**
6 **M. sternocleidomastoideus**

7 **Clavicula** (teilweis entfernt)

8 **A. cervicalis ascendens** (→ 33)
9 **A. transversa cervicis** (→ 33) durchbohrt den Plexus brachialis
10 **A. suprascapularis** (→ 33)
11 **Truncus thyrocervicalis** (→ 33), entspringt aus der A. subclavia

Die wichtigen Nerven des lateralen Halsdreiecks sind:

12 **Plexus brachialis** (→ 227)
13 **N. suprascapularis**
14 **N. dorsalis scapulae**
15 **N. thoracicus longus**
16 **N. subclavius**
17 **N. phrenicus**
18 **N. accessorius (XI)**
Alle Nerven verlaufen unter der Clavicula hindurch

Die oben aufgeführten Nerven versorgen folgende Strukturen:	
N. suprascapularis	**M. supraspinatus, M. infraspinatus** (→ 217)
N. dorsalis scapulae	**M. levator scapulae** (→ 141), **Mm. rhomboidei** (→ 132)
N. thoracicus longus	**M. serratus anterior** (→ 134)
N. subclavius	**M. subclavius**
N. phrenicus	**Diaphragma** (→ 155); **Äste zu Herzbeutel, Pleura, Bauchraum**
N. accessorius	**M. sternocleidomastoideus** (→ 19), **M. trapezius** (→ 20)

3.1.5 Skalenuslücke mit durchtretenden Strukturen

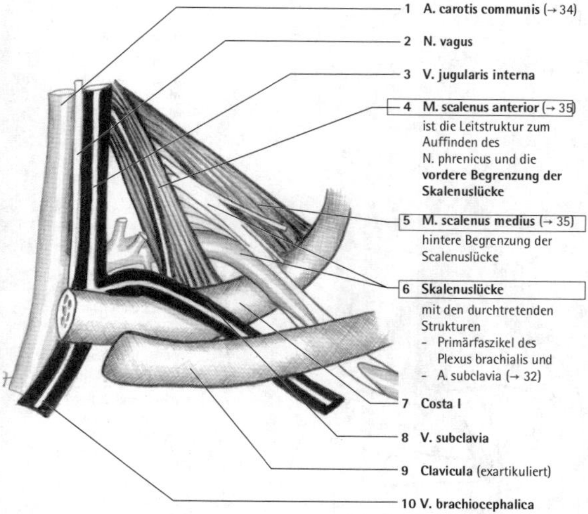

Die Skalenuslücke wird folgendermaßen begrenzt:	
ventral:	M. scalenus anterior
dorsokranial:	M. scalenus medius
kaudal:	1. Rippe

Außerdem:
Die A. subclavia verläuft durch die Skalenuslücke, die V. subclavia nicht!
Die V. subclavia liegt vor dem M. scalenus anterior und vereinigt sich mit der V. jugularis interna zur V. brachiocephalica.

3.1.6 Halsvenen

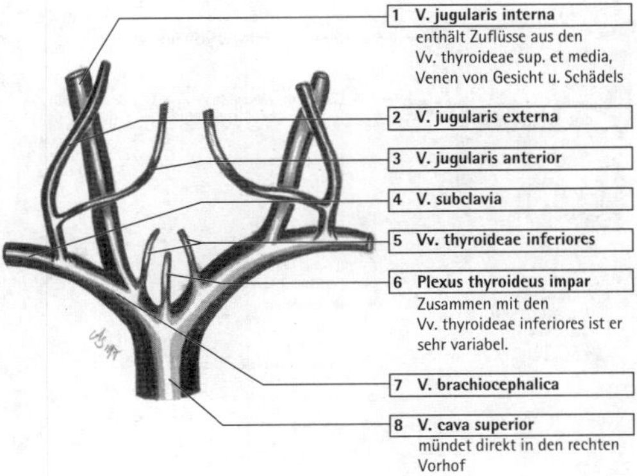

Präparierhinweis

Die **Venae jugulares externa et anterior** liegen sehr oberflächlich – Vorsicht, dass Sie sie nicht zu tief suchen!

Klinischer Hinweis

Sind die Vv. jugulares gestaut, dann treten sie als großkalibrige Gefäße hervor. Das kann Zeichen einer Herzinsuffizienz (das Herz schafft es nicht, das anflutende venöse Blut schnell genug weiterzupumpen) oder auch ganz allgemein Zeichen einer oberen Einflussstauung sein. Sie kommt bei einer Einengung (welcher Ursache auch immer) der in den rechten Vorhof mündenden oberen Venen zustande.

Eine Ursache kann beispielsweise ein das Gefäß verdrängender Tumor der Lunge sein. Bei der Inspektion eines Patienten sollte man deshalb den Blick auf die Halsvenen nicht vergessen!

3.1.7 Schilddrüse

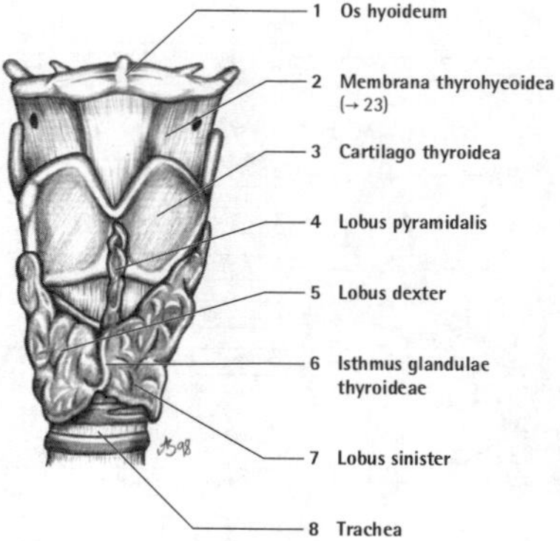

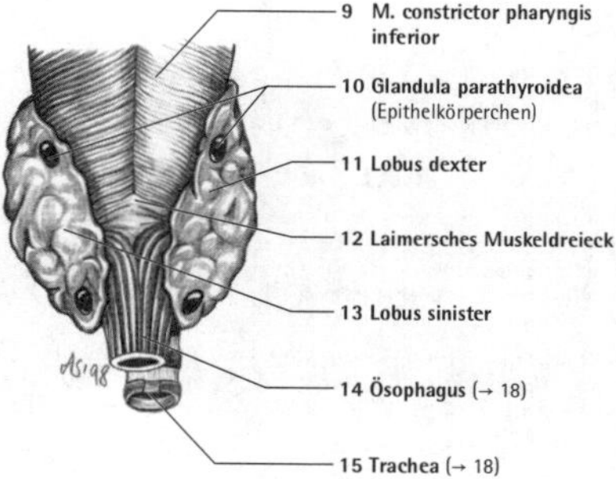

3.1.8 Gefäßversorgung der Schilddrüse

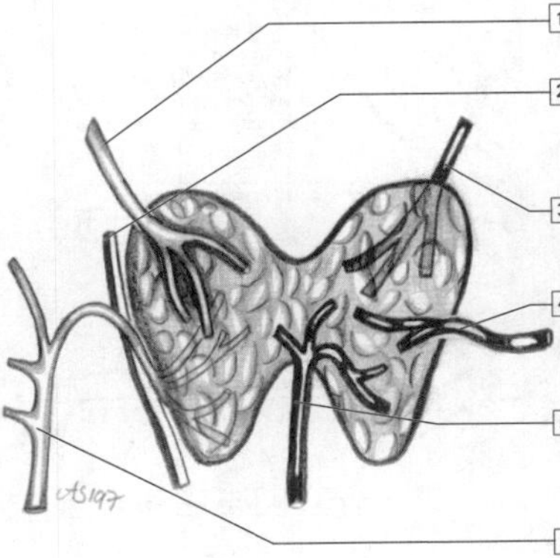

Klinischer Hinweis

Auf dieser Zeichnung ist angedeutet, welche Gefäße vorzugsweise ventral und welche eher dorsal in die Schilddrüse einmünden bzw. aus ihr entspringen. Die **Operation einer Struma** (knotige Vergrößerung der Schilddrüse = Kropf) ist durch die ausgesprochen reiche Gefäßversorgung der Gl. thyroidea eine heikle Sache; darf man doch all diese Äste nicht verletzen. Dazu kommt noch, dass **in unmittelbarer Nachbarschaft der N. laryngeus recurrens** verläuft, der unbedingt zu schonen ist. Zwar kann man bei einseitiger Rekurrensparese noch überleben, aber der Patient wird für immer heiser sein; bei beidseitiger Rekurrensparese fallen die Stimmlippenöffner am Kehlkopf aus, was zu einem Verschluss des Atemweges führt.

3.1.9 Area nervosa

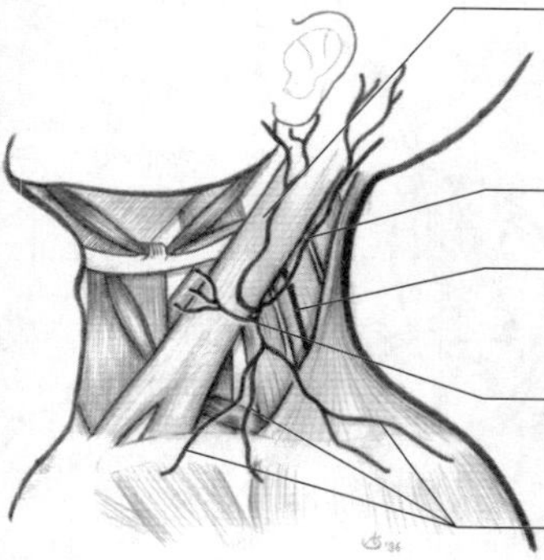

Als **Punctum nervosum** (= Area nervosa) wird die Region am Hinterrand des M. sternocleidomastoideus bezeichnet, an der die mit 1, 2, 4 und 5 beschrifteten Nerven an die Oberfläche treten und sich sternförmig aufteilen! Diese sichtbaren Nerven sind **Hautnerven** aus dem Plexus cervicalis (→ 42).

Präparierhinweis

Die Hautnerven aus dem Plexus cervicalis sind in der Regel gut zu präparieren und darstellbar. Der N. occipitalis minor ist in einigen Fällen unter dem M. sternocleidomastoideus zu finden! Dabei muss man aufpassen, dass man den N. accessorius nicht verletzt!

3.1.10 Wichtige zervikale und thorakale Strukturen

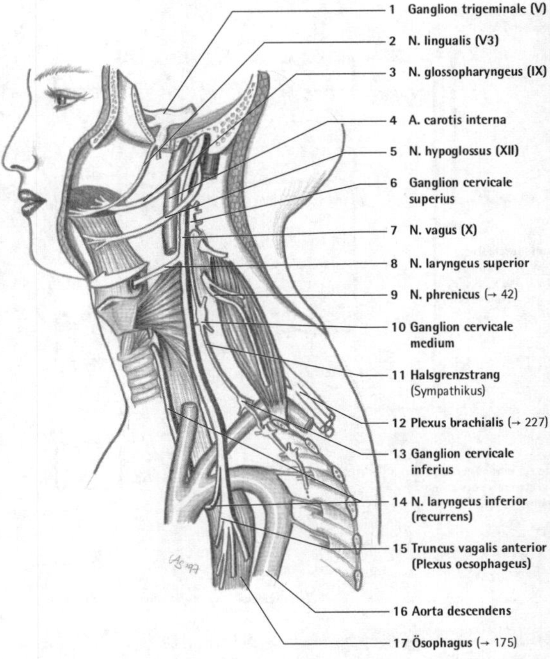

3.1.11 Plexus cervicalis

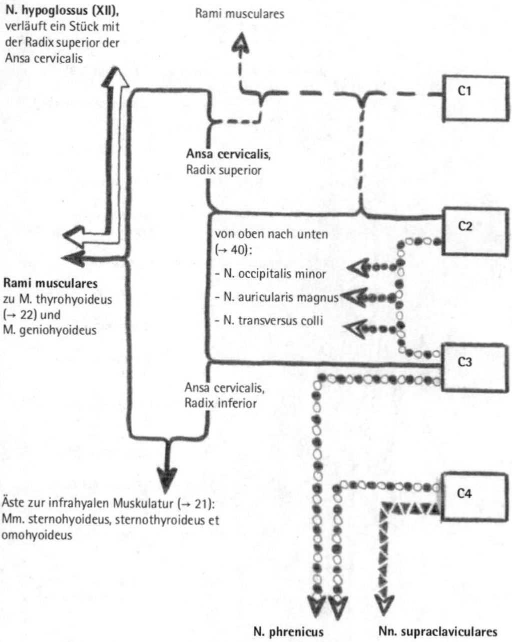

Der Plexus cervicalis entsendet folgende **Hautäste**: N. occipitalis minor, N. auricularis magnus, N. transversus colli und Nn. supraclaviculares (→ 40).

Die **Muskeläste** des Plexus cervicalis sind die Ansa cervicalis und der N. phrenicus.

3.1.12 Articulatio sternoclavicularis

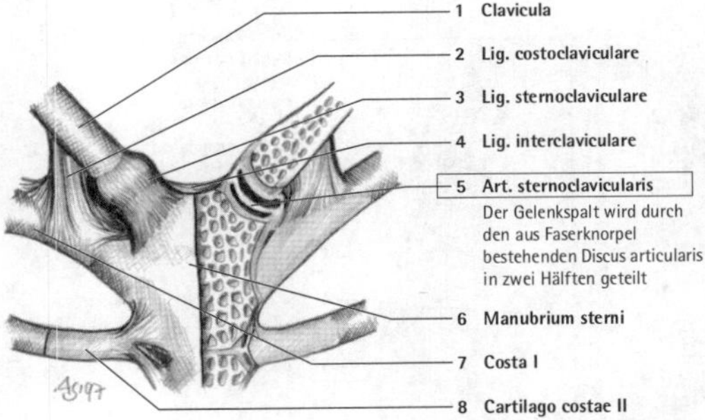

Die **Articulatio sternoclavicularis** ist prinzipiell ein **Kugelgelenk mit drei Freiheitsgraden,** wobei als Freiheitsgrad eine Bewegungsmöglichkeit in eine bestimmte Richtung bezeichnet wird.

Es klingt zunächst erst einmal erstaunlich, dass das Sternoklavikulargelenk drei Freiheitsgrade besitzt; andererseits muss man sich nur einmal vor Augen führen, in welchem Umfang die Clavicula in Bewegungen der Schulter involviert ist (zur Veranschaulichung kann man das sehr gut an sich selbst tasten!).

Präparierhinweis

Die Clavicula wird für die Präparation der Strukturen der Skalenuslücke aus der Articulatio sternoclavicularis gelöst. Dies geschieht durch die Assistenten.

4 Schädel, ZNS

4.1 Neurokranium

4.1.1 Schädeldach und Schädelbasis von oben

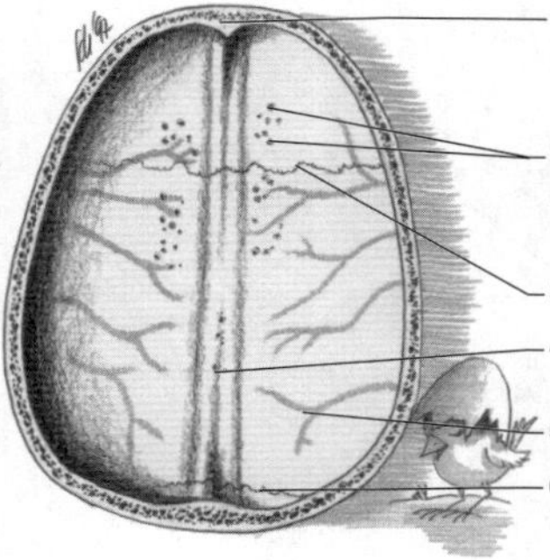

1 **Schädelknochen mit:**
- Lamina interna
- Diploe
- Lamina externa

2 Foveolae granulares; darin liegen die Granulationes arachnoidales (→ 75) (Liquorresorption)

3 Sutura coronalis

4 Sulcus sinus sagittalis superioris (→ 65)

5 Sulci arteriales et venosi

6 Sutura lambdoidea

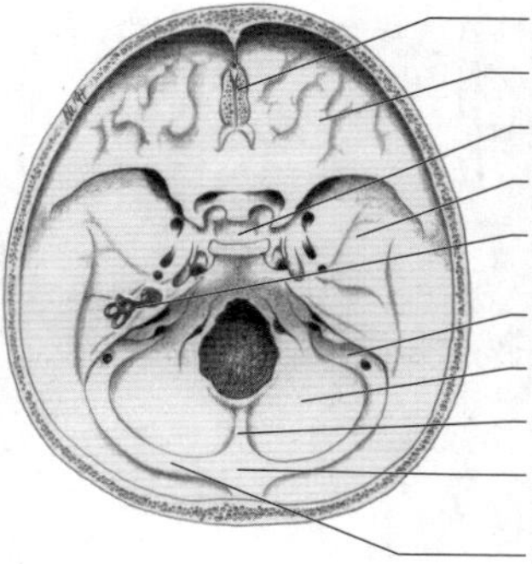

7 Crista galli (→ 47)

8 Fossa cranii anterior

9 Fossa hypophysialis

10 Fossa cranii media

11 Lage von Labyrinth (→ 92) und Schnecke (→ 92) im Felsenbein

12 Sulcus sinus sigmoideus (→ 65)

13 Fossa cranii posterior

14 Sulcus sinus occipitalis (→ 65)

15 Protuberantia occipitalis interna (→ 47)

16 Sulcus sinus transversus (→ 65)

4.1.2 Öffnungen der Schädelbasis I

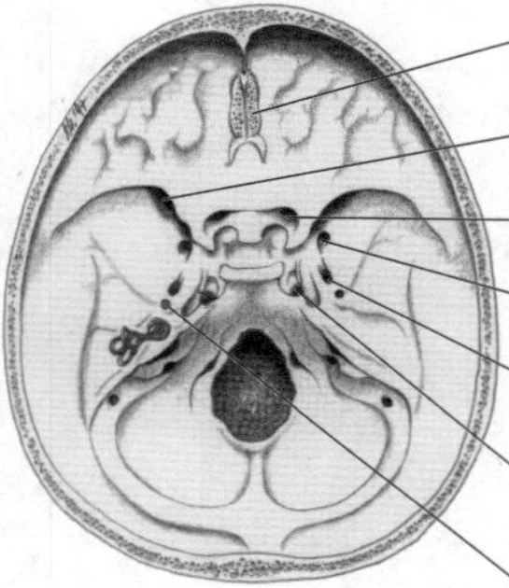

	Öffnungen der Schädelbasis	Durchtretende Strukturen	
1	**Foramina cribrosa**	Nn. olfactorii (I) A. ethmoidalis anterior	(→ 69) (→ 90)
2	**Fissura orbitalis superior**	N. oculomotorius (III) N. trochlearis (IV) N. nasociliaris, N. frontalis und N. lacrimalis aus dem N. ophthalmicus (V1) N. abducens (VI) R. orbitalis der A. meningea media V. ophthalmica superior	(→ 69) (→ 70) (→ 70) (→ 112) (→ 71) (→ 34) (→ 65)
3	**Canalis opticus**	N. opticus (II) A. ophthalmica superior	(→ 69) (→ 90)
4	**Foramen rotundum**	N. maxillaris (V2)	(→ 70)
5	**Foramen ovale**	N. mandibularis (V3)	(→ 70)
6	**Foramen lacerum**	N. petrosus minor aus dem N. glossopharyngeus (IX)	(→ 72)
7	**Foramen spinosum**	A. meningea media R. meningeus des N. mandibularis (V3)	(→ 34) (→ 70)

4.1.3 Öffnungen der Schädelbasis II

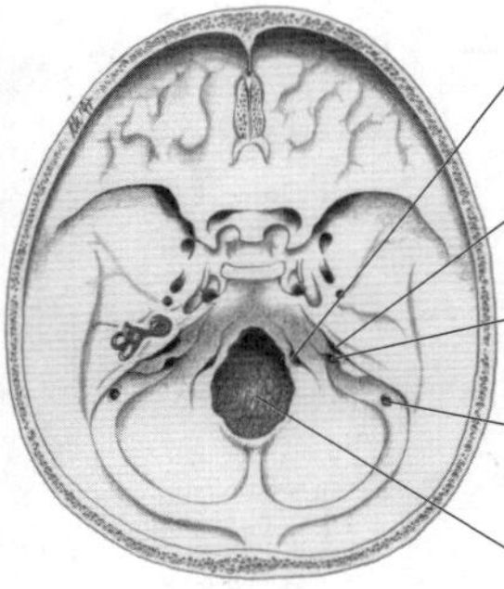

	Öffnungen der Schädelbasis	Durchtretende Strukturen	
1	**Canalis hypoglossalis**	N. hypoglossus (XII)	(→ 73)
2	**Porus acusticus internus**	N. facialis (VII) N. vestibulocochlearis (VIII) A. labyrinthi mit Vv. labyrinthi	(→ 71) (→ 72)
3	**Foramen jugulare**	N. glossopharyngeus (IX) N. vagus (X) N. accessorius (XI) Sinus petrosus inferior Sinus sigmoideus A. meningea posterior aus der A. pharyngea ascendens	(→ 72) (→ 73) (→ 73) (→ 65) (→ 65) (→ 34)
4	**Foramen mastoideum**	V. emmisaria mastoidea	
5	**Foramen magnum**	Medulla spinalis mit Meningen Radices spinales nervi accessorii (XI) A. vertebralis A. spinalis anterior	(→ 96) (→ 73) (→ 97) (→ 63)
6	**Canalis caroticus** (hier nicht abgebildet)	Plexus caroticus internus (sympathisch) A. carotis interna	(→ 89) (→ 63)

4.1.4 Falx cerebri und Tentorium cerebelli

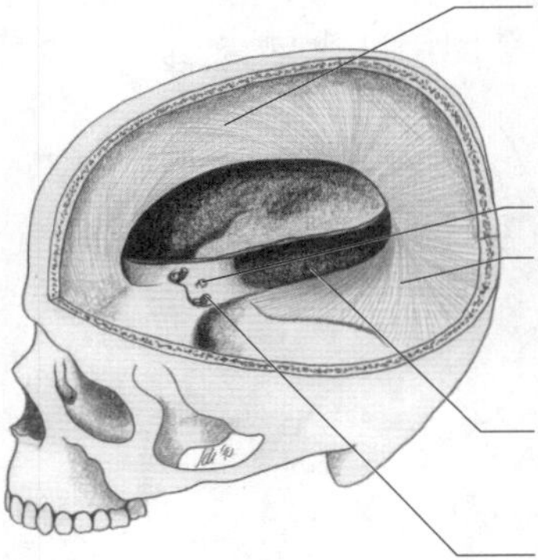

1 **Falx cerebri**
= Großhirnsichel; Duraduplikatur zwischen den Großhirnhemisphären, verläuft von der Crista galli (→ 44) bis zur Protuberantia occipitalis interna (→ 44)

2 Hypophysenstiel (→ 59)

3 **Tentorium cerebelli**
= Kleinhirnzelt; Durablatt, das zwischen Sinus transversus und Felsenbeinpyramide über das Kleinhirn zieht

4 **Incisura tentorii**
= Tentoriumsschlitz; durch sie zieht der Hirnstamm

5 A. carotis interna, N. opticus

Die **Dura mater cranialis** (→ 48) stellt eine schützende Hülle für das Gehirn dar. Sie bildet die Falx cerebri und das Tentorium cerebelli und **verhindert** damit die **Verlagerung** von Hirnanteilen. Die Fasern der Falx cerebri verspannen außerdem die Schädelknochen.

Die Falx bzw. das Tentorium unterteilt das Schädelinnere in ein **supratentorielles** und ein **infratentorielles Kompartiment**.

Beim Erwachsenen ist die Dura v.a. an folgenden Strukturen fixiert:	
a) Foramina	d) Alae minores ossis sphenoidalis
b) Suturae	e) Oberkante des Felsenbeins
c) Crista galli	f) an den Sinuskanten

Klinischer Hinweis

Kommt es zu einem raumfordernden Prozess im supratentoriellen Kompartiment, werden Hirnteile in die Incisura tentorii eingepresst und es kann sich eine Enthirnungsstarre entwickeln. Raumforderungen im infratentoriellen Kompartiment können eine Verlagerung von Hirnanteilen in das Foramen magnum bedingen. Gefürchtet ist die Einklemmung der Medulla oblongata, da lebensnotwendige Zentren (für Atmung und Kreislauf) ausfallen können.

4.2 Hirnhäute

4.2.1 Schichtung der Hirnhäute

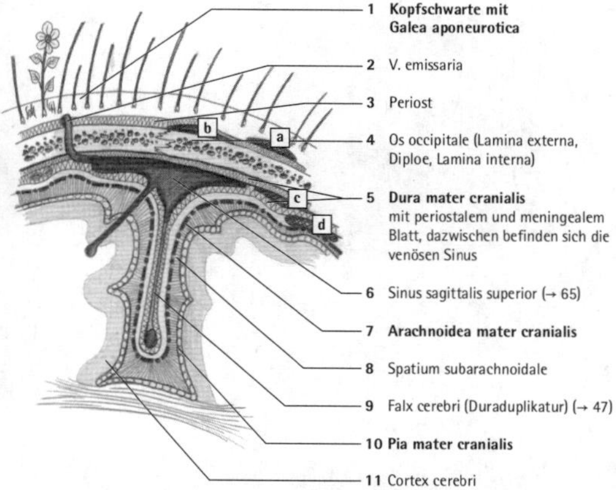

Das meningeale Blatt der Dura mater (harte Hirnhaut) und das periostale Blatt werden auch **Pachymeninx** genannt. Die beiden anderen Hirnhäute, die Arachnoidea (Spinngewebshaut) und die Pia mater (weiche Hirnhaut), kann man zur **Leptomeninx** zusammenfassen. Zu den Meningen im Spinalkanal: (→ 96).

Klinischer Hinweis

Blutungen im Bereich der Kopfschwarte und der Hirnhäute:	
a	**Subgalische Blutung** (z.B. Geburtsgeschwulst)
b	**Subperiostale Blutung** (Zephalhämatom), Ausdehnung nur bis zu den Knochengrenzen möglich
c	**Epidurale Blutung**; arteriell, zwischen den beiden Durablättern, scharf begrenzt; meist durch Verletzung der A. meningea media
d	**Subdurale Blutung**; venös, zwischen Dura und Arachnoidea, unscharf begrenzt; meist durch Verletzung der Brückenvenen
(e)	**Subarachnoidale Blutung**; arteriell, im Spatium subarachnoidale (meist durch Platzen eines Hirnbasisarterienaneurysmas)

4.3 Gehirn

4.3.1 Gliederung des Hirns I

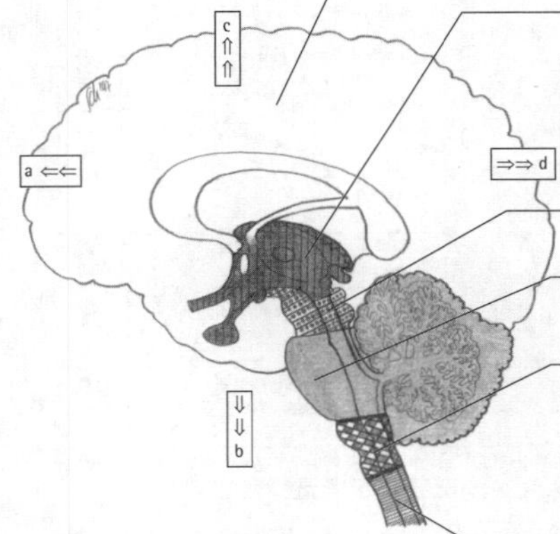

1 **Telenzephalon** (→ 51) (Endhirn)

2 **Dienzephalon** (→ 59) (Zwischenhirn)

Aus Nr. 1 und Nr. 2 setzt sich das **Prosenzephalon** (Vorderhirn) zusammen.

3 **Mesenzephalon** (Mittelhirn)

4 **Pons** (Brücke) und **Cerebellum** (→ 56) (Kleinhirn)

5 **Medulla oblongata** (verlängertes Mark)

Aus Nr. 4 und 5 setzt sich das **Rhombenzephalon** (Rautenhirn) zusammen.

6 Medulla spinalis

Das **Gehirn** gliedert sich in **Prosenzephalon, Mesenzephalon** und **Rhombenzephalon**. Pons und Cerebellum werden zum **Metenzephalon** (Hinterhirn) zusammengefasst. Die Medulla oblongata wird auch als **Myelenzephalon** (Nachhirn) bezeichnet.

Lagebeschreibungen am Gehirn	
a	oral oder rostral
b	ventral oder basal
c	dorsal
d	kaudal

Die oben aufgeführten Hirnteile unterteilen sich jeweils in etliche Strukturen, die auf der nachfolgenden Seite zur Übersicht aufgelistet sind, zunächst ohne weitere Erklärung. Später wird genauer auf sie eingegangen.

4.3.2 Gliederung des Hirns II

Das **Gehirn** des Menschen wird in **Prosenzephalon, Mesenzephalon** und **Rhombenzephalon** gegliedert:			
Prosenzephalon	**Dienzephalon**	- Thalamus - Hypothalamus - Neurohypophyse - Epiphyse = Corpus pineale - Globus pallidus	(→ 60) (→ 59) (→ 59) (→ 62) (→ 78)
	Telenzephalon	- Großhirnhemisphären - Balken - Kommissurenbahnen - Seitenventrikel - Rhinenzephalon (Riechhirn) - Stammganglien	(→ 53) (→ 81) (→ 81) (→ 76) (→ 78)
Mesenzephalon		- Pedunculi cerebri (Hirnstiele) - Tectum mesencephali (Mittelhirndach mit Vierhügelplatte) - Tegmentum mesencephali (Haube) - Aquaeductus mesencephali	(→ 61) (→ 80) (→ 80) (→ 75)
Rhombenzephalon	**Metenzephalon**	- Pons (Brücke) - Cerebellum (Kleinhirn) mit den 3 Pedunculi cerebellares (Kleinhirnstiele)	(→ 61) (→ 56)
	Myelenzephalon	- Medulla oblongata (der Übergang Pons - Medulla oblongata ist fließend)	(→ 61)

Als **Hirnstamm** werden **Mesenzephalon, Pons** und **Medulla oblongata** bezeichnet.

Die im Prosenzephalon gelegenen **Stamm- oder Basalganglien** sind Nervenzellansammlungen, deren Aufgabe es ist, in Zusammenarbeit mit anderen Zentren die Motorik des Menschen zu regulieren.

Zu diesen Hirnkernen zählen	
Nucleus caudatus	(→ 78)
Putamen (zusammen mit Ncl. caudatus als Corpus striatum bezeichnet)	(→ 79)
Globus pallidus (zusammen mit dem Putamen als Ncl. lentiformis bezeichnet)	(→ 78)
Im weiteren Sinne zählen zu den Bsalganglien auch **Claustrum** und **Corpus amygdaloideum** (Mandelkern)	(→ 78) (→ 82)

4.3.3 Lappen des Hirnmantels

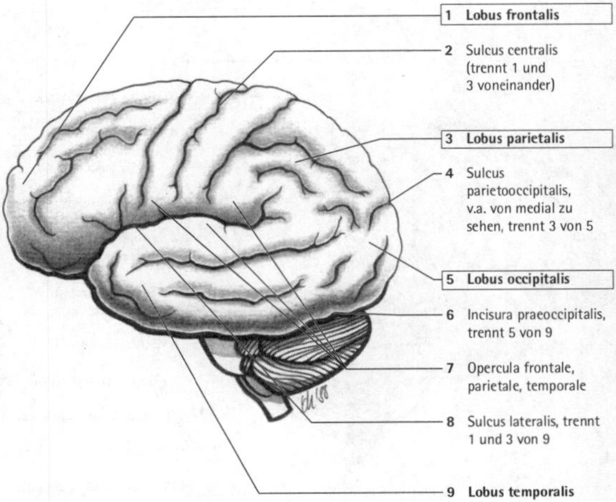

Der **Hirnmantel (Pallium = Großhirnrinde)** wird in die oben aufgelisteten Lappen unterteilt. Ein fünfter, von außen nicht sichtbarer Hirnlappen ist die sog. **Insula (Lobus insularis)**. Sie liegt in der Tiefe des Sulcus lateralis und wird von Teilen der angrenzenden Lappen, den **Opercula** (= Deckel), bedeckt.

Es gibt 3 Opercula
Operculum frontale
Operculum parietale
Operculum temporale

4.3.4 Wichtige Gyri und Sulci des Palliums

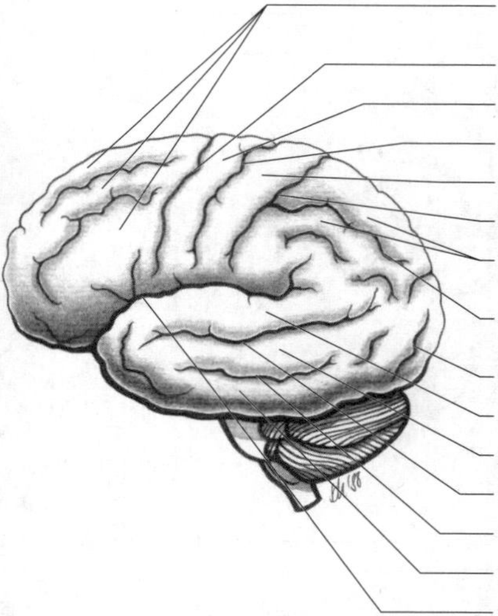

Die charakteristischen Strukturen des **Hirnmantels (Pallium)** sind die **Furchen („Sulci")** und die **Windungen („Gyri")**, die relativ konstant zu finden sind. Auf dieser Abbildung sind nur die wichtigsten Gyri und Sulci aufgeführt.

Obwohl wir auf die Lokalisation der funktionellen Rindenfelder der Großhirnhemisphären noch genauer eingehen werden, wollen wir an dieser Stelle auf die Gyri prae- und postcentrales hinweisen. Grob gesagt ist der **Gyrus praecentralis** als **Ursprung der Pyramidenbahn** für die **Motorik** (Efferenz) und der **Gyrus postcentralis** für die **Sensibilität** (Afferenz) zuständig. Allerdings gibt es zahlreiche Verbindungsbahnen zueinander und eine eindeutige Trennung ist nicht möglich.

4.3.5 Gehirn von oben

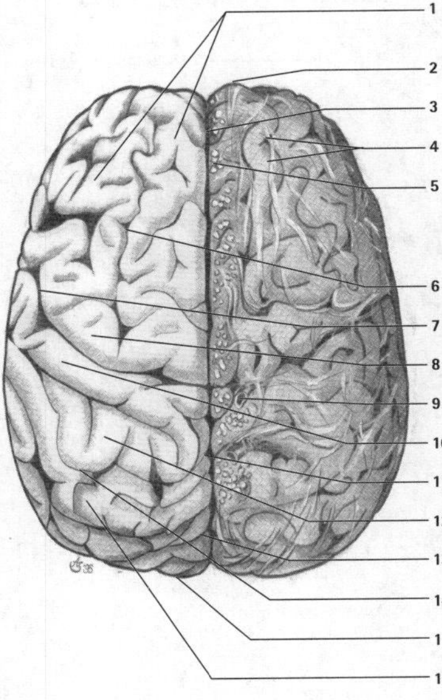

4.3.6 Gehirn von basal

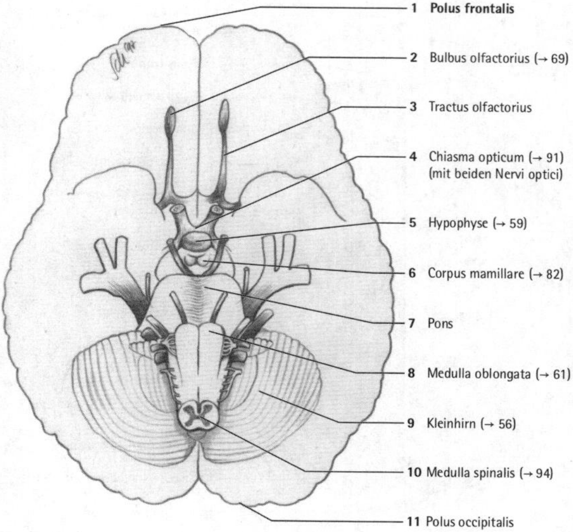

4.3.7 Insel von lateral und Gehirn von medial

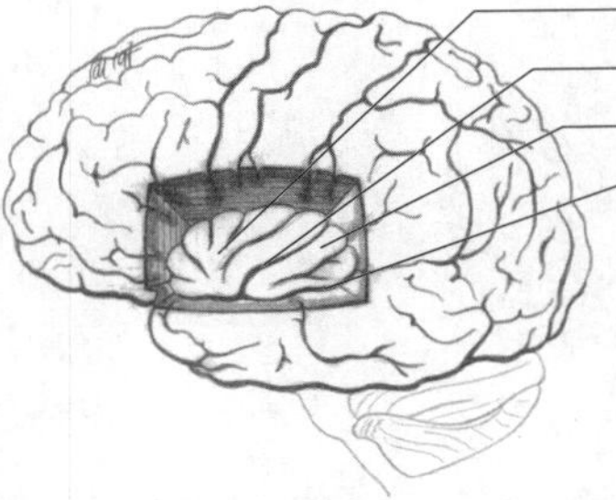

Man sieht hier von lateral auf die **Insel** nach Abtragung der sie bedeckenden Opercula (→ 51).

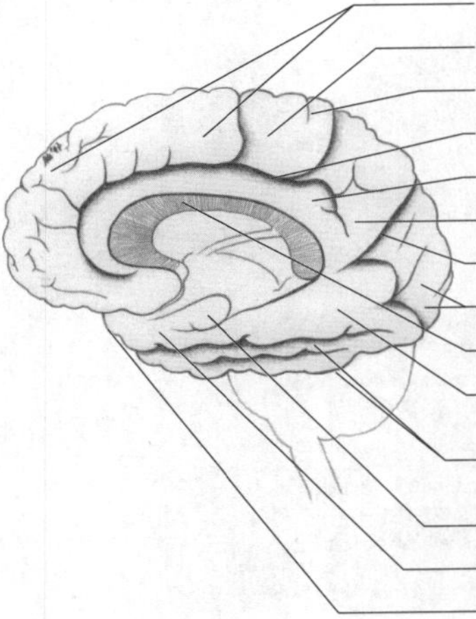

4.3.8 Kleinhirn I

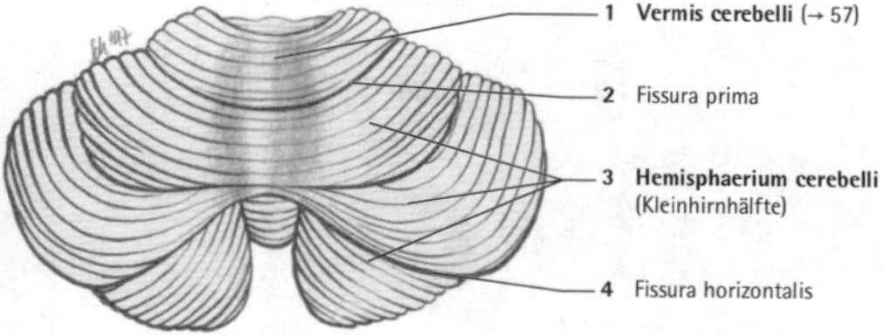

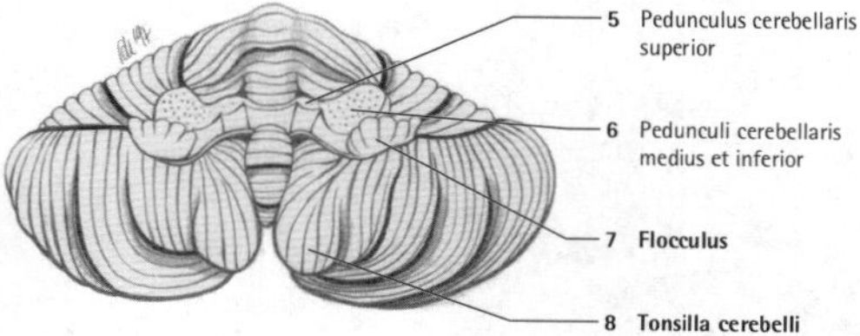

Die untere Abbildung zeigt das **Kleinhirn von kaudo-rostral.** Es legt sich gewissermaßen um den Hirnstamm von kaudal her herum.

Das **Kleinhirn (Cerebellum)** hat die **Koordination der Motorik** zur Aufgabe. Es vergleicht den Bewegungsentwurf, der ihm aus übergeordneten Hirnanteilen zugeleitet wird, mit der tatsächlich erfolgenden Bewegung (Rückmeldung aus Bewegungsapparat und Gleichgewichtsorgan) und greift dann regulierend, korrigierend und koordinierend mit efferenten Erregungen über das extrapyramidal-motorische System ein. Das Kleinhirn wirkt auf den zeitlichen Ablauf von Bewegungen, den Muskeltonus und die Gleichgewichtserhaltung.

Das Kleinhirn liegt in der **Fossa cranii posterior** und ist mit dem Hirnstamm über die **drei Kleinhirnstiele** (Pedunculi cerebellares) verbunden. Zur Erinnerung: Als **Hirnstamm** fasst man Mesenzephalon, Pons und Medulla oblongata zusammen.

4.3.9 Kleinhirn II

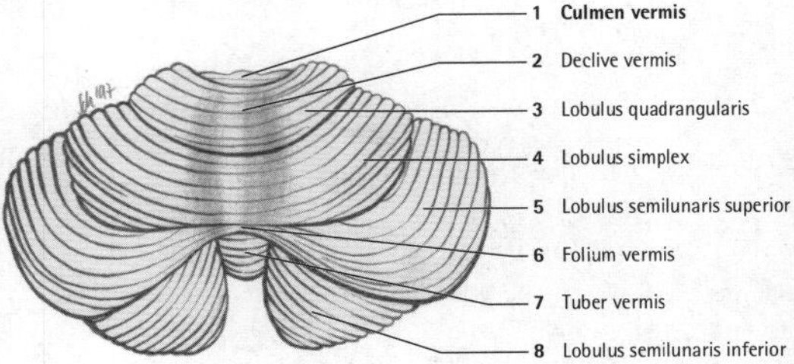

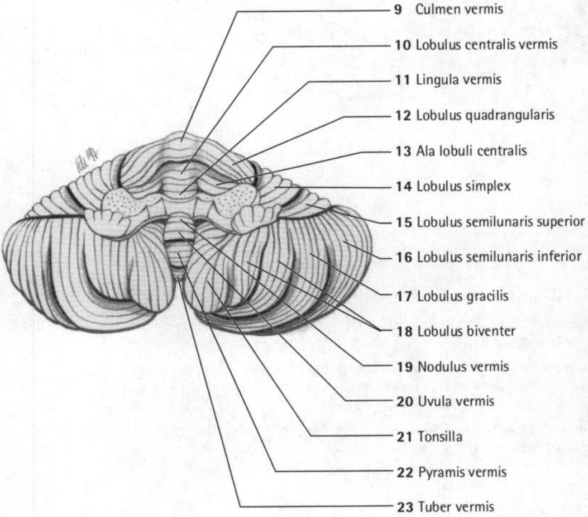

4.3.10 Kleinhirnkerne

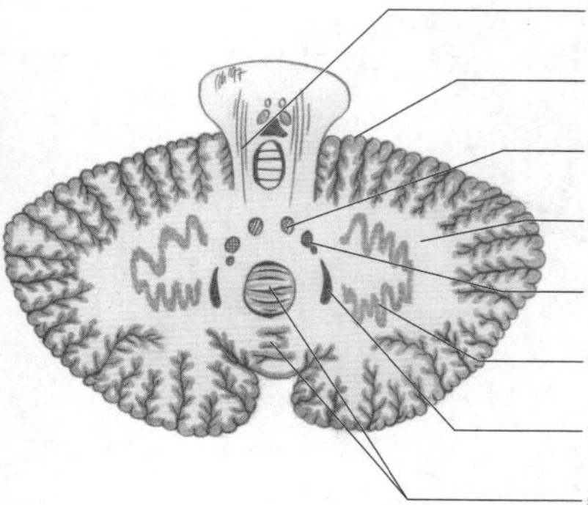

Auf dieser Zeichnung ist sichtbar, dass die Kleinhirnrinde durch viele, sehr schmale Windungen, die **Folia cerebelli** genannt werden, im Transversalschnitt eine ausgesprochen feine Verästelung aufweist.

Die Ähnlichkeit zu der Verästelung eines Baums hat zur Ausbildung des Begriffs **Arbor vitae cerebelli** geführt.

Das Kleinhirn besteht aus der **Kleinhirnrinde** (= graue Substanz = Nervenzellkörper) und dem zentralen **Marklager** (= weiße Substanz = Nervenzellfortsätze), in dem die Kleinhirnkerne, kleine Nervenzellhaufen, liegen.

Die **Nuclei cerebellares** (Kleinhirnkerne) umfassen die (fett markierten) Ncl. fastigii, Ncl. globosus, Ncl. dentatus und den Ncl. emboliformis.

4.3.11 Hypothalamus und Hypophyse

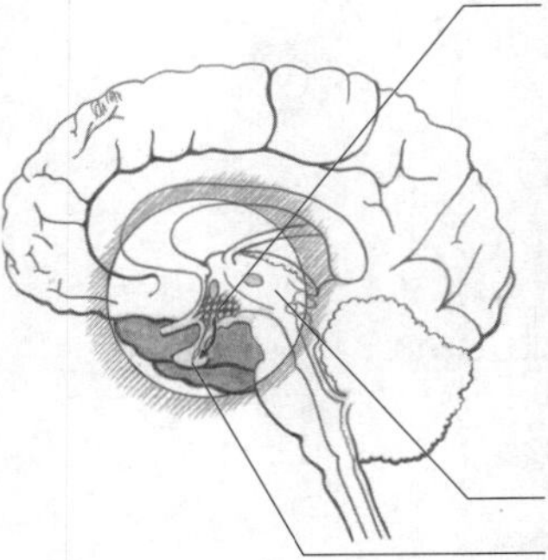

1 Hypothalamus
Diesem unteren Zwischenhirnanteil ist die **Steuerung der endokrinen Drüsen** unterstellt. Er produziert Releasing- bzw. Inhibiting-Faktoren, die die Freisetzung der glandotropen Hormone der Adenohypophyse regeln. Er wirkt auch über vegetative Nerven direkt auf endokrine Drüsen. Zudem produziert er in den Ncll. supraopticus et paraventricularis Oxytocin und Vasopressin, die beide in der Neurohypophyse gespeichert werden. Zwischen Hypothalamus und Hypophyse existiert ein portaler Kreislauf.
Der Hypothalamus enthält Zentren für Schlaf, Hunger und Sexualität.

2 Thalamus (→ 60)

3 Hypophyse (→ 61)

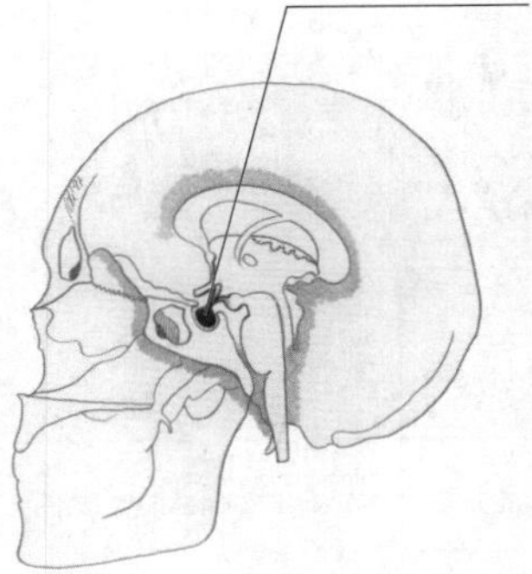

4 Hypophyse
Die Hypophyse liegt in der Fossa hypophysialis der Schädelbasis (→ 44). Sie wird unterteilt in die ventral gelegene **Adenohypophyse** und die dorsal gelegene **Neurohypophyse**.
Die Adenohypophyse entwickelt sich während der Embryonalzeit aus der Rathkeschen Tasche des Rachendachs. Der Hypophysenvorderlappen (HVL) produziert (durch die Releasing-Faktoren des Hypothalamus angeregt, die auf dem Blutweg zum HVL gelangen) glandotrope Hormone (ACTH, LH, FSH, TH, STH und Prolactin). Die Neurohypophyse (= Hypophysenhinterlappen, HHL) ist ein Speicherorgan für die Hypothalamushormone Oxytocin und Vasopressin, die über Axone in diese Struktur gelangen und von dort aus in den Kreislauf sezerniert werden.
Der chirurgische Zugang zur Hypophyse erfolgt über die Nasen- und Keilbeinhöhle.

4.3.12 Thalamus

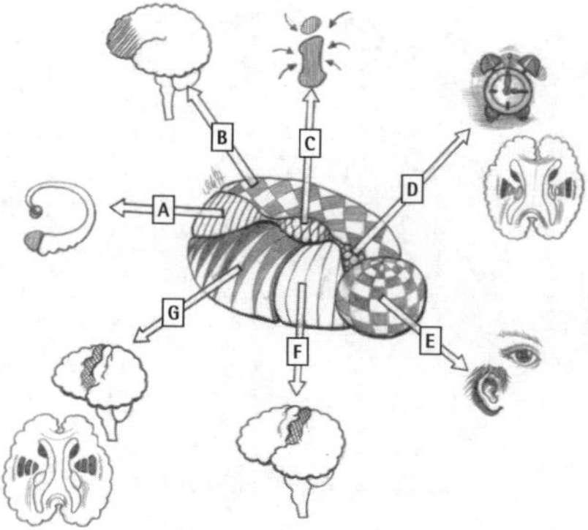

Der **Thalamus** liegt im Zwischenhirn. Er steht in Verbindung mit anderen ZNS-Anteilen, wie Großhirnrinde, Kleinhirn, extrapyramidalem System und Rückenmark. Er gilt als das **Tor zum Bewusstsein**, da er die Sammel- und Umschaltstelle für alle sensorischen Reize aus Umwelt und eigenem Körper ist. Außerdem ist er ein Koordinationszentrum. Durch seine Verbindung zum extrapyramidalmotorischen System ist er beteiligt an motorischen Reaktionen, die durch auf ihn einwirkende Reize ausgelöst werden. Der Thalamus wird in verschiedene Kerne gegliedert, die unterschiedliche Verbindungen und Aufgaben aufweisen. Diese sind:

Nucleus	Nr.	Verbindung	Aufgabe
anterior	A	zum limbischen System über den Fasciculus mamillothalamicus	selektive Aufmerksamkeit (Unterdrückung gerade nicht relevanter Sinneseindrücke)
medialis	B	zur prämotorischen Region	Einfluss auf die Persönlichkeit
dorsalis	C		Integrationszentrum
centro-medialis	D	zu Ncl. caudatus, Putamen, Pallidum	Wecksystem, Konzentrationsvermögen
posterior	E	zu Pulvinar, Corpora geniculata mediale et laterale	Teil der Seh- und Hörbahn
lateralis posterior	F	zu Gyrus postcentralis, Tractus spinothalamicus	
lateralis anterior	G	zu Gyrus praecentralis, Basalganglien	

4.3.13 Hirnstamm von rechts lateral, Medulla oblongata

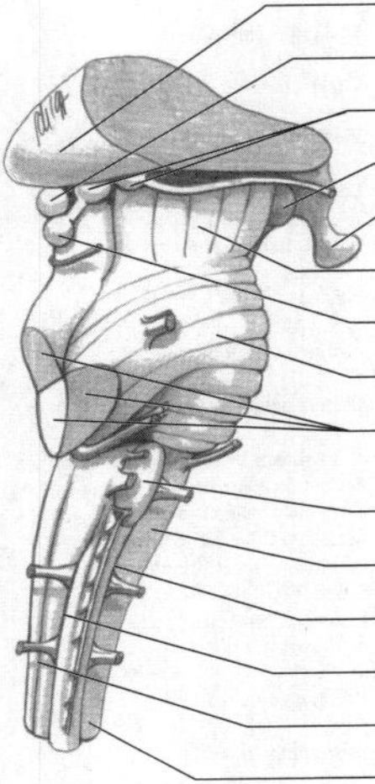

1 **Pulvinar**
2 Colliculus superior
3 Corpus geniculatum mediale et laterale
4 Corpus mamillare
5 **Hypophyse**
6 **Pedunculus cerebri**
7 Colliculus inferior
8 **Pons**
9 **Pedunculi cerebellares superior, medius et inferior**
10 **Medulla oblongata, Oliva**
11 **Medulla oblongata, Pyramis**
12 Sulcus anterolateralis
13 Sulcus posterolateralis
14 Sulcus intermedius posterior
15 **Medulla spinalis**

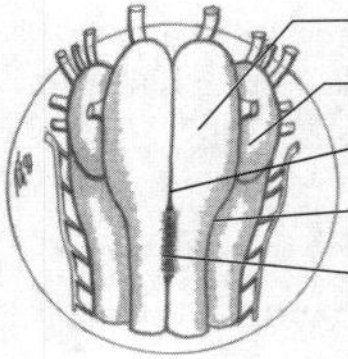

16 Pyramis
17 Oliva
18 Fissura mediana ventralis
19 Sulcus anterolateralis
20 **Decussatio pyramidum**, ca. 80% der kortikospinalen Fasern (Pyramidenbahn vom Gyrus praecentralis zu motorischen Vorderhornzellen des Rückenmarks) kreuzen hier zur Gegenseite und ziehen im Tractus corticospinalis lateralis weiter nach kaudal.

4.3.14 Hirnstamm von dorsal

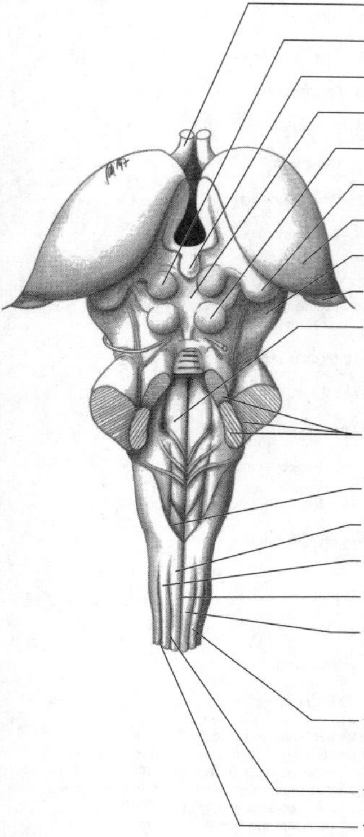

1 Fornixbahn, Columnae

2 Colliculus superior

3 Corpus pineale

4 Vierhügelplatte

5 Colliculus inferior

6 Corpus geniculatum mediale

7 Pulvinar

8 Pedunculus cerebri

9 Corpus geniculatum laterale

10 4. Ventrikel (→ 76): der Boden des 4. Ventrikels wird aufgrund seiner Form auch als Rautengrube bezeichnet. Zur Sichtbarmachung wurde hier das Velum medullare superior entfernt

11 Pedunculi cerebellares superior, medius et inferior

12 Velum medullare inferius

13 Tuberculum gracile

14 Tuberculum cuneatum

15 Sulcus medianus dorsalis

16 Fasciculus gracilis: „Gollscher Strang"; führt sensible Nervenfasern aus den Beinen und der unteren Körperhälfte

17 Fasciculus cuneatus: „Burdachscher Strang"; enthält Fasern aus den Armen und der oberen Körperhälfte

18 Sulcus intermedius dorsalis

19 Sulcus dorsolateralis

4.4 Intrakranielle Gefäße

4.4.1 Arterienring des Gehirns (Circulus arteriosus)

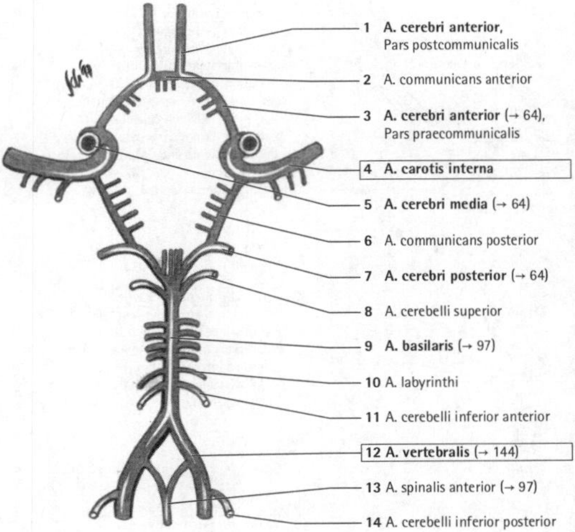

Der **Circulus arteriosus cerebri (Willisii)** wird von den **Aa. carotis interna et vertebralis** gespeist. Die **Arterien des Gehirns** verlaufen im **Subarachnoidalraum**, im Gegensatz zu den Meningealgefäßen, die im Epiduralraum (→ 48) verlaufen!

Klinischer Hinweis

Die Aa. communicantes sind, anders als man erwarten würde, meist nicht in der Lage, den Verschluss eines großen Zuflussgefäßes zu kompensieren. So führt ein Hirninfarkt (= ischämischer oder apoplektischer Insult) oft zum Untergang von Hirngewebe und somit zu neurologischen Ausfällen. Am häufigsten ist die A. cerebri media von einem solchen Ereignis betroffen.

4.4.2 Arteriae cerebri

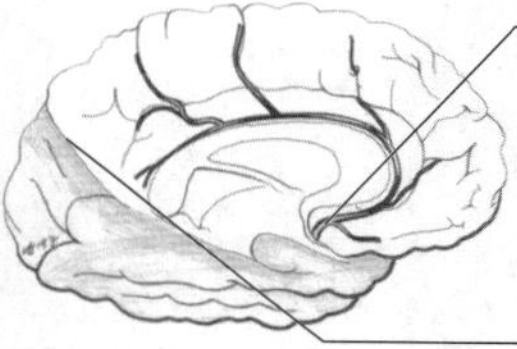

1 A. cerebri anterior (→ 63)
Sie versorgt die mediale Fläche der Großhirnhemisphäre bis zum Sulcus parietooccipitalis und dorsale Hirnwindungen bis ca. 1,5 cm über die Mantelkante, die rostralen Anteile von Hypothalamus, Nucleus caudatus, Putamen, Globus pallidus, Capsula interna und Corpus callosum.

2 Sulcus parietooccipitalis (→ 53)

(Betrachtung von medial)

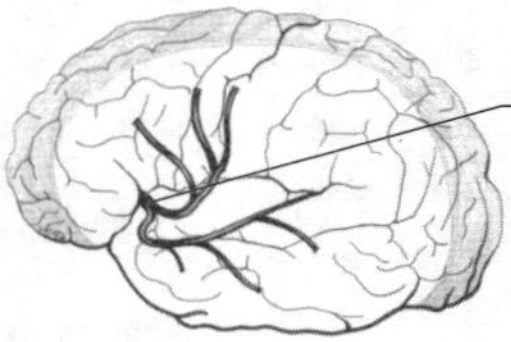

3 A. cerebri media (→ 63)
Sie versorgt, außer der Mantelkante, die gesamte Außenfläche der Großhirnhemisphäre, die Insula, die Capsulae interna, externa et extrema, das Claustrum, die Basalganglien und Thalamusanteile.

(Betrachtung von lateral)

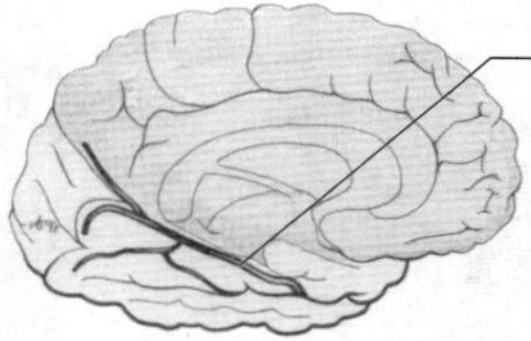

4 A. cerebri posterior (→ 63)
Sie versorgt den Okzipitallappen, den basalen Anteil des Temporallappens, den Thalamus, die Epiphyse, das Globus pallidus, die Fornix, den Plexus choroideus des 3. Ventrikels und das Corpus callosum.

(Betrachtung von medial)

4.4.3 Venöser Abfluss des Gehirns

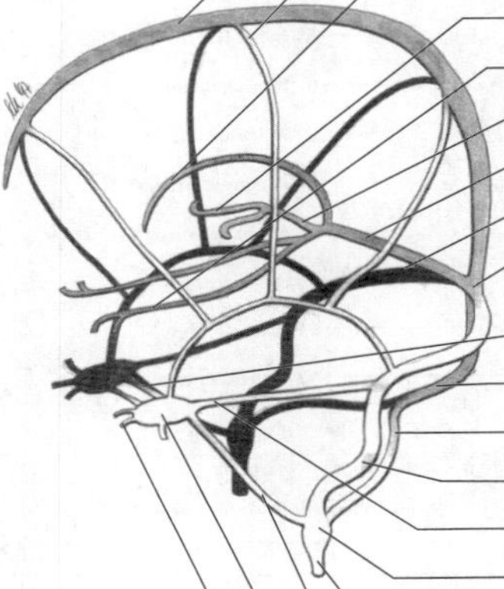

1 **Sinus sagittalis superior** (→ 44)
2 V. anastomotica
3 **Sinus sagittalis inferior:** verläuft im freien Unterrand der Falx cerebri (→ 47)
4 V. cerebri interna
5 V. basalis
6 V. cerebri magna
7 **Sinus rectus**
8 **Sinus transversus** (→ 47)
9 **Confluens sinuum**: an der Protuberantia occip. interna
10 Sinus intercavernosus
11 **Sinus occipitalis** (→ 44)
12 Sinus marginalis
13 **Sinus sigmoideus** (→ 115)
14 Sinus petrosus superior
15 Bulbus jugularis
16 **V. jugularis interna** (→ 37)
17 Sinus petrosus inferior
18 **Sinus cavernosus** (→ 66)
19 V. ophthalmica superior (→ 66)

Die **Sinus** sind **starre, venöse Blutleiter**, deren Lumen durch das Auseinanderweichen der beiden Blätter der Dura mater gebildet wird. Sie können nicht kollabieren. Sie nehmen das venöse Blut des Gehirns über die sog. Brückenvenen auf. Durch das Geflecht der **Sinus cavernosi**, die seitlich der Sella turcica liegen, ziehen eine Reihe von **Hirnnerven** (→ 66) und die **A. carotis interna**. Die Sinus münden über die **V. jugularis interna** (→ 115) in das venöse System (→ 204).

4.4.4 Sinus cavernosi

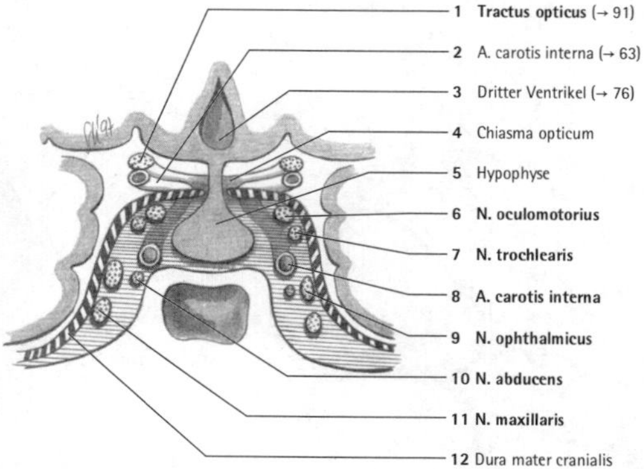

Durch die **Sinus cavernosi** ziehen jeweils die **A. carotis interna** und folgende Hirnnerven:	
N. oculomotorius (III)	(→ 69)
N. trochlearis (IV)	(→ 70)
N. ophthalmicus (V1)	(→ 70)
N. maxillaris (V2)	(→ 70)
N. abducens (VI)	(→ 71)

Der **Nervus abducens** verläuft in unmittelbarer Umgebung zur **A. carotis interna**, während die anderen aufgeführten Hirnnerven mehr lateral im Sinus cavernosus liegen.

Der Sinus cavernosus erhält Zuflüsse aus der Orbita und dem Einzugsgebiet der **V. facialis** (→ 115) über die Vv. ophthalmicae superior et inferior (→ 65).

Klinischer Hinweis

Entzündliche Vorgänge oberhalb einer gedachten Linie durch die Mundwinkel können über die Vv. ophthalmicae zu einer intrakraniellen Infektion führen!

4.5 Nerven

4.5.1 Hirnnerven I

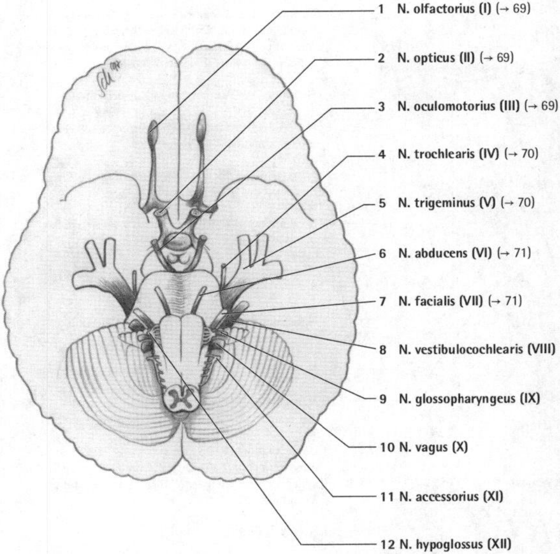

Merkspruch

Onkel Otto orgelt tag täglich, aber freitags verspeist (er) gerne viele alte Hamburger.

Die Anfangsbuchstaben der Wörter dieses Spruchs geben die Anfangsbuchstaben der Hirnnerven bereits in der richtigen Reihenfolge wieder.

4.5.2 Hirnnerven II (Austrittsstellen aus dem Hirn)

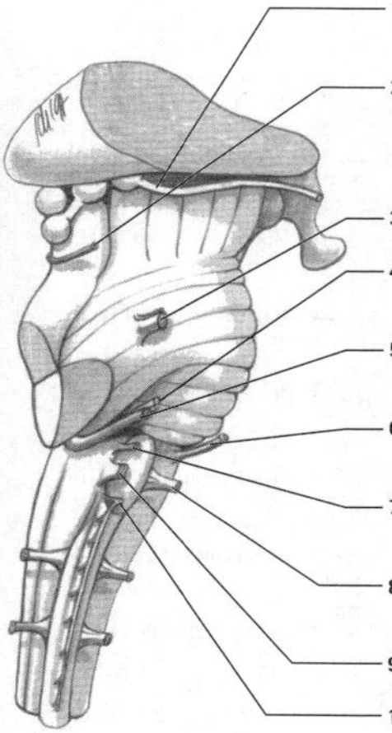

von lateral

1 **Tractus opticus (II):** zieht zum Corpus geniculatum laterale (→ 61)

2 **N. trochlearis (IV):** er ist der einzige **Hirnnerv**, der den Hirnstamm auf der **Dorsalseite** unterhalb des Colliculus inferior (→ 62) verlässt, den Pedunculus cerebellaris superior umrundet und nach vorn zieht

3 **N. trigeminus (V):** tritt lateral aus der Pons aus

4 **N. facialis (VII):** tritt zwischen Pedunculus cerebellaris inferior und Olive (→ 61) aus

5 **N. vestibulocochlearis (VIII):** tritt etwas dorsal und basal des N. facialis aus

6 **N. abducens (VI):** tritt zwischen Pyramis medullae oblongatae (→ 61) und Pons aus

7 **N. glossopharyngeus (IX):** tritt im Sulcus lateralis dorsal der Olive aus

8 **N. hypoglossus (XII):** tritt zwischen Olive und Pyramis aus

9 **N. vagus (X):** tritt basal des N. glossopharyngeus aus

10 **N. accessorius (XI):** kranialer Teil tritt basal des N. vagus aus, spinaler Teil seitlich aus der Medulla spinalis

Der **N. oculomotorius (III)** tritt in der Fossa interpeduncularis aus. Er ist auf dieser Seite nicht abgebildet wie auch der **N. olfactorius (I)** und der **N. opticus (II)**.

von ventral

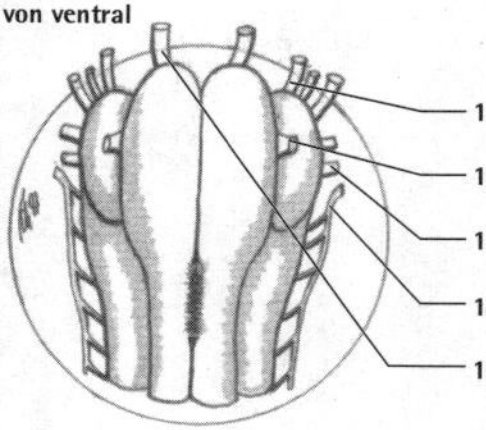

11 N. facialis (VII)

12 N. hypoglossus (XII)

13 N. vagus (X)

14 N. accessorius (XI)

15 N. abducens (VI)

4.5.3 Hirnnerven III

N. olfactorius (I)

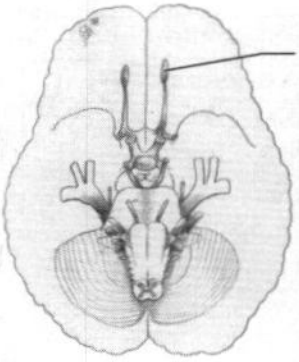

Allgemeines	Er führt ausschließlich **sensorische** Fasern, zieht also von der Peripherie zum Hirn!
Ort der Reizaufnahme	Regio olfactoria, Geruchsorgan
Durchtritt	Lamina cribrosa ossis ethmoidalis (→ 45)
Verlauf	Bulbus olfactorius → Tractus olfactorius → Striae olfactoriae mediales et laterales → Hirnareal
Hirnareal	Areae subcallosa et olfactoria und Uncus (limbisches System (→ 82); die Geruchswahrnehmung beeinflusst die Gefühlswelt sehr stark!)

N. opticus (II)

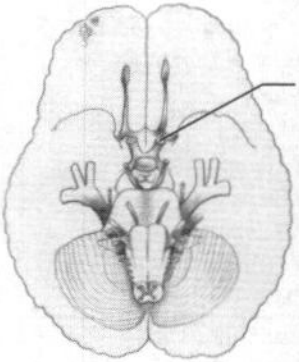

Allgemeines	Er führt ausschließlich **sensorische** Fasern; nur die nasal gelegenen Fasern des N. opticus kreuzen im Chiasma opticum (die temporalen nicht!)
Ort der Reizaufnahme	Retina
Durchtritt	Canalis opticus (→ 85)
Verlauf	N. opticus → Chiasma opticum → Tractus opticus → Corpus geniculatum laterale → Radiatio optica → Hirnareal (→ 91)
Hirnareal	Sehrinde am Polus occipitalis (→ 84)

N. oculomotorius (III)

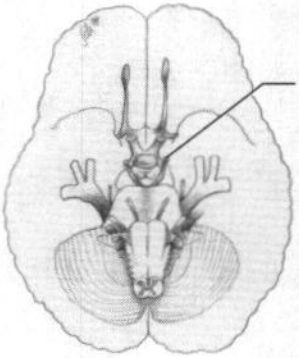

Allgemeines	Dieser Nerv führt motorische, aber auch parasympathische Fasern!
Kerngebiet	Ncl. nervi oculomotorii (motorisch), Ncl. oculomotorius accessorius (= Ncl. Erdinger-Westphal; parasympath.!) (→ 74)
Durchtritt	Fossa interpeduncularis → Durchtritt
Verlauf	Fissura orbitalis superior (→ 85)
Innervierte Strukturen	**motorisch**: Mm. recti superior, medius et inferior und M. obliquus inf. des Auges, sowie M. levator palpebrae superior (→ 87) **parasympathisch**: M. ciliaris und M. sphincter pupillae (Pupillenverengung)

4.5.4 Hirnnerven IV

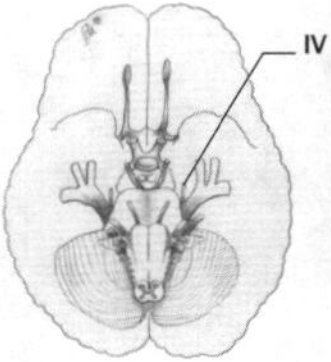

N. trochlearis (IV)

Allgemeines	Er führt ausschließlich **motorische** Fasern!
Kerngebiet	Ncl. nervi trochlearis (motorisch) (→ 74)
Verlauf	Austritt unter dem Colliculus inferior → umschlingt Pedunculi cerebellares
Durchtritt	Fissura orbitalis superior (→ 85)
Innervierte Struktur	M. obliquus superior (→ 87)

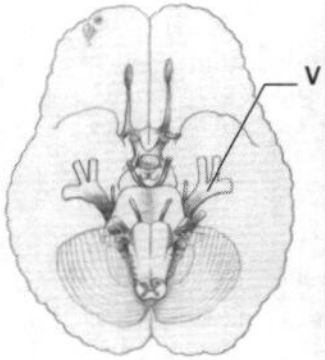

N. trigeminus (V)

Allgemeines	Er führt **sensible** und **motorische** Fasern
Kerngebiet	Ncl. spinalis nervi trigeminalis, Ncl. pontinus nervi trigeminalis und Ncl. mesencephalicus nervi trigeminalis (alle sensibel) (→ 74) Ncl. motorius nervi trigeminalis (motorisch)
Verlauf	Austritt lateral an der Pons → Ganglion trigeminale → Aufteilung in die **Nn. ophthalmicus (V1)**, **maxillaris (V2)** und **mandibularis (V3)** → Durchtritte → weitere Aufteilungen (→ 111)
Durchtritte	**V1**: Fissura orbitalis superior (→ 85) **V2**: Foramen rotundum (→ 45) **V3**: Foramen ovale (→ 45)
Aufteilungen	**V1** in: N. frontalis, N. nasociliaris, N. lacrimalis (→ 112) **V2** in: N. zygomaticus, N. infraorbitalis, Nn. palatini (→ 112) **V3** in: N. auriculotemporalis, N. alveolaris inferior, N. lingualis und N. masticatorius (→ 112), innerviert die Kaumuskulatur (→ 104)
Ort der Reizaufnahme/ Innervierte Struktur	**sensorisch**: Gesichtshaut, Trommelfell, Vestibulum oris **motorisch**: Kaumuskulatur

4.5.5 Hirnnerven V

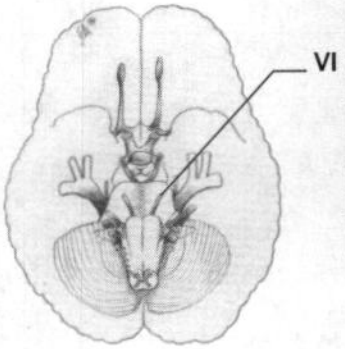

N. abducens (VI)

Allgemeines	Er führt nur **motorische** Fasern
Kerngebiet	Ncl. nervi abducentis (motorisch) (→ 74)
Verlauf	Austritt zwischen Pons und Pyramis → Durchtritt
Durchtritt	Fissura orbitalis superior (→ 85)
Innervierte Struktur	M. rectus lateralis des Auges (→ 87)

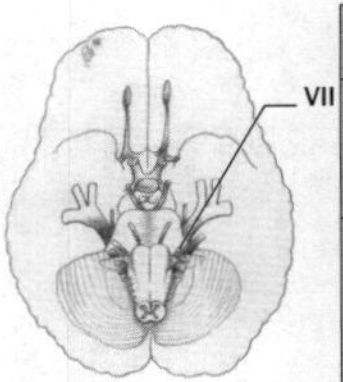

N. facialis (VII)

Allgemeines	Er führt **sensorische**, **motorische** und **parasympathische** Fasern!
Kerngebiet	Ncl. solitarius und Ncl. gustatorius (beide sensorisch), Ncl. nervi facialis (motorisch) und Ncl. salivarius superior (parasympathisch) (→ 74)
Verlauf	Austritt zwischen Olive und Pedunculus cerebellaris inferior → Durchtritt durch den Porus acusticus int. (→ 46) → Ganglion geniculi → Aufteilung in N. petrosus major und N. facialis → Canalis facialis → Abgabe der Chorda tympani → Durchtritt durch Foramen stylomastoideum → innervierte Strukturen (→ 103)
Durchtritt	Porus acusticus internus und Foramen stylomastoideum
Ort der Reizaufnahme/ Innervierte Struktur	**sensorisch**: die vorderen 2/3 der Zunge **motorisch**: mimische Muskulatur, Mm. digastricus et stylohyoideus, M. stapedius **parasympathisch**: Tränendrüse, Nasendrüsen, Unterkiefer- und Unterzungenspeicheldrüse

4.5.6 Hirnnerven VI

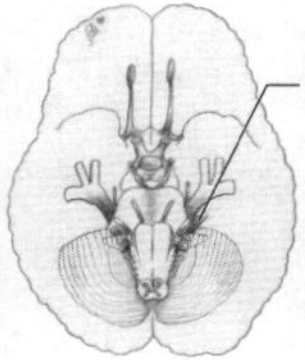

N. vestibulocochlearis (VIII)

Allgemeines	Er führt ausschließlich **sensorische** Fasern!
Ort der Reizaufnahme	Schnecke und Labyrinth (→ 92)
Verlauf	Vereinigung der Partes vestibularis et cochlearis → Durchtritt → Eintritt zwischen Pons und Medulla oblongata → Hirnkerne
Durchtritt	Porus acusticus internus (→ 46)
Kerngebiet	Nuclei cochleares ventralis et dorsalis, Nuclei vestibulares lateralis (Deitersscher Kern), medialis (Schwalbescher Kern), superior (Bechterewscher Kern) et inferior (Rollerscher Kern) (→ 93)

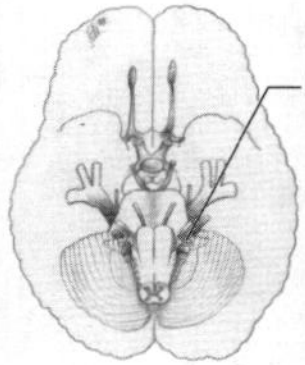

N. glossopharyngeus (IX)

Allgemeines	Er führt **sensorische, motorische** und **parasympathische** Fasern
Kerngebiet	Ncl. solitarius und Ncl. dorsalis nervi glossopharyngei (beide sensorisch), Ncl. ambiguus (motorisch) und Ncl. salivarius inferior (parasympathisch) (→ 74)
Verlauf	Austritt im Sulcus lateralis hinter der Olive → Durchtritt
Durchtritt	Foramen jugulare (→ 46)
Ort der Reizaufnahme/ Innervierte Struktur	**sensorisch**: hinteres Drittel der Zunge, Rachenschleimhaut **motorisch**: Mm. stylopharyngeus et constrictor pharyngis superior (→ 29) **parasympathisch**: Glandula parotis (→ 103)

4.5.7 Hirnnerven VII

N. vagus (X)

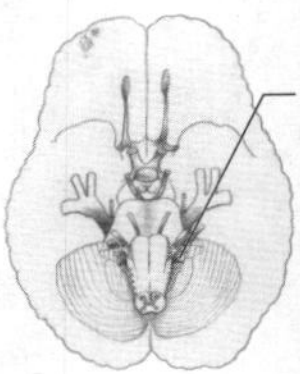

Allgemeines	Er führt **sensorische, motorische** und **parasympathische** Fasern
Kerngebiet	Ncl. solitarius (sensorisch), Ncl. ambiguus (motorisch), Ncl. dorsalis nervi vagi (parasympathisch) (→ 74)
Verlauf	Austritt im Sulcus lateralis hinter der Olive → Durchtritt
Durchtritt	Foramen jugulare (→ 46)
Ort der Reizaufnahme/ Innervierte Struktur	**sensorisch**: Kehlkopfschleimhaut (→ 28) **motorisch**: Mm. constrictores pharyngis medius et inferior (→ 29), M. levator veli palatini, Kehlkopfmuskulatur **parasympathisch**: Herz, Lunge, Magen-Darm-Trakt u.a. (→ 148)

N. accessorius (XI)

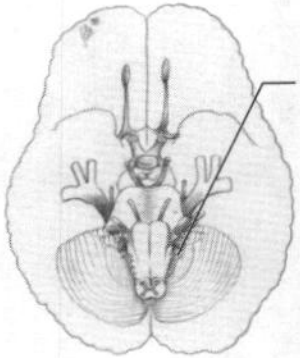

Allgemeines	Er führt ausschließlich **motorische** Fasern!
Kerngebiet	Ncl. ambiguus, Ncl. nervi accessorii und Radices spinales (motorisch) (→ 74)
Verlauf	Austritt lateral an Medulla oblongata und Medulla spinalis (→ Durchtritt der Radix spinalis durch das Foramen magnum → Vereinigung mit der Radix cranialis) → Durchtritt → Innervierte Strukturen
Durchtritt	Foramen jugulare (→ 46)
Innervierte Struktur	M. sternocleidomastoideus (→ 19) und M. trapezius (→ 131)

N. hypoglossus (XII)

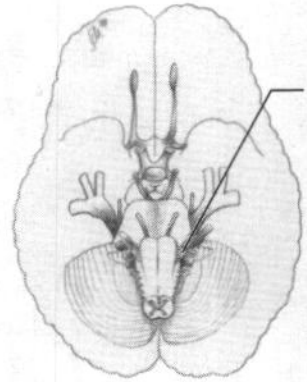

Allgemeines	Er führt ausschließlich **motorische** Fasern
Kerngebiet	Ncl. nervi hypoglossi (motorisch) (→ 74)
Verlauf	Austritt zwischen Pyramide und Olive → Durchtritt → Aufteilung in Rami linguales und einem Anteil, der sich der Ansa cervicalis anschließt
Durchtritt	Canalis hypoglossi (→ 46)
Innervierte Struktur	Zungenmuskulatur (→ 23), infrahyale Muskulatur (→ 21)

4.5.8 Hirnnervenkerne in der Medianebene

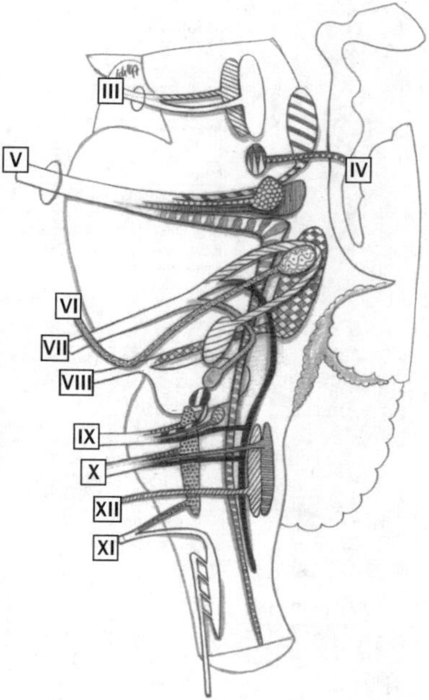

Die Nummern bezeichnen Hirnnerven. Sie wurden nicht beschriftet - sie sind auf den vorhergehenden Seiten jeweils mit aufgeführt.

4.6 Liquorräume

4.6.1 Überblick über die Liquorräume

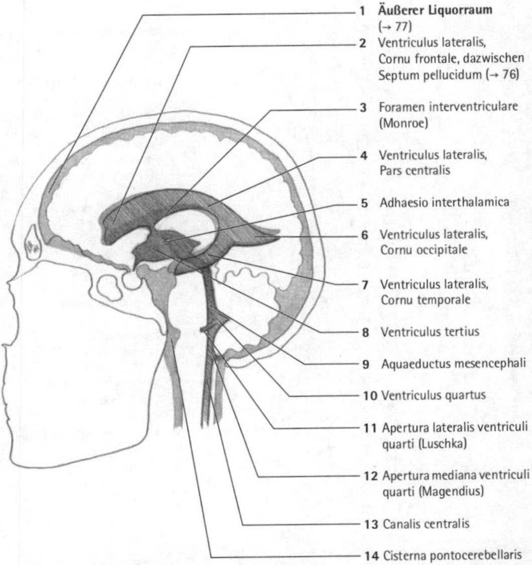

Auf dieser Zeichnung sieht man dunkelgrau die **inneren Liquorräume**, hellgrau die **äußeren Liquorräume**. Der **Liquor cerebrospinalis** (Hirnwasser) wird vom Plexus chorioideus (Gefäßzottenkonvolut) (→ 76) gebildet. Er zirkuliert von den Ventrikeln über die Foramina Luschkae et Magendii in den Subarachnoidalraum und wird von den Granulationes arachnoidales (am Schädeldach) und dem Perineurium der Hirn- und Rückenmarksnerven resorbiert. Die im ZNS vorhandene Liquormenge von bis zu 160 ml wird dabei täglich etwa viermal komplett ausgetauscht.

4.6.2 Ventrikelsystem des Gehirns

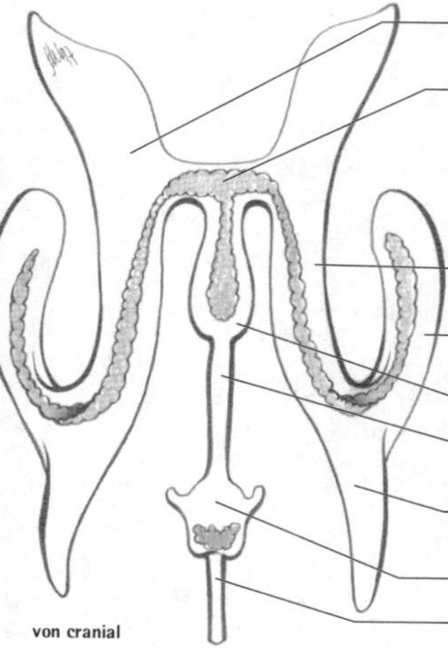

1 **Ventriculus lateralis,** Cornu frontale

2 **Plexus chorioideus** (→ 78) Bildungstätte des Liquors; zu finden im Pars centralis und im Cornu temporale der Seitenventrikel und jeweils im Dach des dritten und des vierten Ventrikels

3 **Ventriculus lateralis,** Pars centralis

4 **Ventriculus lateralis,** Cornu temporale

5 **Ventriculus tertius** (→ 79)

6 **Aquaeductus mesencephali** (→ 80)

7 **Ventriculus lateralis,** Cornu occipitale

8 **Ventriculus quartus** (→ 62)

9 Canalis centralis (→ 98)

Das **Ventrikelsystem** des Gehirns ist vom **Ependym**, einer einschichtigen Epithellage, ausgekleidet. Es enthält, wie auch die äußeren Liquorräume, den Liquor cerebrospinalis. Diese klare, wasserartige Flüssigkeit enthält 20–40 mg% Eiweiß und keine Zellen (max. 5/mm³). Sie dient der **mechanischen Pufferung** des Gehirns bei Stößen und **Stoffwechselfunktionen**. Durch den **Auftrieb** im Liquor ist die Wirkung des Eigengewichts auf das Gehirn verringert. Gebildet wird der Liquor im **Plexus chorioideus** (ca. 500 ml pro Tag); er gelangt durch den hydrostatischen Druckunterschied in das Blut der Hirnsinus über die **Granulationes arachnoidales** bzw. in das venöse System über das **Perineurium** von Hirn- und Rückenmarksnerven.

4.6.3 Zisternen des äußeren Liquorraums

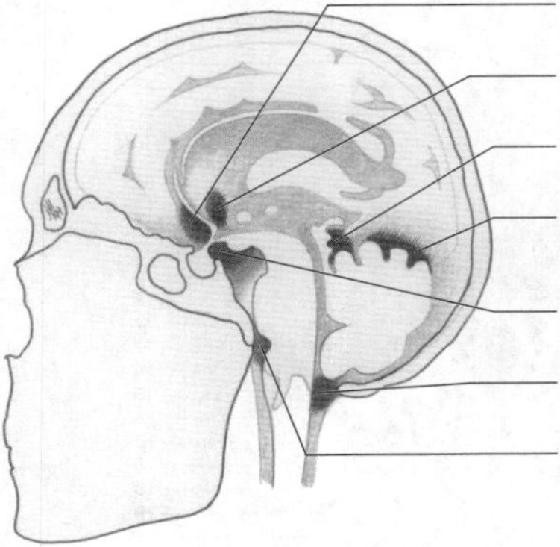

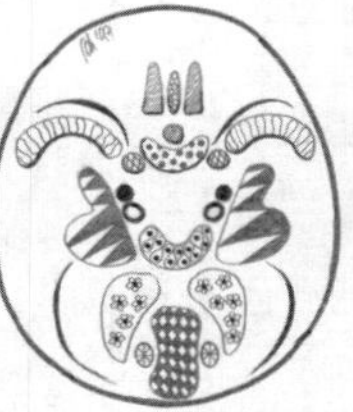

Schädelbasis von kranial

Zisternen (Cisternae subarachnoidales) sind Erweiterungen innerhalb des Subarachnoidalraums, d.h. des äußeren Liquorraumes.

Die **Cisterna basalis** sieht man hier auf diesem schematischen Blick von kranial auf die Schädelbasis. Sie setzt sich zusammen aus den Cisternae chiasmatis, pontocerebellaris, interpeduncularis, Laminae terminalis, ambiens, cerebellomedullaris, Pontis mediana, olfactoria, carotica, Fissurae laterales et cruralis.

Klinischer Hinweis

Zu diagnostischen und therapeutischen Zwecken wird in der Klinik nicht selten eine sogenannte **Liquorpunktion** durchgeführt. Hierbei wird der äußere Liquorraum meist in Höhe LWK3/4 oder LWK4/5 oder die Cisterna cerebellomedullaris anpunktiert. Kontraindiziert ist diese Maßnahme bei erhöhtem Hirndruck, da die Gefahr einer Einklemmung von Hirnanteilen im Foramen magnum und dabei die Gefahr einer Kompression von Kreislauf- und Atemzentrum besteht.

4.7 Gehirnschnitte

4.7.1 Frontalschnitt durch das Gehirn von kaudal

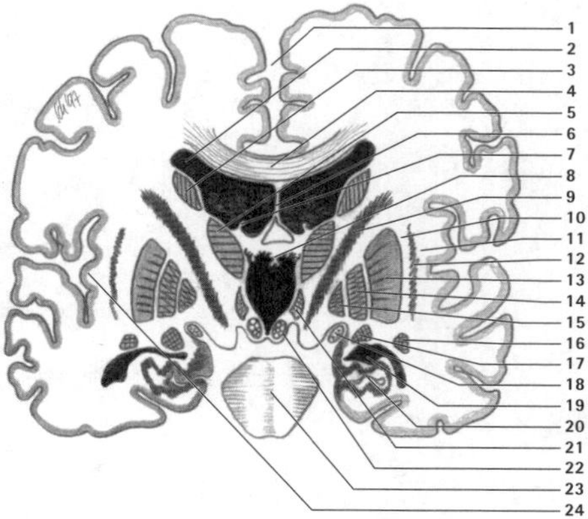

Nr.	Struktur	
1	Fissura longitudin. cerebri	(→ 53)
2	Ventriculus lateralis	(→ 76)
3	**Ncl. caudatus**, Caput	(→ 79)
4	Corpus callosum, Truncus	(→ 81)
5	**Thalamus**	(→ 60)
6	Septum pellucidum	(→ 75)
7	Plexus chorioideus	(→ 76)
8	Plexus chorioideus	(→ 76)
9	**Capsula interna**	
10	**Capsula externa**	
11	**Capsula extrema**	
12	**Claustrum**	(→ 79)
13	**Putamen**	(→ 79)
14	**Globus pallidus lateralis**	
15	**Globus pallidus medialis**	
16	**Ncl. caudatus**, Cauda	(→ 79)
17	**Corpus amygdaloideum**	(→ 82)
18	Tractus opticus	(→ 91)
19	Ventriculus lateralis	(→ 76)
20	Hippocampus	(→ 82)
21	**Hypothalamus**	(→ 59)
22	Corpus mamillare	(→ 61)
23	Pons	(→ 61)
24	Insula	(→ 55)

Zu den **Basalganglien** zählen Ncl. caudatus, Putamen, Pallidum, Corpus amygdaloideum und Claustrum. Das **Corpus striatum** setzt sich aus Ncl. caudatus und Putamen zusammen. Der **Ncl. lentiformis** besteht aus Putamen und Pallidum.
Zum Pallidum werden die Globi pallidi medialis et lateralis zusammengefasst.
Die Fähigkeit, die Hirnstrukturen auf Schnittbildern erkennen zu können, ist für den Arzt wegen der modernen bildgebenden Verfahren (CT, NMR) unverzichtbar!

4.7.2 Transversalschnitt durch das Gehirn von oben

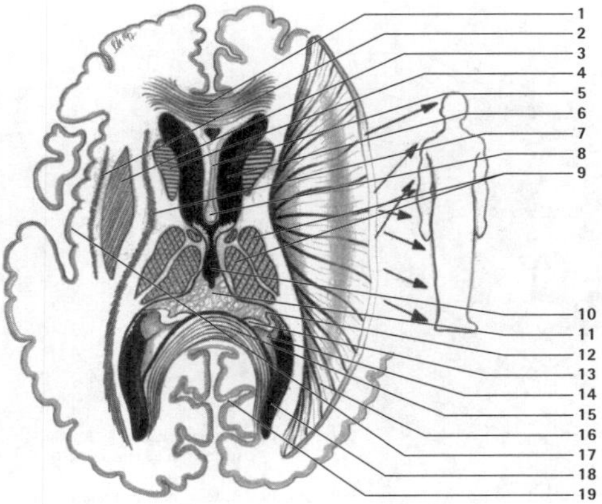

Nr.	Struktur	
1	**Corpus callosum**, Genu	(→ 81)
2	**Claustrum**	(→ 78)
3	**Putamen**	(→ 78)
4	**Ncl. caudatus**, Caput	(→ 78)
5	Septum pellucidum	
6	Ventriculus lateralis	(→ 75)
7	**Capsula interna**, die Pfeile deuten die somatotopische Gliederung an	(→ 78)
8	Fornix, Columna	(→ 82)
9	**Thalamus**	(→ 60)

Nr.	Struktur	
10	Ventriculus tertius	(→ 75)
11	Tela chorioidea von 10	
12	Fornix, Fimbria	(→ 82)
13	Fornix, Commissura	(→ 82)
14	Hippocampus	(→ 82)
15	**Corpus callosum**, Splenium	(→ 81)
16	**Capsula interna, Radiatio optica**	(→ 78)
17	Insula	(→ 55)
18	Ventriculus lateralis	(→ 75)
19	Sulcus calcarinus	

4.7.3 Transversalschnitt durch das Mesenzephalon

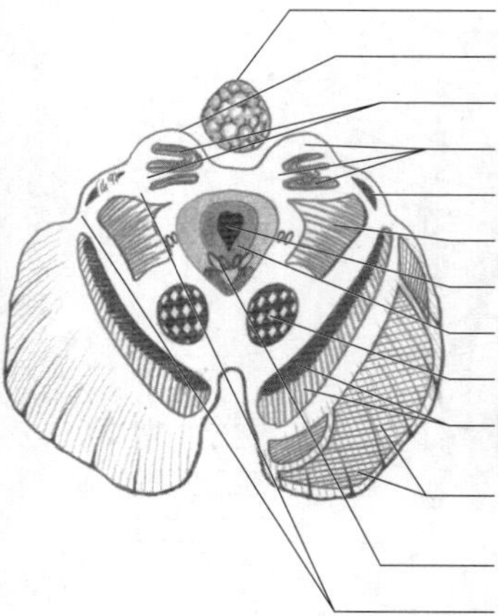

Zum **Mesenzephalon** gehören die **Lamina tecti**, das **Tegmentum**, das **Tectum** und die **Pedunculi cerebri**. Durch das Mittelhirn zieht der Aquaeductus mesencephali des Ventrikelsystems. Die Kerne der Nervi oculomotorius et trochlearis liegen im Mesenzephalon, außerdem die Substantia nigra und der Ncl. ruber.

Klinischer Hinweis

Der Untergang der dopaminergen Nervenfasern der Substantia nigra bedingt das Krankheitsbild des M. Parkinson mit den Symptomen Rigor, Tremor und Akinese.

4.7.4 Faserarten des Gehirns, Corpus callosum

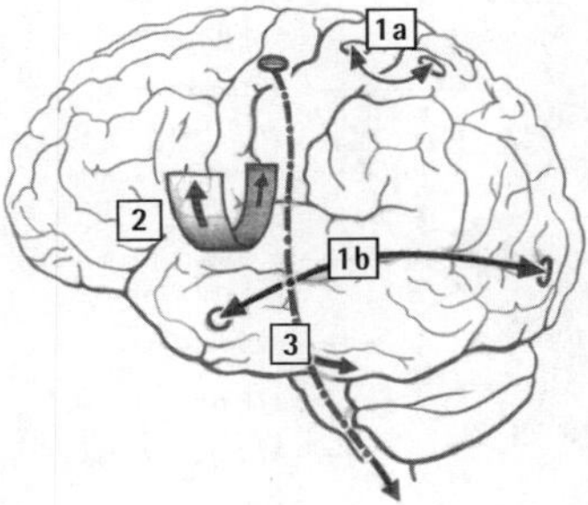

Im Gehirn werden **3 Faserarten** unterschieden:

1 **Assoziationsfasern:** Verbindungen von Arealen einer Gehirnhemisphäre. Dabei differenziert man noch zwischen kurzen **Fibrae arcuatae (1a)**, die je 2 Gyri miteinander verbinden, und langen **Fasiculi (1b)**, über die je 2 Hirnlappen einer Hirnhälfte miteinander kommunizieren

2 **Kommissurenfasern:** verbinden entsprechende Areale der beiden Hemisphären miteinander. Es gibt dabei homonyme Fasern, die zwischen 2 gleichen Zentren verlaufen, und heteronyme Fasern, die zwischen 2 unterschiedlichen Gebieten vermitteln. Die wohl wichtigste Kommissurenbahn ist das Corpus callosum **(2)**

3 **Projektionsfasern:** Leitungen, die vom Kortex zu tieferen Zentren oder bis zum Rückenmark ziehen **(3)**, wie dies z.B. bei der Pyramidenbahn der Fall ist

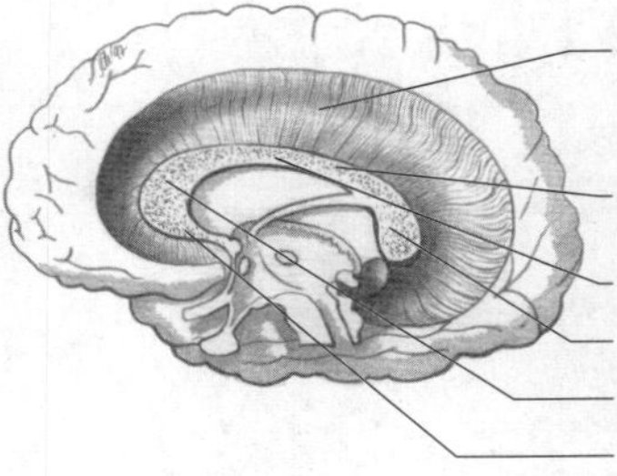

4 **Capsula interna**: ein Teil davon ist die Pyramidenbahn, die Impulse aus dem Gyrus praecentralis weiterleitet

5 **Corpus callosum**, Balken, wichtigste Kommissurenbahn, mit:

6 Truncus

7 Splenium (→ 79)

8 Genu (→ 79)

9 Rostrum

4.7.5 Limbisches System

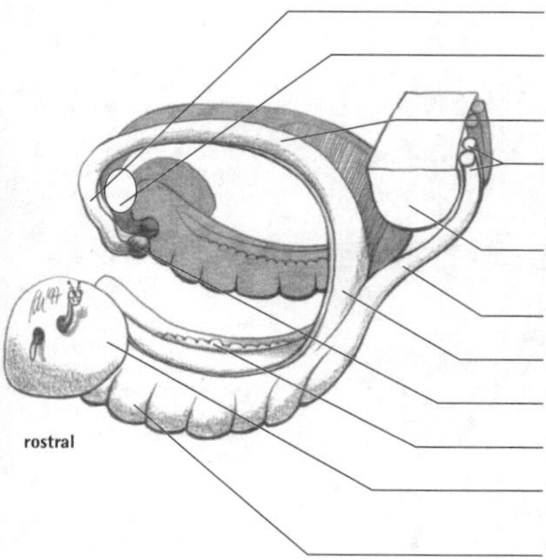

Unter dem Begriff **limbisches System** fasst man Rindenareale und Kerne des Gehirns in funktioneller Hinsicht zusammen. **Das limbische System beeinflusst u.a. unbewusste und bewusste lebensnotwendige Funktionen, Nahrungsaufnahme, Emotion, Sexualität, geistige Leistungen und Verhaltensweisen.**

Die **kortikalen Anteile** werden in einen äußeren und einen inneren Bogen unterteilt. Der äußere Bogen umfasst die Gyri hippocampi und cinguli (→ 55). Zum inneren Bogen gehören der Hippocampus, der Gyrus dentatus, die Septumregion, die Fornix und einige kleinere Strukturen.

Zu den **nicht-kortikalen Anteilen** zählen die Corpora amygdaloidea et mamillaria, die Ncll. anteriores des Thalamus, die Ncll. der Formatio reticularis und etliche andere.

All diese Komponenten sind in einen **geschlossenen Schaltkreis** eingegliedert (Papez-Kreis). Dieser verfügt über Afferenzen und Efferenzen.

Hinzuweisen ist noch darauf, dass es eine enge Verbindung zwischen olfactorischem und limbischem System gibt. Dies wird schon im normalen Sprachgebrauch deutlich: „Jemanden nicht riechen können ...", „Mir stinkt's!" usw.

4.7.6 Funktionsschleifen

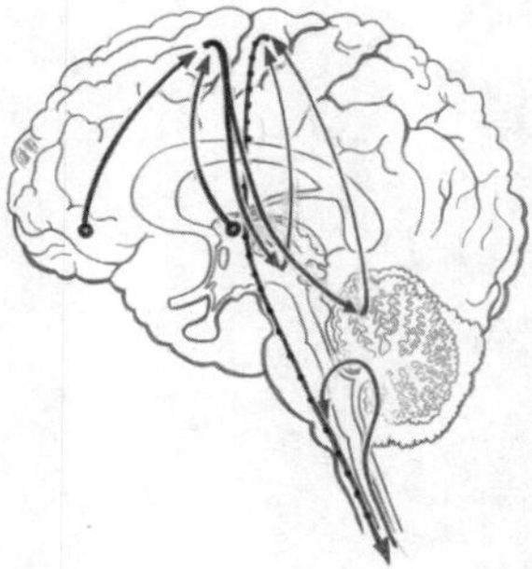

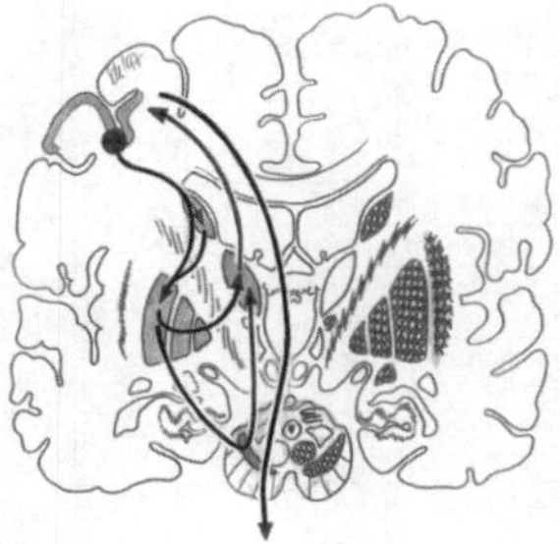

Um die komplexen Abläufe des Gehirns zu illustrieren, seien hier 3 Beispiele von „Funktionsschleifen" aufgeführt.

Die obere Zeichnung soll die **Vorgänge** zeigen, die **bis zur Ausführung** einer Bewegung stattfinden. Der **Bewegungsantrieb** entstammt dem limbischen System und dem Frontalhirn, das Motivation und Verhalten koordiniert. Der **Bewegungsentwurf** entsteht sodann in assoziativen Rindenarealen (Area 6 nach Brodmann, vor dem Sulcus praecentralis gelegen).
Das **Bewegungsprogramm** wird daraufhin vom Kleinhirn (schnelle Bewegungen) oder von den Basalganglien (langsame Bewegungen) geliefert. Dieses wird über den Thalamus zum Gyrus praecentralis (und auch zur Area 6) geleitet. Von dort aus erfolgt der Befehl zur **Bewegungsausführung**. Koordination und Korrektur der Bewegung erfolgen durch das Kleinhirn (siehe dort).

Die **Funktion der Basalganglien** (→ 78) sei an dem 2. Beispiel erläutert. Ihre Aufgabe ist es, komplexe Bewegungen, deren Reihenfolge und Zusammenspiel, die Geschwindigkeit, Ausmaß und Harmonie zu kontrollieren. Impulse aus der Hirnrinde werden von dem Striatum (→ 78) aufgenommen, durch die Basalganglien verarbeitet und finden ihren Ausgang über Globus pallidus und Substantia nigra. Über den Thalamus werden die Informationen der Hirnrinde wieder zugeleitet, die dann die modifizierten Impulse als Bewegungsbefehle aussendet.

Nicht abgebildet ist die **kortikale Verarbeitungsschleife**, die auf einen **Sinneseindruck** hin zu einer **reaktiven Bewegung** führt. Hier die einzelnen Stationen: Sinnesorgan - Thalamus - primäre, sekundäre und tertiäre sensorische Areale - Frontalkortex - tertiäre, sekundäre und primäre motorische Areale - Basalganglien und Pyramidenbahn - Muskel.

4.7.7 Funktionelle Rindenfelder

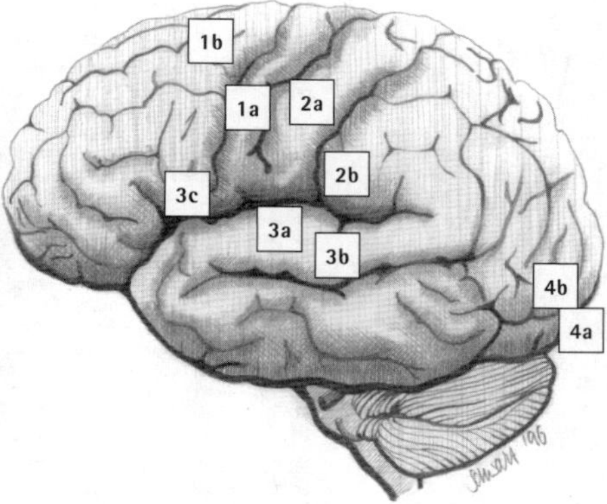

	Feld	Lokalisation	
1a	Projektionsfeld der **Motorik**	Gyrus praecentralis	(→ 52)
1b	Assoziationsfeld der **Motorik**	Gyrus frontalis medius	(→ 53)
2a	Projektionsfeld der **Sensorik**	Gyrus postcentralis	(→ 52)
2b	Assoziationsfeld der **Sensorik**	Gyrus supramarginalis	
3a	Projektionsfeld des **Hörens**	Gyrus temporalis superior	(→ 52)
3a, 3b	Wernicke-**Sprachzentrum** (Sprachverständnis)	Heschelsche Querwindungen	(→ 93)
3c	Broca-**Sprachzentrum** (motorisch; gehört zu 1a)	Gyrus frontalis inferior	(→ 52)
4a	Projektionsfeld des **Sehens** um den Sulcus calcarinus	Polus occipitalis	(→ 53)
4b	Assoziationsfeld des **Sehens** um den Sulcus calcarinus	Polus occipitalis	(→ 53)

Es existiert auch eine Einteilung der Rindenfelder nach **Brodmann**, die zytoarchitektonische Unterschiede berücksichtigt.

4.8 Auge, Orbita

4.8.1 Orbita

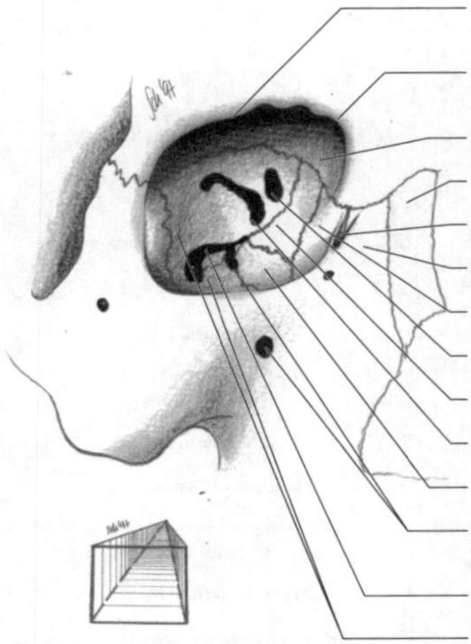

Die **Augenhöhle, Orbita**, wird von 6 der Schädelknochen gebildet (→ 44). Die 4 Wände, die Paries superior, inferior, lateralis und medialis, bilden eine Pyramide, deren Spitze, wie oben angedeutet, nach medial und kranial zeigt.

Öffnung der Orbita	durchziehende Strukturen
Foramen supraorbitale	Äste des N. ophthalmicus (V1)
Foramen infraorbitale	N. et A. infraorbitales
Fissura orbitalis superior	N. oculomotorius (III), N. trochlearis (IV), N. nasociliaris, N. frontalis und N. lacrimalis aus dem N. ophthalmicus (V1), N. abducens (VI), R. orbitalis der A. meningea media, V. ophthalmica superior
Fissura orbitalis inferior	N., A. und V. zygomatici und die N., A. und V. infraorbitales
Canalis opticus	N. opticus (II), A. ophthalmica superior

4.8.2 Nerven der Orbita (Frontalschnitt von vorn)

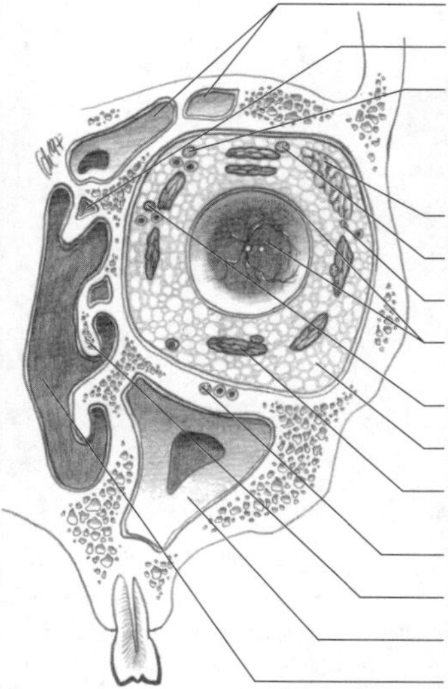

Der **N. ophthalmicus** (V1) (→ 111) spaltet sich in den N. lacrimalis (innerviert die Haut des Augenwinkels und die Tränendrüse), den N. frontalis (innerviert über die Nn. supraorbitalis et supratrochlearis die Stirnhaut) und den N. nasociliaris (der die Nasenhöhle und den Sinus frontalis sowie die Cellulae ethmoidales innerviert) auf.

Der **N. maxillaris** (V2) (→ 111) zweigt sich in den N. infraorbitalis (Sensibilität von Wangen und Oberkiefer) und den N. zygomaticus (Sensibilität von Schläfen- und Jochbeingebiet) auf.

4.8.3 Augenmuskeln I

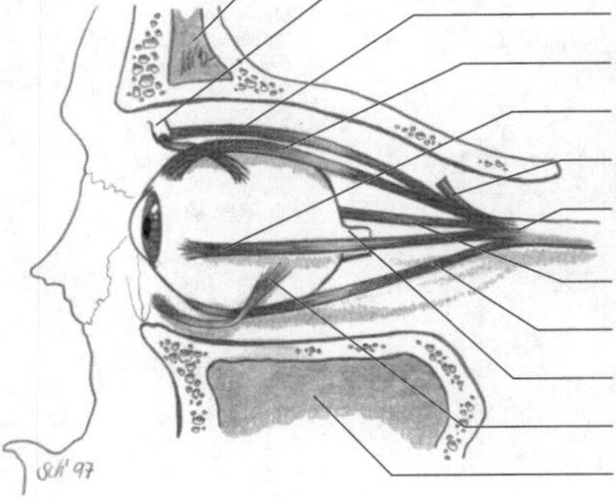

Augenmuskel	Innervation
M. rectus superior M. rectus inferior M. rectus medius M. obliquus inferior	N. oculomotorius (III)
M. obliquus superior	N. trochlearis (IV)
M. rectus lateralis	N. abducens (VI)

Nicht zu den Augenmuskeln gehörend, aber trotzdem wichtig:	
M. levator palpebrae superior	N. oculomotorius (III)

Alle Augenmuskeln haben als gemeinsamen Ursprung den Anulus tendineus communis!

4.8.4 Augenmuskeln II

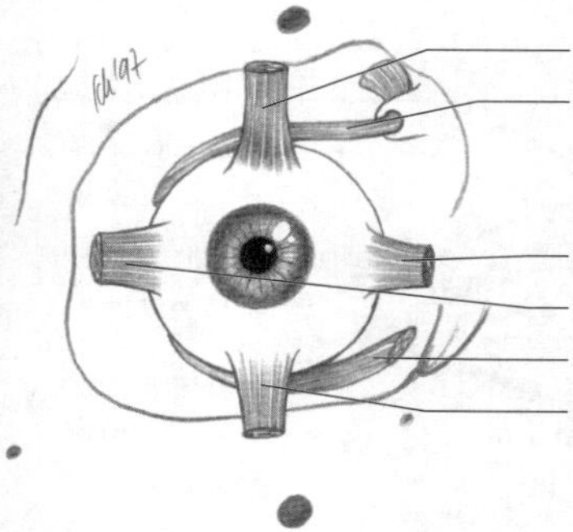

1 **M. rectus superior**

2 **M. obliquus superior**
Die Sehne des Muskels wird durch die Trochlea geleitet, was die schräge Zugrichtung ermöglicht

3 **M. rectus medialis**

4 **M. rectus lateralis**

5 **M. obliquus inferior**

6 **M. rectus inferior**

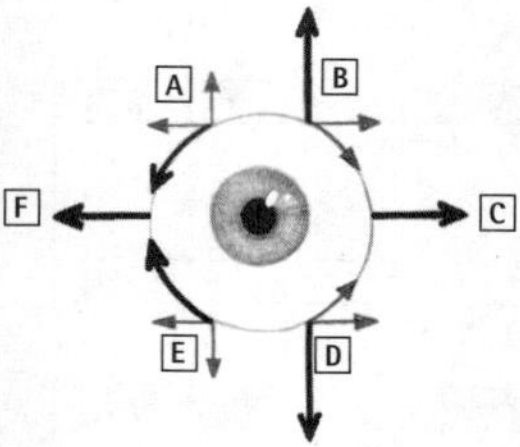

	Augenmuskel	Funktion
A	M. obliquus inferior	Auswärtsrollung, Hebung
B	M. rectus superior	Hebung
C	M. rectus medialis	nur Adduktion
D	M. rectus inferior	Senkung
E	M. obliquus superior	Einwärtsrollung, Senkung
F	M. rectus lateralis	nur Abduktion

4.8.5 Nerven in der Orbita, Ganglion ciliare

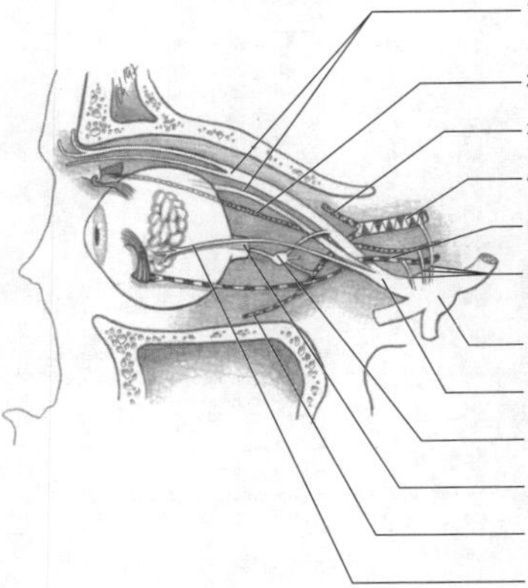

Das **Ganglion ciliare**, ein **parasympathisches Ganglion**, liegt medial des M. rectus lateralis im Fettkörper der Orbita. In diesem Ganglion werden die parasympathischen präganglionären Neurone des N. oculomotorius auf postganglionäre umgeschaltet. Die postganglionären Fasern ziehen zusammen mit sympathischen und sensiblen Fasern als Nn. ciliares breves zu ihrem entsprechenden Erfolgsorgan, z.B. dem M. sphincter pupillae (Parasympathikus bewirkt eine Miosis!) und dem M. ciliaris (Nahakkommodation der Linse!).

Das Ganglion ciliare besitzt neben der **parasympathischen Wurzel** auch eine **Radix sympathica**, Fasern aus dem Plexus caroticus internus (→ 114), die bereits im Ganglion cervicale superior umgeschaltet wurden. Es erfolgt deshalb im Ganglion ciliare keine Umschaltung dieser postganglionären Fasern; die **Radix sympathica** zieht lediglich hindurch! Die dritte Wurzel ist die Radix nasociliaris, die sensible Fasern dem N. nasociliaris (→ 112) zuführt. Auch für sie gilt wie für die sympathischen Fasern: Keine Umschaltung im Ganglion ciliare!!

4.8.6 Arterien der Orbita, A. ophthalmica superior

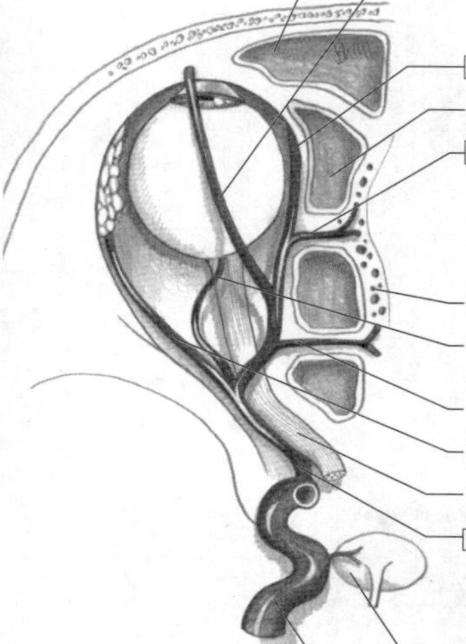

1 **Sinus frontalis** (→ 86)

2 **A. supraorbitalis**
verläuft auf dem M. levator palpebrae superior und tritt durch die Incisura supraorbitalis zur Stirnhaut

3 **A. frontalis**

4 Cellulae ethmoidales

5 **A. ethmoidalis anterior**
aus ihr geht die A. meningea anterior hervor, sie gelangt durch die Lamina cribrosa zum Nasendach - Nasenbluten nach Schädelbasisfraktur!

6 Lamina cribrosa

7 **Aa. ciliares posteriores**
(bis zu 20 kleine Ästchen!)

8 **A. ethmoidalis posterior**

9 **A. lacrimalis**

10 N. opticus

11 **A. ophthalmica superior**
ein weiterer, hier nicht dargestellter Endast ist die A. supratrochlearis, die durch die Incisura frontalis zur Haut der Stirn gelangt (→ 108)

12 Hypophyse

13 **A. carotis interna** (→ 47)
nach ihrem Verlauf durch das Karotissiphon gibt sie als ersten intrakraniellen Ast die A. ophthalmica superior ab

4.8.7 Sehbahn und ihre Stationen

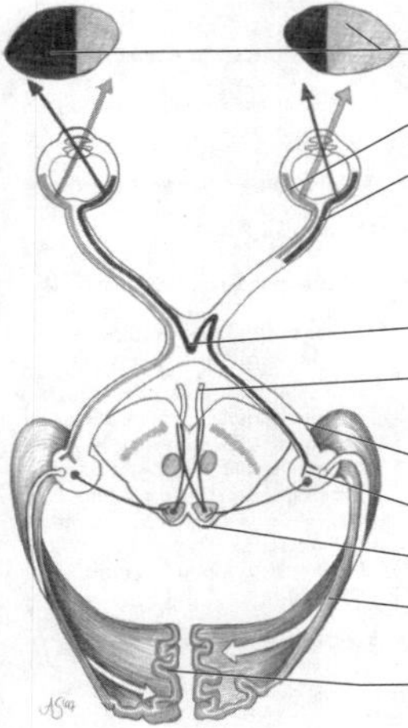

1 **Gesichtsfeld des linken und des rechten Auges**

2 **Retina**

3 **N. opticus**
Fasern aus der temporalen Region der Retina verlaufen lateral, die der nasalen Region medial

4 **Chiasma opticum**

5 N. oculomotorius;
Pupillen-Licht-Reflex!!!

6 **Tractus opticus**

7 **Corpus geniculatum laterale** (→ 62)

8 **Colliculi superiores** (→ 62)

9 **Radiatio optica**
= Gratioletsche Sehstrahlung

10 **Sulcus calcarinus** (→ 79)
am Polus occipitalis

Die Stationen der Sehbahn:	
1. Neuron	Stäbchen und Zapfen in der Retina
2. Neuron	Bipolare Ganglienzellen in der Retina
3. Neuron	Perikaryon in der Retina, Neuriten bilden den N. opticus
Chiasma opticum	Die aus der nasalen Retinahälfte stammenden Fasern kreuzen zur Gegenseite und bilden zusammen mit den Fasern aus der temporalen Retinahälfte des anderen Auges den Tractus opticus
4. Neuron	Perikaryon sehr überwiegend im Corpus geniculatum laterale, Neuriten bilden die Radiatio optica, die im Sehzentrum (Sulcus calcarinus) enden (Objekterkennung, Bewegungs- und Farbensehen, Raumwahrnehmung)
	Das 4. Neuron kann auch im Colliculus superior (Steuerung der reflektorischen Blickmotorik), im Hypothalamus (Steuerung des Schlaf-Wach-Rhythmus) oder in der Area praetectalis (Steuerung der Pupillenweite) liegen

4.9 Ohr

4.9.1 Ohr

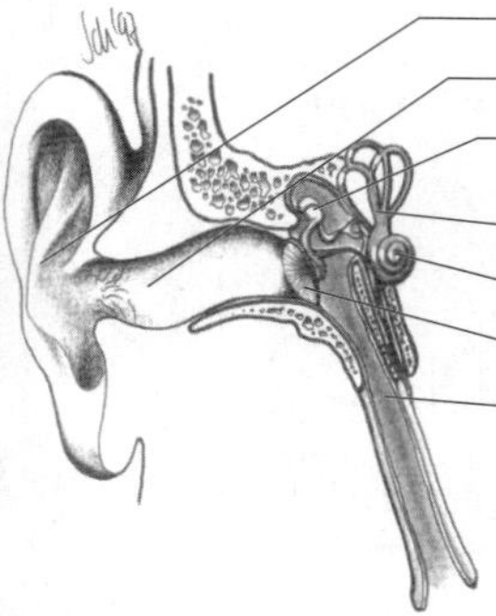

1 **Auricula**

2 **Meatus acusticus externus**

3 **Ossicula auditoria**, Gehörknöchelchen (Malleus, Incus, Stapes)

4 **Labyrinthus vestibularis**

5 **Cochlea**

6 **Membrana tympanica**, Trommelfell

7 **Tuba auditiva** (endet seitlich in der oberen Rachenwand)

Man unterscheidet das äußere Ohr, **Auris externa** (Auricula und Meatus acusticus ext.), das Mittelohr, **Auris media** (Membrana tympanica, Cavitas tympanica, Gehörknöchelchenkette und Tuba auditiva) und das Innenohr, **Auris interna** (Schnecke: Hören; Labyrinth: Gleichgewicht; Meatus acusticus internus).

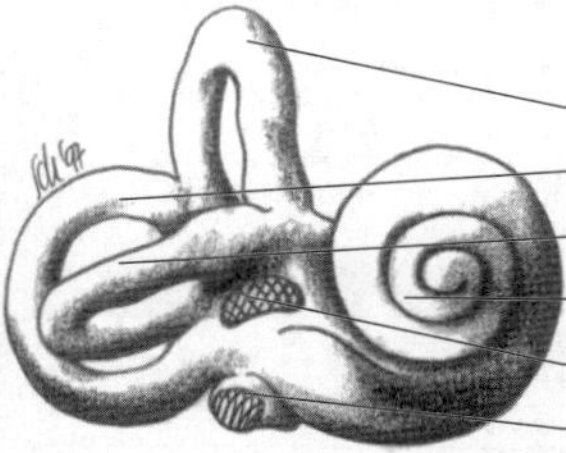

8 Canalis semicircularis anterior

9 Canalis semicircularis posterior

10 Canalis semicircularis lateralis

11 Cochlea

12 Fenestra vestibuli

13 Fenestra cochleae

Die untere Zeichnung zeigt ein rechtes Labyrinth in der Ansicht von lateral vorn. Die Achse der Schnecke im Felsenbein ist von **medial-hinten-oben** nach **lateral-vorn-unten** gerichtet (→ 44). Die Schallwellen erreichen v.a. über Ohrmuschel und äußeren Gehörgang das Trommelfell. Dieses wird in Schwingungen versetzt, die über die Gehörknöchelchen auf das ovale Fenster (Fenestra vestibuli) weitergeleitet werden. Die Mm. tensor tympani und stapedius können die Schallübertragung etwas abschwächen (Schutz vor plötzlichen lauten Geräuschen). Der Schalldruck am ovalen Fenster führt zu einer Volumenverschiebung der Perilymphe in der Scala vestibuli und der Scala tympani und es entsteht eine sog. Wanderwelle der Endolymphe im Endolymphschlauch. Frequenzabhängig hat dieser nun einen Punkt, an dem er maximal ausgelenkt wird. Hier erfolgt die mechanoelektrische Übertragung (Ganglion cochleare - N. cochlearis).

4.9.2 Hörbahn (Ansicht von kaudal)

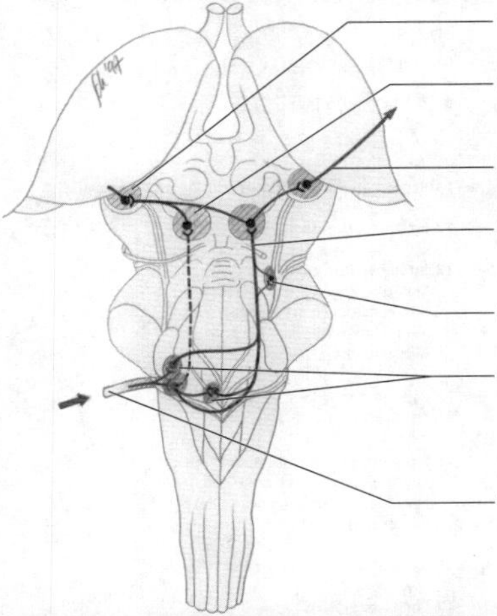

1 Corpus geniculatum mediale

2 Colliculus inferior der Vierhügelplatte

3 Radiatio acustica

4 Lemniscus lateralis = Nervenfaserbahn

5 Ncl. lemnisci lateralis

6 Kerngebiet für: Ncll. olivares superior et inferior, cochleares anterior et posterior und den Ncl. corporis trapezoidei am Boden des 4. Ventrikels (→ 74)

7 N. vestibulocochlearis (VIII); **N. cochlearis** (→ 72)

Die Stationen der Hörbahn:	
1. Neuron	Perikaryon im **Ganglion cochleare** (in der Schnecke); Neuriten bilden den **N. cochlearis**, die Fasern aus basalen Schneckenanteilen verlaufen zum Ncl. cochlearis posterior, die aus apikalen Anteilen verlaufen zum Ncl. cochlearis anterior
2. Neuron	Perikarya in den **Ncll. cochleares**; Neuriten kreuzen (teilweise mit weiterer Verschaltung im Ncl. corporis trapeziodei) größtenteils zur Gegenseite und bilden den **Lemniscus lateralis**, der zum **Colliculus inferior** führt, nur sehr wenige Fasern bleiben auf der ipsilateralen Seite
3./4. Neuron	Perikarya im **Colliculus inferior**, Neuriten ziehen v.a. zum **Corpus geniculatum mediale**; es gibt aber auch einige Verbindungen zum Kleinhirn und zum Colliculus superior
4./5. Neuron	Perikarya hauptsächlich im **Corpus geniculatum mediale**; Neuriten bilden die **Radiatio acustica**, die in der **Heschlschen Querwindung** (eine im Temporallappen gelegene, auf die Insel zulaufende Windung) oder im **Wernicke-Sprachzentrum** im Temporallappen endet (→ 84).

4.10 Rückenmark, Meningen

4.10.1 Rückenmark (Medulla spinalis) von dorsal

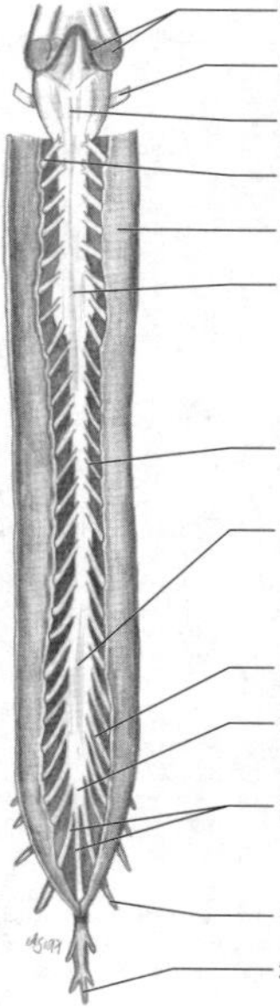

Das Rückenmark, **Medulla spinalis**, sieht man hier in der Ansicht von dorsal bei eröffnetem Durasack.

Es erstreckt sich beim Erwachsenen vom Atlas bis zum 1.-2., beim Kind bis zum 3.-4. Lumbalwirbel. Darunter liegt nur noch die Cauda equina.

4.10.2 Rückenmarksnerven

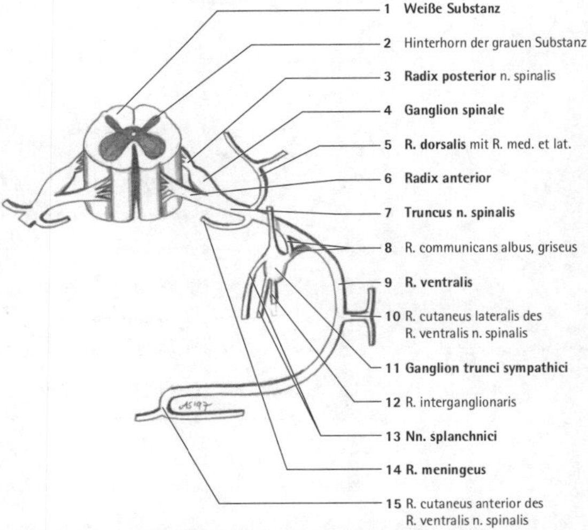

Aus der Vereinigung der **Radices posterior et anterior** entsteht im Foramen intervertebrale der **N. spinalis**. Die erste gemeinsame Strecke wird bis zur Aufteilung in R. dorsalis und R. ventralis als **Truncus n. spinalis** bezeichnet (ca. 1 cm lang). **Radix posterior (sensible Wurzel)** und **Radix anterior (motorische Wurzel)** sind durch die **Fila radicularia**, sehr feine Fädchen, mit dem Rückenmark verbunden. Das **Ganglion spinale** (sensibles Ganglion) liegt in der Radix dorsalis. Alle **31 Spinalnervenpaare** sind gleichartig aufgebaut! Daraus ergibt sich die **segmentale Innervation der Haut**.

Nervenast	innervierte Strukturen
R. meningeus	Rückenmarkshäute
R. dorsalis	Haut neben der Wirbelsäule, autochthone Rückenmuskeln
R. ventralis	übrige Haut, Muskulatur von Rumpfwand, Hals und Extremitäten

Beachte: an der Plexusbildung ist nur der entsprechende R. ventralis beteiligt!

4.10.3 Meningen im Spinalkanal

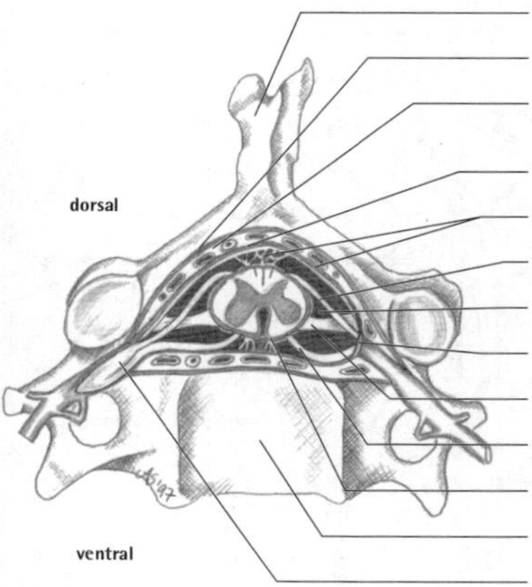

Die **Dura mater spinalis** ist am Foramen magnum am Knochen fixiert. Der Durasack erstreckt sich bis zum 1./2. Sakralwirbel. Auch die Spinalnervenwurzeln werden bei ihrem Austritt im Foramen intervertebrale von der Dura (und auch von der Arachnoidea) umhüllt. Beide Häute gehen dann über in das Epi- bzw. Perineurium des Nervs.

Im Gegensatz zu den Duraverhältnissen im Schädel existiert im Spinalkanal ein echter **Epiduralraum** (im Schädel sind Dura und Periost relativ fest verwachsen!). In diesem Epiduralraum liegen Venengeflechte, die Plexus venosi vertebrales interni, in einem lockeren, fasrigen Bindegewebe und in reichlich Fettgewebe (Schutzpolster!).
Die Plexus venosi vertebrales interni haben Verbindung über den Plexus basilaris und den Sinus occipitalis zu Venen des Schädels (→ 65).

Beachte: Zwischen Dura mater und Arachnoidea existiert normalerweise **kein Subduralraum!!**

4.10.4 Arterien des Rückenmarks

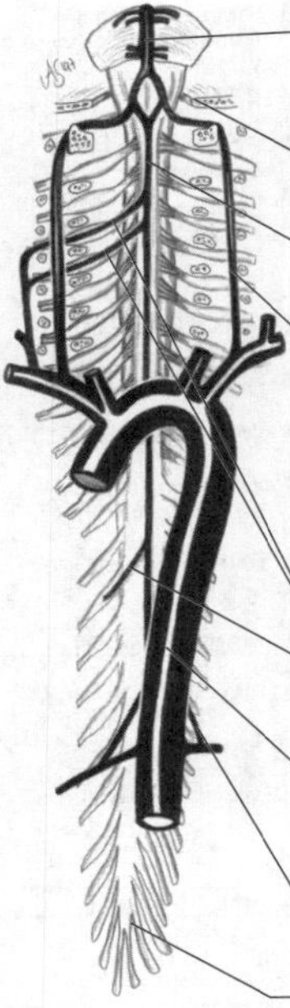

1 A. basilaris; aus der Vereinigung der beiden Aa. vertebrales (→ 63)

2 Foramen magnum

3 A. spinalis anterior

4 A. vertebralis (→ 144)
Sie ist der erste Abgang aus der A. subclavia, zieht zum 6. Halswirbel nach oben, verläuft durch die Foramina processus transversi nach kranial, zieht auf dem Atlas im Sulcus a. vertebralis nach medial, durchbohrt die Membrana atlantooccipitalis und gelangt durch das Foramen magnum ins Schädelinnere

5 Rr. spinales

6 Aorta

7 A. radicularis magna

8 Cauda equina

4.10.5 Rückenmarksquerschnitte verschiedener Ebenen

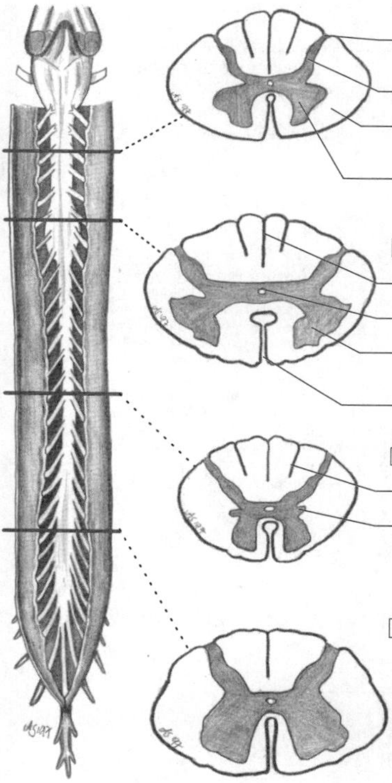

Die Abbildungen sollen die Unterschiede der Durchmesser des Rückenmarks, der Form der grauen Substanz usw. in diversen Höhen veranschaulichen.

4.10.6 Aufsteigende Bahnen des Rückenmarks

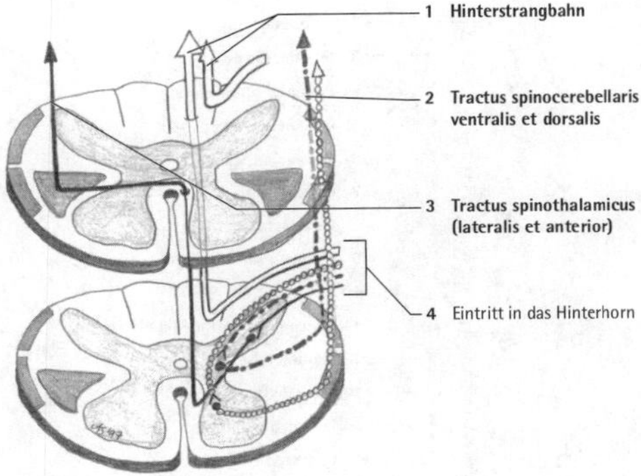

Tractus spinothalamicus: Protopathische Sensibilität: Schmerz, Temperatur	**1. Neuron**: Perikaryon im Ganglion spinale, Neurit zieht ins Rückenmark - im Hinterhorn Umschaltung auf das **2. Neuron**, Neuriten des 2. Neurons kreuzen, nachdem sie 1-2 Segmente ungekreuzt nach kranial gezogen sind, in der Commissura grisea et alba zur Gegenseite - Vereinigung zum Tractus spinothalamicus lateralis bzw. anterior - Thalamus - Gyrus postcentralis.
Hinterstrangbahn; Funiculus dorsalis **Epikritische Sensibilität** Differenzierung von Druck und Berührung, Vibration und Lagesinn	**1. Neuron**: Perikaryon im Ganglion spinale, Neurit zieht ins Rückenmark und ungekreuzt nach kranial - Umschaltung auf das **2. Neuron** in den Hinterstrangkernen der Medulla oblongata - Neuriten kreuzen in der Mitte der Medulla oblongata zur Gegenseite und ziehen als Lemniscus med. zu - Thalamus - Großhirnrinde. Der **Funiculus dorsalis** besteht aus den **Funiculi gracilis** (medial gelegen) et **cuneatus** (lateral gelegen).
Tractus spinocerebellaris ventralis et dorsalis **Unbewusste Tiefensensibilität**	**1. Neuron**: Perikaryon im Ganglion spinale, Neurit zieht ins Rückenmark und wird auf das **2. Neuron** umgeschaltet - Neurit des 2. Neurons kann 2 verschiedene Verläufe nehmen: a) Kreuzung zur Gegenseite, Verlauf zur Medulla oblongata und zur Pons und Eintritt in das Kleinhirn über den Pedunculus cerebellaris superior (Tractus spinocerebellaris ventralis); b) die Fasern kreuzen nicht und erreichen somit über den ipsilateralen Pedunculus cerebellaris inferior das Kleinhirn (Tractus spinocerebellaris dorsalis).

4.11 Viszerokranium

4.11.1 Schädelknochen

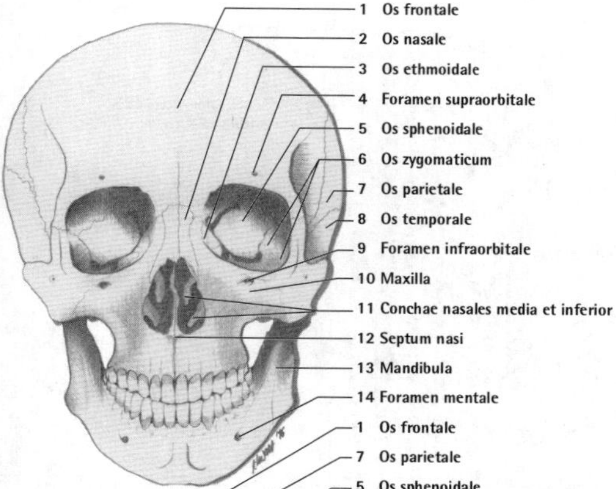

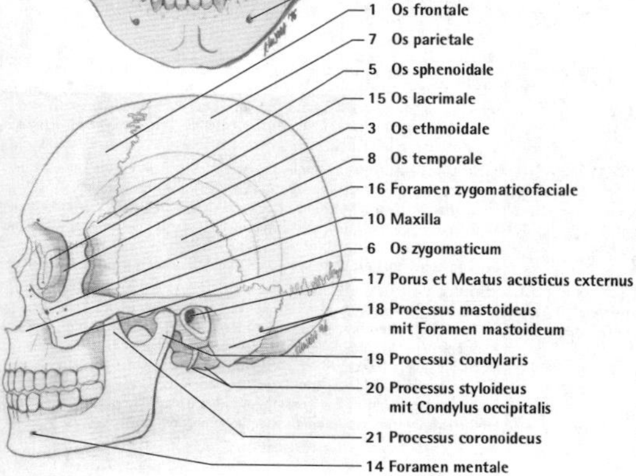

4.11.2 Nasennebenhöhlen, Tränenweg

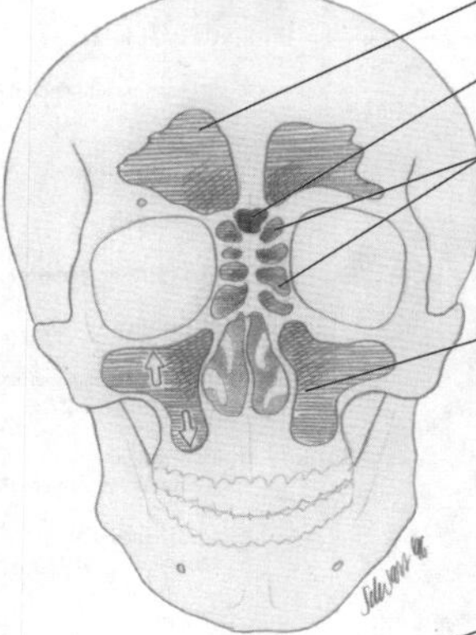

1 Sinus frontalis (→ 86)
Mündung im mittleren Nasengang

2 Sinus sphenoidalis
Mündung im oberen Nasengang

3 Sinus ethmoidalis
bestehend aus den Cellulae ethmoidales;
Mündung der vorderen Zellen im mittleren, der hinteren Zellen im oberen Nasengang

4 Sinus maxillaris
Mündung im mittleren Nasengang über den Hiatus semilunaris; diese Öffnung liegt sehr hoch, dadurch kann Exsudat nur schwer abfließen. Die Kieferhöhle grenzt unmittelbar an die Orbita und die Alveolarfächer. Entzündungen führen leicht zum Durchbruch des Knochens (Pfeile)

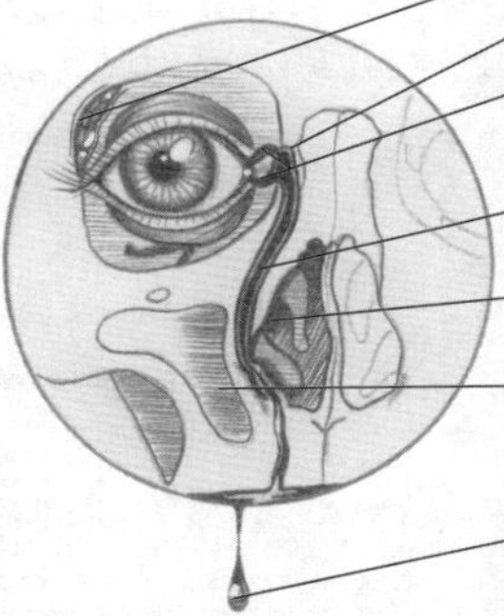

5 Glandula lacrimalis

6 Saccus lacrimalis

7 Canaliculus lacrimalis
Mündung über Punctum lacrimale im Lid

8 Ductus nasolacrimalis
Mündung im unteren Nasengang

9 Hiatus semilunaris unter der mittleren Nasenmuschel

10 Sinus maxillaris

Hinweis: Die Tränenflüssigkeit ist eiweißarm und rein serös

4.12 Muskeln

4.12.1 Mimische Muskulatur (frontal)

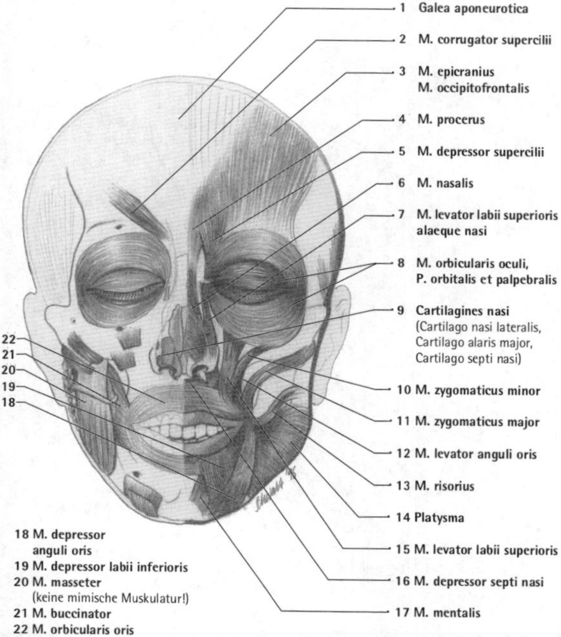

Die **mimische Muskulatur** (der M. masseter gehört nicht dazu!) wird ausschließlich vom **N. facialis** (→ 103) innerviert. Sie **betätigt kein einziges Gelenk**. Die Mm. faciales sind v. a. rings um die Körperöffnungen angeordnet. Die Mimik scheint beim Menschen angeboren zu sein. Ja sogar schon Affen bedienen sich der gleichen nonverbalen Zeichen. Als Ausdruck des momentanen psychischen Befindens ist die Mimik schwer unterdrückbar.

4.12.2 Mimische Muskulatur, Facialisaustritt von lateral

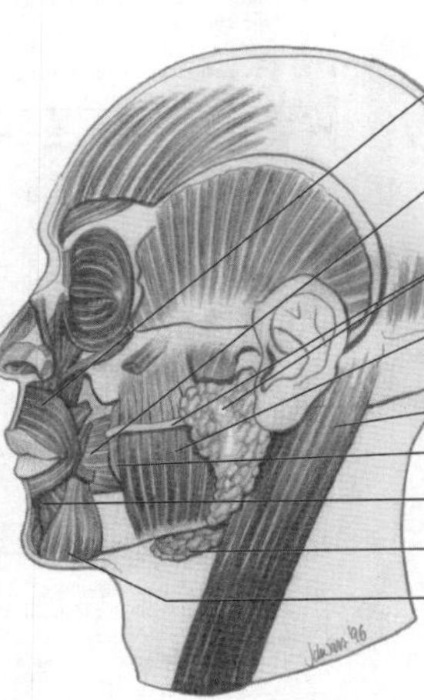

1 **M. orbicularis oris,**
Pars marginalis (äußerer Anteil) und Pars labialis (innerer Anteil)

2 **M. buccinator**
U: am Corpus mandibulae und Maxilla

3 **Ductus parotideus mit Glandula parotis**

4 **M. masseter**
(gehört nicht zur mimischen Muskulatur)

5 **M. sternocleidomastoideus** (→ 19)

6 **Corpus adiposum buccae**

7 **M. depressor labii inferioris**

8 **Glandula submandibularis**

9 **M. depressor anguli oris**

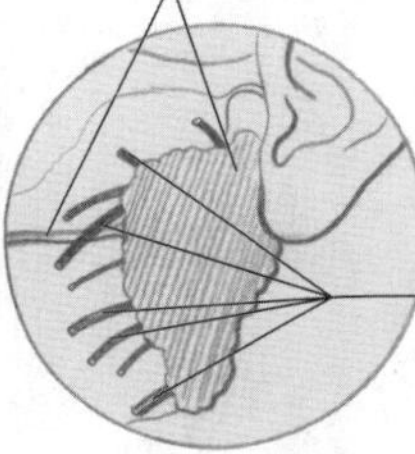

10 Der **N. facialis** (→ 71) tritt durch das Foramen stylomastoideum und versorgt motorisch die mimische Muskulatur und die Mm. digastricus et stylohyoideus

Auf seinem Weg zieht er durch die rein seröse **Glandula parotis** (3, mit Ductus parotideus), an die er parasympathische Fasern des N. glossopharyngeus abgibt

Durch die Parotis ziehen außerdem der **N. auriculotemporalis**, die **A. carotis externa** und die **V. retromandibularis.**
Die Ohrspeicheldrüse liegt in der **Fossa retromandibularis**

4.12.3 Kaumuskulatur

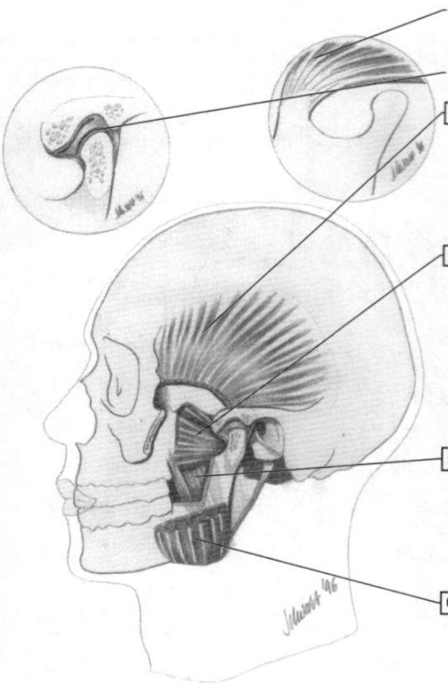

1 **Ansatz des M. temporalis an dem Processus coronoideus**

2 **Articulatio temporomandibularis**

3 **M. temporalis**
U: Os temporale, Pars squamosa
A: Processus coronoideus
I: N. mandibularis (V3) (→ 112)
F: Mundschließer, zieht den Unterkiefer zurück

4 **M. pterygoideus lateralis**
U: Lamina lateralis processus pterygoidei
A: Processus condylaris mandibulae, Discus articularis
I: N. mandibularis (V3)
F: Mundschließer, Vorwärtsbewegung des Unterkiefers

5 **M. pterygoideus medialis**
U: Fossa pterygoidea, Processus pterygoideus, Os palatinum
A: Angulus mandibulae (medial)
I: N. mandibularis (V3)
F: siehe M. pterygoideus lateralis

6 **M. masseter**
U: Arcus zygomaticus
A: Angulus mandibulae (lateral)
I: N. mandibularis (V3)
F: Mundschließer

Die vier Kaumuskeln (Mm. masticatores) werden alle von Ästen des N. mandibularis versorgt. Sie bewegen den Unterkiefer und sind eigentlich nur Mundschließer, allerdings schreiben einige Autoren den Mm. pterygoidei auch Öffnungsfunktion zu.

Klinischer Hinweis

Erstes Anzeichen einer beginnenden Tetanuserkrankung ist ein tonischer Krampf der Kiefer- und Zungenmuskulatur.
Die Totenstarre beginnt im Bereich des M. masseter.

4.12.4 Mundboden im Schema

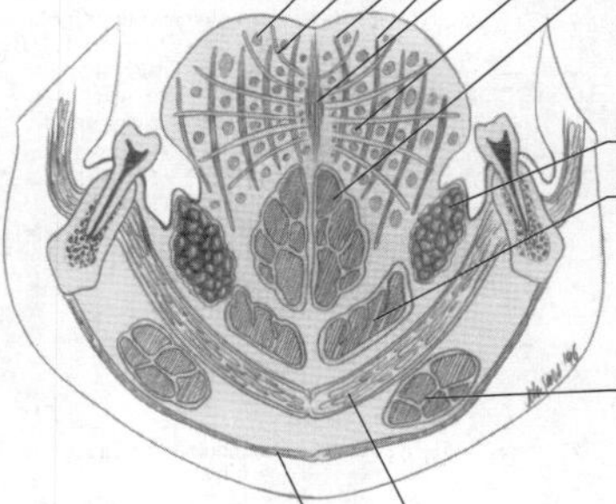

1 **M. longitudinalis sup.**

2 **M. transversus linguae**

3 **M. verticalis linguae**

4 **Septum linguale**

5 **M. longitudinalis inf.**

6 **M. genioglossus** (→ 23)
- I: N. hypoglossus
- U: Spina mentalis
- A: Aponeurosis lingualis
- F: Herausstrecken der Zunge

7 **Gl. sublingualis**

8 **M. geniohyoideus** (→ 23)
- I: N. hypoglossus
- U: Spina mentalis
- A: Os hyoideum
- F: Hebt Zunge und Zungenbein, senkt die Mandibula

9 **M. digastricus** (→ 22)
- I: Venter anterior durch V3, Venter posterior durch VII
- U: Incisura mastoidea
- A: Fossa digastrica mandibulae
- F: Mundöffner, Zungenbeinheber

10 **M. mylohyoideus** (→ 19)
- I: N. mylohyoideus
- U: Linea mylohyoidea
- A: Zungenbein, Raphe mylohyoidea
- F: Heber von Mundboden, Zunge und Zungenbein

11 **Platysma** (→ 19)

4.13 Zunge, Mundhöhle

4.13.1 Zunge und Mundhöhle

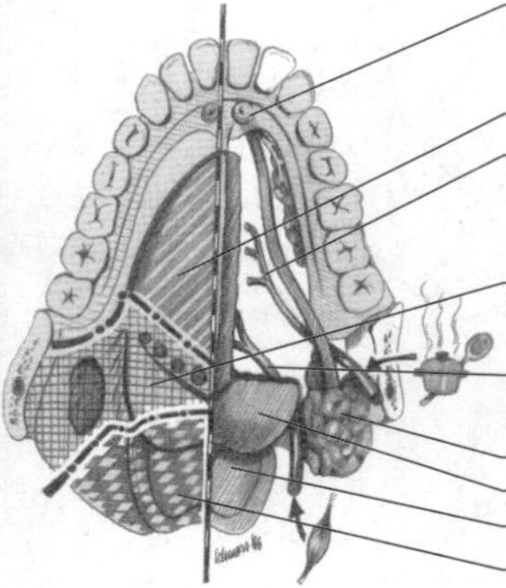

1 **Caruncula sublingualis,** in die der Ductus submandibularis und der Ductus sublingualis major münden.

2 Innervierungsgebiet des **N. lingualis** (→ 71)

3 **N. lingualis (V3)**; er führt die Geschmacksfasern aus den vorderen 2/3 der Zunge über die Chorda tympani zum N. facialis. Sensibel wird dieser Abschnitt (auch Zähne und Vest. oris vom N. trigeminus (V) versorgt.

4 Das sensible und sensorische Innervierungsgebiet des **N. glossopharyngeus (IX)**; man sieht zudem die Papillae vallatae, den Sulcus terminalis und die Tonsilla palatina.

5 **N. hypoglossus (XII)**; er übernimmt die motorische Versorgung der Zunge und der infrahyalen Muskulatur.

6 **Glandula submandibularis**

7 **Tonsilla lingualis**

8 **Epiglottis** (→ 27)

9 Das sensible und sensorische Innervierungsgebiet des **N. vagus (X)**

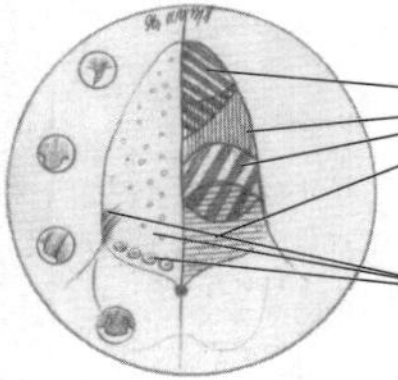

10 Die **Geschmacksqualitäten** der Zunge sind von der Spitze nach hinten:
süß, salzig, sauer, bitter
Alle anderen Geschmacksrichtungen und Aromen werden durch das Riechorgan wahrgenommen

Die Papillen der Zunge sind wie folgt verteilt:

- die **Papillae filiformes** (mechanische Funktion) und die **Papillae fungiformes** (Geschmackswahrnehmung) auf dem Dorsum linguae
- die **Papillae foliatae** (Geschmackswahrnehmung) am hinteren Margo linguae
- die **Papillae vallatae** (Geschmackswahrnehmung) vor dem Sulcus terminalis

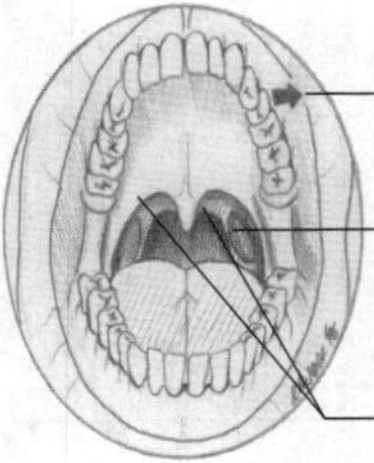

Mündung des Ductus parotideus gegenüber des 2. Molaren an der Papilla parotidea im Vestibul. oris. Der Ductus parotideus zieht unterhalb des Jochbogens ü. den M. masseter und durchbohrt den M. buccinator.

Tonsilla palatina
Die Tonsillen umgeben den Racheneingang ringförmig (Waldeyerscher Rachenring). Es gibt vier große Tonsillen (die Tonsillae palatinae, lingualis et pharyngea) und außerdem die Tonsilla tubaria und den sog. Seitenstrang der seitlichen Pharynxwand.

Arcus palatoglossus (vorn) und **palatopharyngeus** (hinten)

4.14 Extrakranielle Strukturen

4.14.1 Arterien des Kopfes (A. carotis externa)

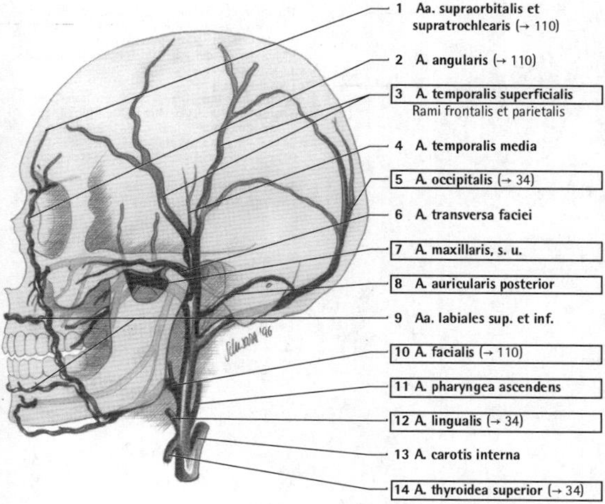

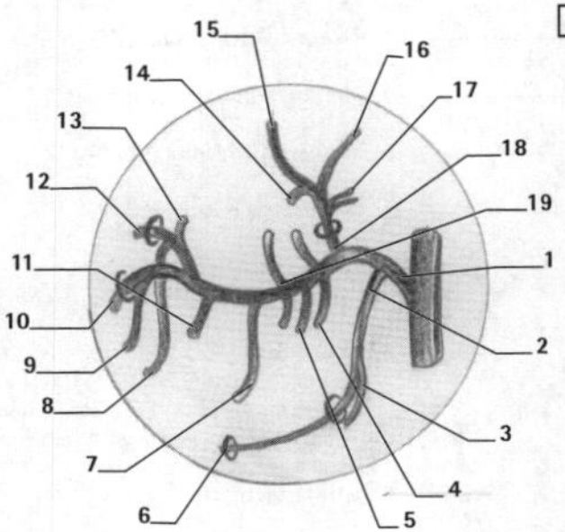

1 A. maxillaris
(zieht zwischen den Mm. temporalis und pterygoideus lateralis in die Tiefe)
2. A. alveolaris inferior
3. R. mylohyoideus
4. A. masseterica
5. Rami pterygoidei
6. A. mentalis
7. A. buccalis
8. A. palatina descendens et major
9. Aa. alveolares superiores anteriores
10. A. infraorbitalis
11. A. alveolaris superior posterior
12. A. sphenopalatina
13. A. canalis pterygoidei
14. R. orbitalis
15. R. frontalis
16. R. parietalis
17. A. tympanica superior, R. petrosus
18. A. meningea media (von den Wurzelästen des N. auriculotemporalis umgeben)
19. Aa. temporales profundae

4.14.2 Gefäße und Nerven des Kopfes

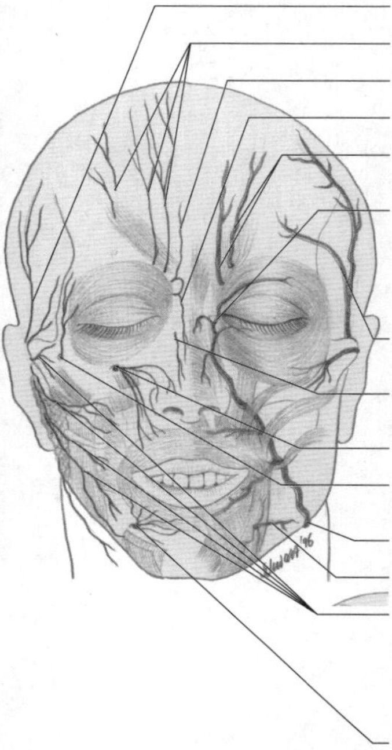

1 **N. auriculotemporalis (V3)** (→ 112)

2 **Nn. supraorbitales (V1)** (→ 112)

3 **N. supratrochlearis (V1)** (→ 112)

4 **N. infratrochlearis (V1)**

5 **Aa. supraorbitalis et supratrochlearis** (→ 108)

6 **A. angularis**
Sie geht aus der A. facialis (11) hervor; die A. facialis unterkreuzt die Mm. zygomatici, nachdem sie am Vorderrand des M. masseter aufwärtsgezogen ist

7 **A. temporalis superficialis** (→ 108)
Rami frontalis et parietalis

8 **N. ethmoidalis anterior (V1)**
R. nasalis externus

9 **N. infraorbitalis (V2)** (→ 112)

10 **N. zygomaticus (V2)** (→ 112)
R. zygomaticofacialis

11 **A. facialis** (→ 108)

12 **A. mentalis**

13 **N. facialis** (→ 103),
der sich im Plexus intraparotideus in seine Äste aufspaltet:
Rami temporales, zygomaticus, buccalis, marginalis mandibulae und colli

14 **N. mentalis (V3)**

4.14.3 Nervus trigeminus in situ

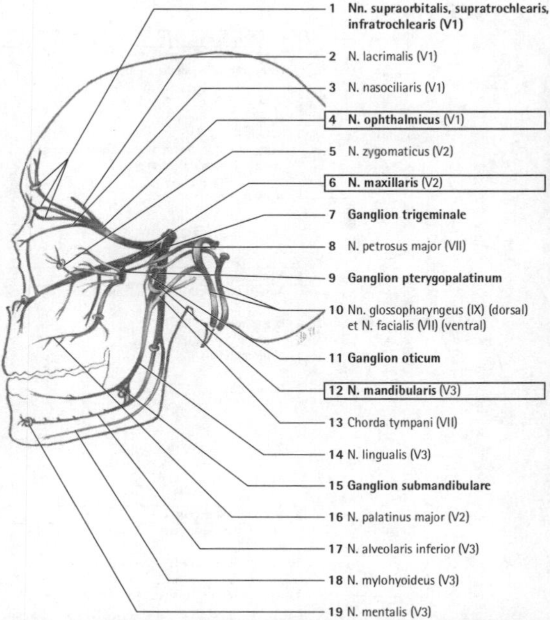

Die Austrittsstelle des **N. trigeminus** (→ 70) aus dem Gehirn liegt im seitlichen Ponsbereich.

Er ist v.a. ein **sensibler Nerv**, der Fasern aus dem Bereich des Gesichts, der Nasenhöhle, der Nasennebenhöhle, der Mundhöhle und aus den Zähnen führt.

Aus seinen schwächeren **motorischen Wurzeln** ziehen Fasern mit dem N. mandibularis zur Kaumuskulatur und zum Mundboden.

4.14.4 Nervus trigeminus, Äste (Schema)

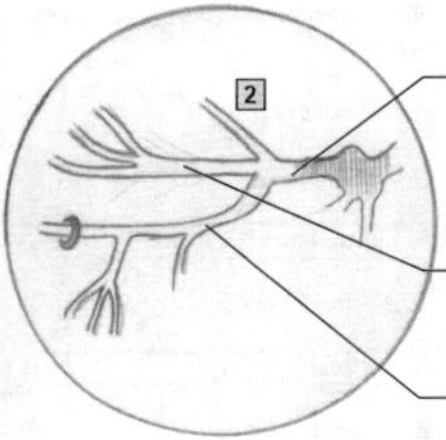

1 **N. ophthalmicus (V1)**
Austritt aus der Schädelbasis:
Fissura orbitalis superior (→ 45)

2 N. lacrimalis

3 N. frontalis
(teilt sich auf in die Nn. supraorbitales med. et lat. und den N. supratrochlearis)

4 N. nasociliaris

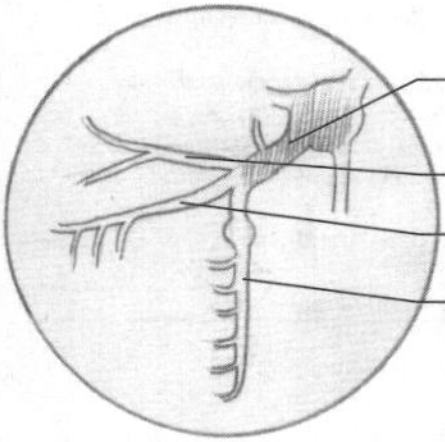

5 **N. maxillaris (V2)**
Austritt aus Schädelbasis: Foramen rotundum (→ 45)

6 N. zygomaticus

7 N. infraorbitalis

8 Nn. palatini

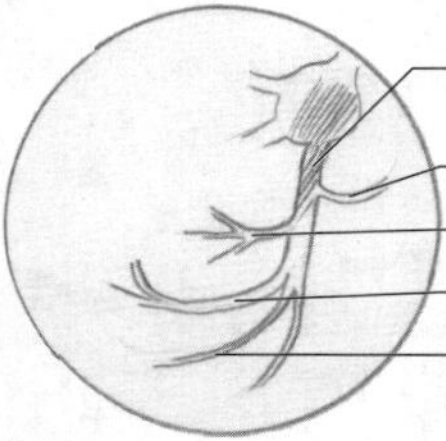

9 **N. mandibularis (V3)**
Austritt aus Schädelbasis : Foramen ovale (→ 45)

10 N. auriculotemporalis

11 N. massetericus, innerviert Kaumuskulatur (→ 104)

12 N. lingualis

13 N. alveolaris inferior

4.14.5 Sensible Versorgung des Gesichts

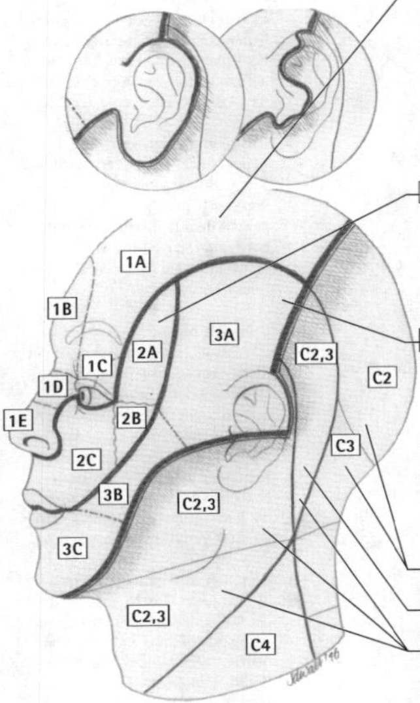

1 N. ophthalmicus (V1)
sensible Äste:
- 1A: N. supraorbitalis
- 1B: N. supratrochlearis
- 1C: N. lacrimalis
- 1D: N. infratrochlearis
- 1E: Rami nasales (1D und 1E entspringen aus dem N. nasociliaris)

2 N. maxillaris (V2)
sensible Äste:
- 2A: N. zygomaticotemporalis
- 2B: N. zygomaticofacialis
- 2C: N. infraorbitalis

3 N. mandibularis (V3)
sensible Äste:
- 3A: N. auriculotemporalis
- 3B: N. buccalis
- 3C: N. mentalis

Die sensible Versorgung der Ohrmuschel wird in der Literatur, wie aus der Zeichnung ersichtlich, unterschiedlich beschrieben

Dorsale Äste der Spinalnerven (→ 95)

N. occipitalis minor (→ 40)

Ventrale Äste der zervikalen Spinalnerven (Plexus cervicalis)
Zur Erinnerung: die verschiedenen Plexus werden ausschließlich von ventralen Ästen der Spinalnerven gebildet (→ 95)!

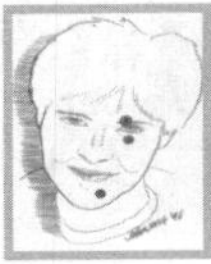

Klinischer Hinweis

Aus der Zeichnung sind die Trigeminusdruckpunkte über den Foramina supraorbitale, infraorbitale und mentale ersichtlich.

Der neurologische Befund bei einer essentiellen Trigeminusneuralgie besteht in einer Druckschmerzhaftigkeit der Nervenaustrittspunkte, in einer Hyperpathie und auch einer Hyperästhesie.

4.14.6 Parasympathische Ganglien des Kopfes

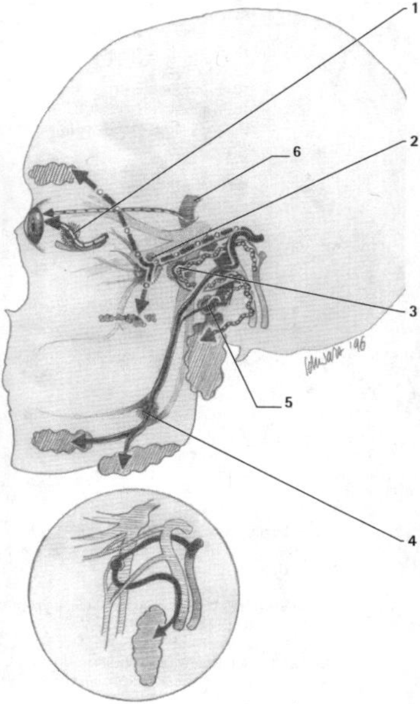

1 Ganglion ciliare (→ 89)
Es liegt medial des M. rectus lateralis neben dem N. opticus und enthält Perikaryen der postganglionären parasympathischen Nervenfasern für die Mm. sphincter pupillae et ciliaris.

2 Ganglion pterygopalatinum (→ 111)
Es liegt in der Fossa pterygopalatina. Sein parasympathischer Anteil wird ihm vom N. petrosus major zugeführt, der aus dem N. intermediofacialis entstammt; die Fasern ziehen zur Tränendrüse, zu Nasen- und Gaumendrüsen.

3 Ganglion oticum (→ 111)
Das Ganglion oticum liegt dicht unter dem Foramen ovale, medial des N. mandibularis. Sein parasympathischer Anteil entstammt dem N. glossopharyngeus und wird zunächst über den N. auriculotemporalis und dann über den N. facialis weitergeleitet. Es sorgt für die Innervation der Glandula parotis (→ 103). Verlauf: s. kleines Schema.

4 Ganglion submandibulare (→ 111)
Es liegt unter dem N. lingualis über der Glandula submandibularis. Sein parasympathischer Anteil entstammt dem N. facialis und wird ihm über die Chorda tympani (→ 111) zugeführt. Die umgeschalteten Fasern innervieren die Glandula sublingualis und submandibularis (→ 106).

In den parasympathischen Ganglien des Kopfes werden ausschließlich parasympathische, präganglionäre Fasern auf postganglionäre umgeschaltet. Sympathische und sensible Faserzüge ziehen unverschaltet durch diese Ganglien hindurch zu den Organen, welche sie innervieren. Das im Bild mit „5" bezeichnete Ganglion cervicale superius trunci sympathici ist ein sympathisches Ganglion. Nummer „6" stellt den sympathischen Plexus caroticus internus dar.

4.14.7 Venen des Kopfes

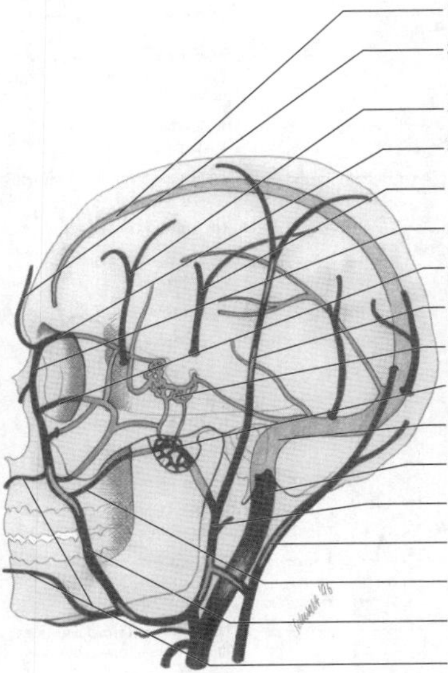

Klinischer Hinweis

Die besondere Bedeutung der Venen des Gesichts liegt darin, dass über sie Infektioen des Gesichtes in das Schädelinnere verschleppt werden können, da oberhalb der Mundwinkel das Blut über die Vv. ophthalmica superior et inferior direkt in die Sinus des Gehirns (→ 65) geleitet wird (z.B. bei Furunkeln).

4.14.8 Lymphwege im Kopf- und Halsbereich

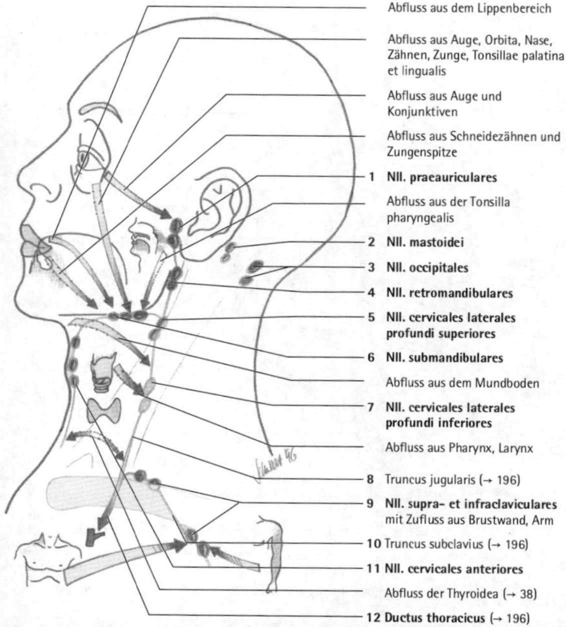

In der Zeichnung deuten **Pfeile** mit gepunktetem Ende tiefe Abflussbereiche an.
Die **Lymphe des Kopfes** wird links über den Ductus thoracicus, rechts über den Ductus lymphaticus dexter in die Venenwinkel (zwischen den Vv. jugulares et subclavia) abgeleitet.
Klinik: tastbare **Lymphknotenvergrößerung** signalisiert oft das Prodromalstadium einer Erkrankung.

5 Ventrale Rumpfwand

5.1 Allgemeines

5.1.1 Regionen der ventralen Rumpfwand

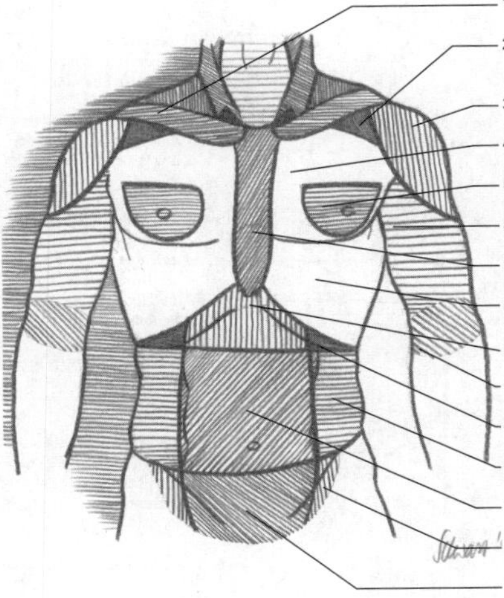

Bevor es nun mit der Rumpfwand so richtig ernst wird:

... sinkt bei einer Nilkreuzfahrt ein Schiff voller Ärzte. Eine Woche nach dem Festschmaus treffen sich die Krokodile wieder. Jammert das erste: „Meiner war sicher ein Anästhesist - ich habe die ganze Woche geschlafen." Stöhnt das zweite: „Und meiner war bestimmt ein Internist - der hatte so viele Tabletten intus, mir war die ganze Woche schlecht!" Sagt das dritte: „Das ist ja alles noch gar nichts. Meiner war Chirurg - der war so aufgeblasen, dass ich die ganze Woche nicht tauchen konnte!"

5.2 Muskeln, Gefäße

5.2.1 Muskeln der ventralen Rumpfwand I

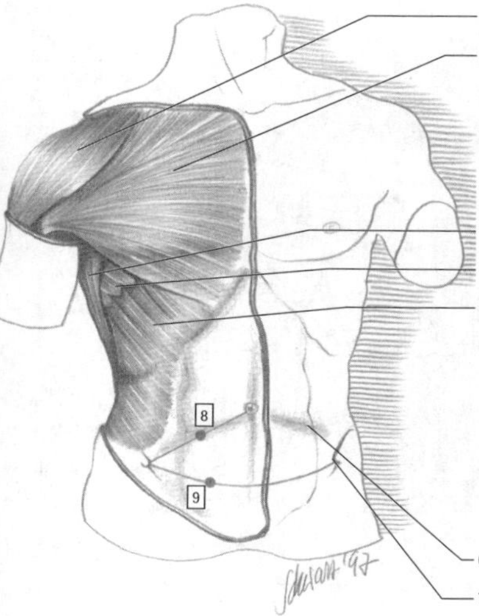

1 **M. deltoideus** (→ 131)

2 **M. pectoralis major**
I: Nn. pectorales med. et lat.
U: Clavicula, Sternum und Rektusscheide
A: Crista tuberculi majoris
F: Adduktion, Innenrotation und Heben des Arms nach ventral

3 **M. latissimus dorsi** (→ 131)

4 **M. serratus anterior** (→ 134)

5 **M. obliquus externus abdominis**
I: N. ilioinguinalis, N. iliohypogastricus und Interkostalnerven V-XII
U: Rippen V-XII
A: Rektusscheide, Lig. inguinale, Crista iliaca
F: Neigung des Rumpfes nach vorn, Bauchpresse, Beckenhebung, Thoraxdrehung

6 **Linea arcuata**

7 **Spina iliaca anterior superior**

Klinischer Hinweis

Die akute Appendizitis ist auch heute eine nicht einfach zu diagnostizierende Erkrankung. Zwei klassische Druckschmerzpunkte sind hier wiedergegeben: Nr. 8 wird als **McBurney-Punkt** bezeichnet. Er liegt in der Mitte der Verbindungslinie zwischen der Spina iliaca anterior superior und dem Nabel. Nr. 9 heißt Lanz-Punkt und ist auf der Verbindungslinie zwischen den beiden Spinae nach dem ersten Drittel lokalisiert.

Weitere Symptome der Appendizitis: Übelkeit, Erbrechen, Bauchschmerzen und lokale Abwehrspannung der Bauchdecken.

5.2.2 Muskeln der ventralen Rumpfwand II

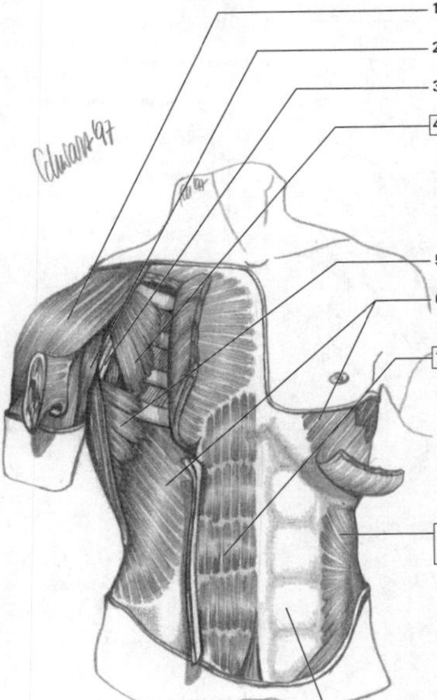

1 **M. deltoideus** (→ 131)

2 **M. coracobrachialis** (→ 233)

3 Plexus brachialis (→ 227)

4 **M. pectoralis minor**
I: Nn. pectorales med. et lat.
U: Rippen II-V
A: Proc. coracoideus
F: Senken der Schulter, Atemhilfsmuskel

5 **M. serratus anterior** (→ 134)

6 **M. obliquus externus abdominis** (→ 118)

7 **M. rectus abdominis**
I: Interkostalnerven V-XII
U: knorpliger Anteil der Rippen V-VII, Proc. xiphoideus
A: kranial am Os pubis
F: Rumpfbeugung, Beckenhebung, Bauchpresse

8 **M. obliquus internus abdominis**
I: Interkostalnerven VIII-XII, N. iliohypogastricus, N. ilioinguinalis
U: Crista iliaca, Fascia thoracolumbalis
A: Rippen X-XII, Linea alba, Rektusscheide
F: vgl. M. obliquus externus abdominis, seitl. Rumpfbeugung, bildet M. cremaster (→ 128)

9 Vagina musculi recti abdominis

Deutlich zu erkennen sind die 3 – 4 **Intersectiones tendineae**, die, wie der mediale Muskelrand, mit der Lamina anterior der Rektusscheide verwachsen sind. Sie sind - auf dieser Zeichnung untypisch wiedergegeben - meist nur oberhalb der Linea arcuata vorhanden.

5.2.3 Rektusscheide

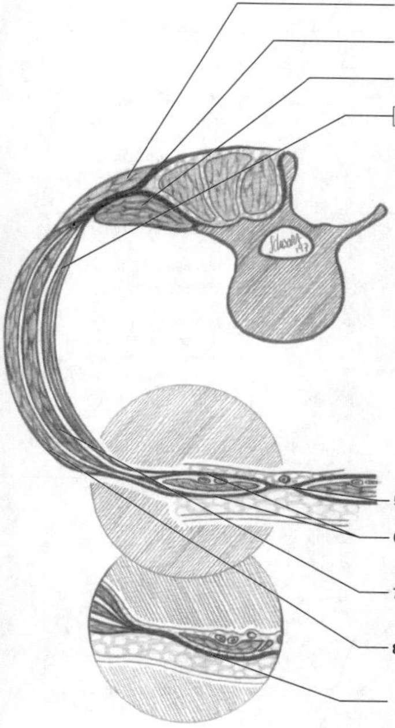

4 M. transversus abdominis

I: Interkostalnerven V-XII, N. iliohypogastricus, N. ilioinguinalis, N. genitofemoralis

U: Rippen VII-XII (Innenfläche), Fascia thoracolumbalis, Crista iliaca, Lig. inguinale

A: kranial der Linea arcuata: hinteres Blatt der Rektusscheide; kaudal: vorderes Blatt

F: Stabilität der Bauchwand, Bauchpresse

Unterhalb der **Linea arcuata** (→ 126) hat die Rektusscheide nur ein vorderes Blatt, in das die drei Muskeln einstrahlen. Die Linea arcuata wird gebildet durch das untere Ende der Internusaponeurose.

5.2.4 Schema der Bauchmuskulatur

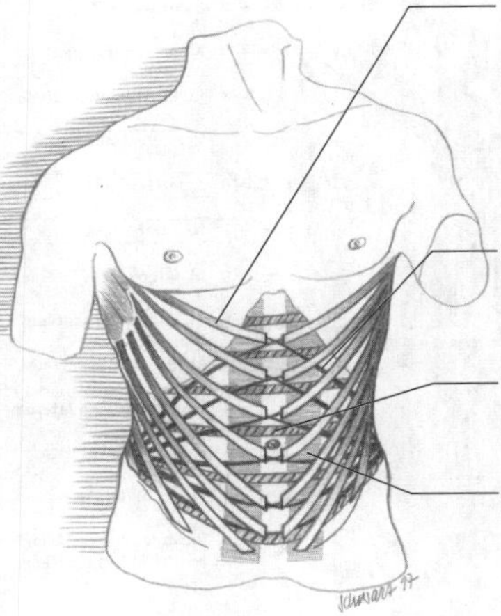

1 **M. obliquus externus abdominis**
Faserverlauf von hinten oben und seitlich nach vorn, unten und medial (in diese Richtung zeigen auch die Arme, wenn man die Hände in die Hosentaschen steckt)

2 **M. obliquus internus abdominis**
Faserverlauf fächerförmig

3 **M. transversus abdominis**
Faserverlauf quer

4 **M. rectus abdominis**
dorsal dieses Muskels verlaufen die Aa. epigastricae inferior et superior, die miteinander anastomosieren

5.2.5 Thoraxwand im Längsschnitt

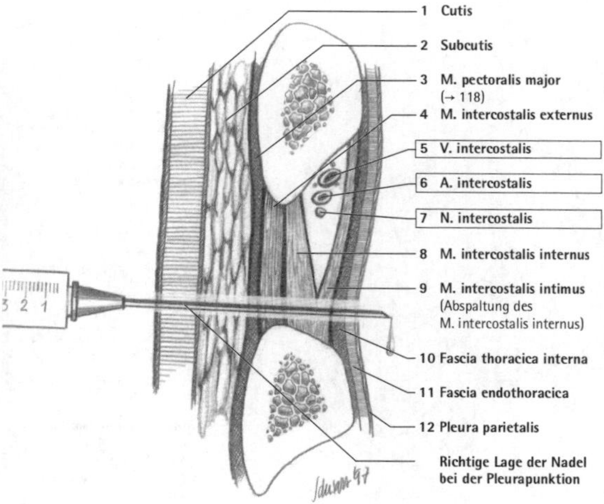

Klinischer Hinweis

Die Interkostalgefäße sind etwa bis zur mittleren Axillarlinie im Sulcus costae gelegen.
Die Pleurapunktion erfolgt stets am **Oberrand** einer Rippe. Als Zugang werden von verschiedenen Autoren folgende Lokalisationen empfohlen:

- Punktion dorsal der **mittleren Axillarlinie im V.–VII. Interkostalraum**
- Punktion auf der **mittleren Axillarlinie im IV.–VI. Interkostalraum**
- Punktion auf der **Medioklavikularlinie im II.–III. Interkostalraum**

5.2.6 Atemmechanik

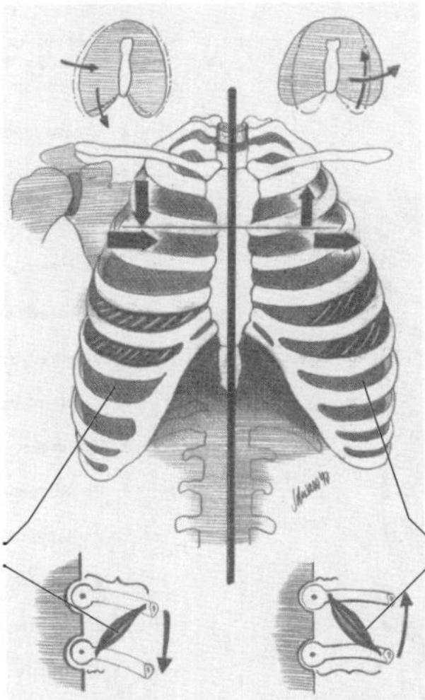

Auf der linken Seite der obigen Zeichnung sind die Vorgänge bei der Exspiration, auf der rechten Seite die Vorgänge bei der Inspiration dargestellt. Man muss sich jedoch stets bewusst sein, dass der wichtigste Atemmuskel das **Diaphragma** (→ 155) - und nicht die Interkostalmuskulatur - ist.

Bei der **Exspiration** senken sich die Rippen durch die Kontraktion der **Musculi intercostales interni**, gleichzeitig findet auch eine leichte Drehbewegung der Rippen statt. Die Mm. intercostales interni verlaufen vom oberen Rand einer Rippe zum unteren Rand der nächsthöheren Rippe mit dem auf der Zeichnung angedeuteten Faserverlauf. Dadurch ergibt sich an der oberen Rippe ein wesentlich längerer Hebelarm als an der unteren, was eine **Zugrichtung nach unten** bedingt.

Bei der **Inspiration** wird der Brustkorb durch die **Musculi intercostales externi** geweitet, die Rippen heben und drehen sich. Die Hebelverhältnisse sind durch die Faserverlaufsrichtung der Mm. intercostales externi genau umgekehrt wie bei der Exspiration, wodurch eine **Zugrichtung nach oben** entsteht. Die Mm. intercostales externi verlaufen vom unteren Rand einer Rippe zum oberen Rand der nächsttieferen Rippe. Die Faserrichtung ist wiederum aus der Zeichnung ersichtlich.

5.2.7 Venen der ventralen Rumpfwand

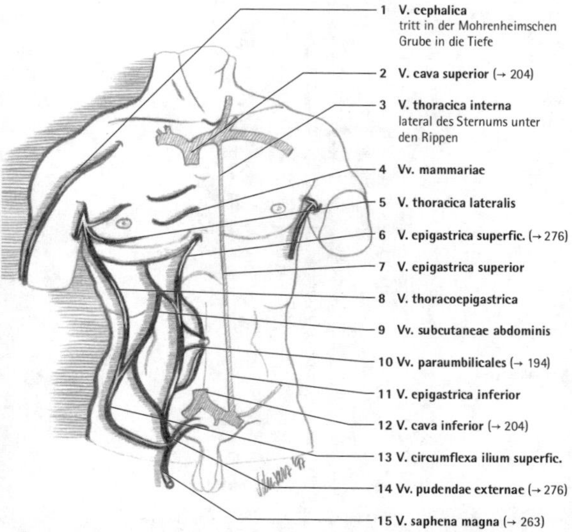

Klinischer Hinweis

Die klinische Bedeutung der Venen der vorderen Rumpfwand liegt in der Beteiligung bei der Bildung von Kollateralkreisläufen, den **portokavalen Anastomosen**. Es handelt sich dabei um Verbindungen zwischen der V. portae hepatis einerseits und den Vv. cavae superior et inferior andererseits. Sie umgehen bei einer portalen Abflussstörung die Leber. Folgende Wege sind möglich:

- über Venen der kleinen Magenkurvatur und Ösophagusvenen zur Vena azygos, dann V. cava sup.
- über Rectumvenen und den Plexus venosus rectalis in die Vena iliaca interna, dann V. cava inf.
- über Paraumbilikalvenen zu Hautvenen, wie der V. epigastrica superficialis (wird als eindrucksvoll zu sehendes „Caput medusae" bezeichnet) und dann über die V. femoralis in die V. cava inf..

5.2.8 Vordere Bauchwand von dorsal

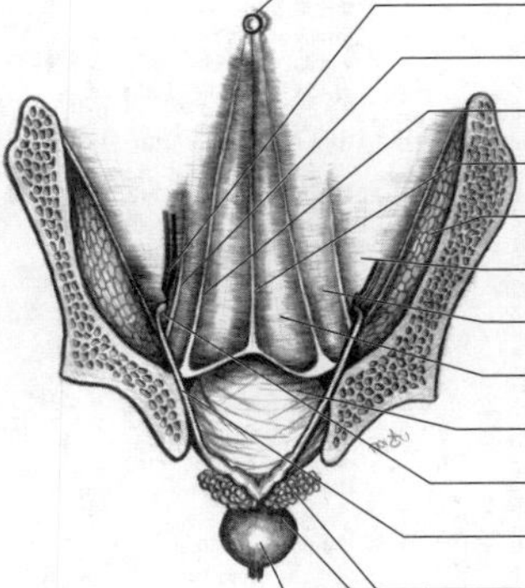

Die Strukturen und ihr Inhalt (→ 127)	
Lig. teres hepatis (→ 180)	V. umbilicalis
Plica umbilicalis lateralis (→ 126)	Vasa epigastrica inferiora
Plica umbilicalis medialis (→ 126)	A. umbilicalis (→ 157)
Plica umbilicalis mediana (→ 126)	Lig. umbilicale medianum (obliterierter Urachusgang)

Klinischer Hinweis

Der Anulus inguinalis profundus liegt in der Fossa inguinalis lateralis. Tritt bei einer Leistenhernie der Bruchinhalt (z.B. Darmabschnitt) durch den inneren Leistenring hindurch, so spricht man von einer **indirekten Hernie**. Tritt der Bruchinhalt dagegen in der Fossa inguinalis medialis direkt durch die Muskulatur in den Leistenkanal, so spricht man von einer **direkten Leistenhernie** (→ 129).

5.2.9 Leistenkanal

Folgende Strukturen (Nr. 1–4, 6) sind an der Innenseite der Bauchwand lokalisiert und projizieren sich wie auf der Zeichnung ersichtlich auf die Oberfläche:

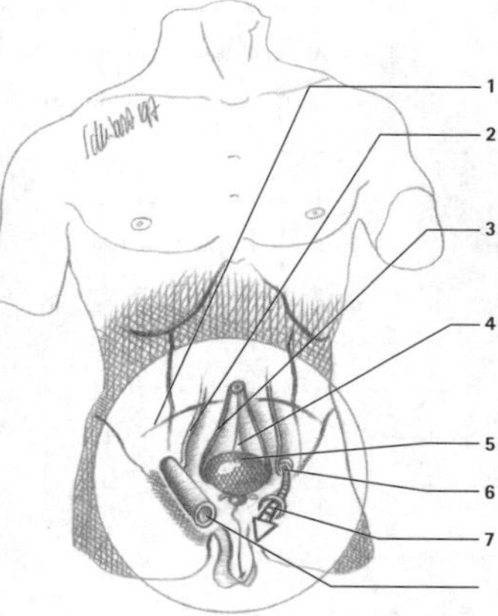

1 **Linea arcuata** (→ 120)

2 **Plica umbilicalis lateralis** entsteht durch die Vasa epigastrica inferiora (→ 124)

3 **Plica umbilicalis medialis** enthält die A. umbilicalis (→ 157)

4 **Plica umbilicalis mediana** enthält das Lig. umbilicale medianum (= obliterierter Urachusgang)

5 **Harnblase** (→ 202)

6 **Anulus inguinalis profundus**

7 **Anulus inguinalis superficialis**

Lage und Verlaufsrichtung des Leistenkanals: von **oben, seitlich, innen** nach **unten, medial, außen**

Begrenzungen des Leistenkanals	
ventral	Fascia abdominalis superficialis, Aponeurose des M. obliquus externus abdominis
dorsal	Peritoneum, Fascia transversalis, Falx inguinalis, Lig. interfoveolare
kranial	M. obliquus internus abdominis, M. transversus abdominis
kaudal	Lig. inguinale, Lig. reflexum

5.2.10 Inhalt des Leistenkanals

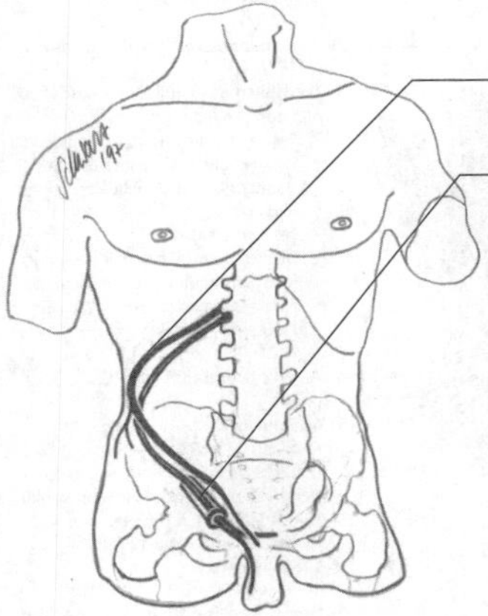

1 **N. iliohypogastricus** (→ 207) tritt **nicht** durch den Leistenkanal

2 **N. ilioinguinalis** (→ 207) tritt durch den Leistenkanal

Folgende Strukturen treten beim **Mann** durch den Leistenkanal:
- **Funiculus spermaticus** (→ 128)
- **Ramus genitalis nervi genitofemoralis**
- **N. ilioinguinalis**

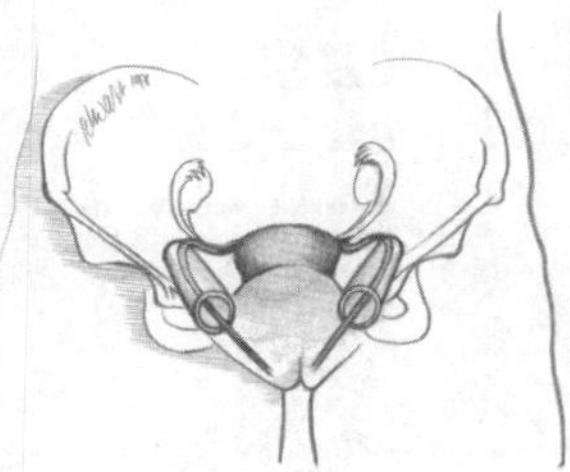

Folgende Strukturen treten bei der **Frau** durch den Leistenkanal:
- **A. ligamenti teretis uteri**
- **Lig. teres uteri** (→ 212) **(s. Zeichnung)**
- **Ramus genitalis nervi genitofemoralis**
- **N. ilioinguinalis**

Auf dieser Zeichnung ist besonders gut ersichtlich, dass der Leistenkanal **über** das Ligamentum inguinale zieht.

5.2.11 Funiculus spermaticus, Hodenhüllen

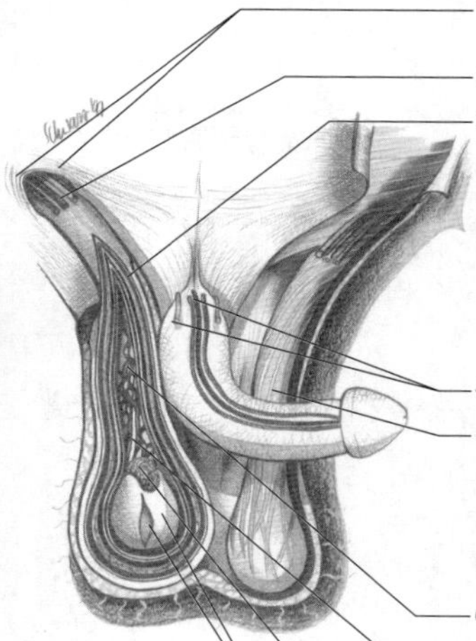

1 **Crures lateralis et medialis des Anulus inguinalis superficialis**

2 **N. ilioinguinalis, A. et V. cremasterica**

3 Die **Hüllen des Funiculus spermaticus** von außen nach innen:
- Fascia spermatica externa (aus Fascia abdominalis superficialis und der Aponeurose des M. obliquus externus abdominis)
- Fascia cremasterica
- M. cremaster (aus dem M. obliquus internus abdominis hervorgehend)
- Fascia spermatica interna (aus der Fascia transversalis)

4 A., V. et N. dorsalis penis

5 **M. cremaster**
er bewirkt durch seine (z.T. reflexbedingte) Kontraktion das Heranholen des Hodens an den Körper zum Schutz gegen Traumen und Kälte (optimale Temperatur für die Spermiogenese)

6 **Plexus pampiniformis, A. testicularis**

7 **Ductus deferens**, fühlt sich rund und sehr hart, drahtig an

8 **Epididymis**, Nebenhoden (→ 203)

9 **Hodenhüllen** von außen nach innen:
- Tunica vaginalis testis, Lamina parietalis und Lamina visceralis
- Tunica albuginea

Der **Funiculus spermaticus** setzt sich zusammen aus:
- den oben aufgeführten **Hüllen** (3)
- dem **Plexus pampiniformis** (6)
- der **A. testicularis**
- dem **Ductus deferens** (7)

Die den **Hoden umgebenden Schichten** entstehen beim embryonalen Descensus testis durch die Ausstülpung der Faszien der drei Muskeln der ventralen Rumpfwand (M. obliquus externus, M. obliquus internus, M. transversus abdominis) und der Ausstülpung des Peritoneum parietale und viscerale!

5.2.12 Hernien

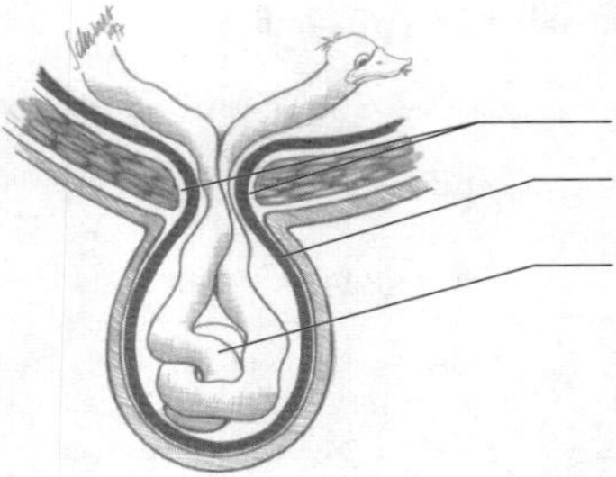

Eine **Hernie** (auch Bruch genannt) ist eine sackartige Ausstülpung des Peritoneum parietale durch eine Bauchwandlücke, durch die auch Organe oder Organteile hervortreten.

1 **Bruchlücke**

2 **Bruchsack**
(Peritoneum)

3 **Bruchinhalt**

Eine Hernie stellt für den Patienten dann eine große Gefahr dar, wenn sie **inkarzeriert**. Dies bedeutet, dass der Bruchinhalt, z.B. eine Darmschlinge, in der Bruchlücke eingeklemmt wird. Dies führt zu einer Infarzierung des Organs mit den entsprechenden Folgen für den Patienten.

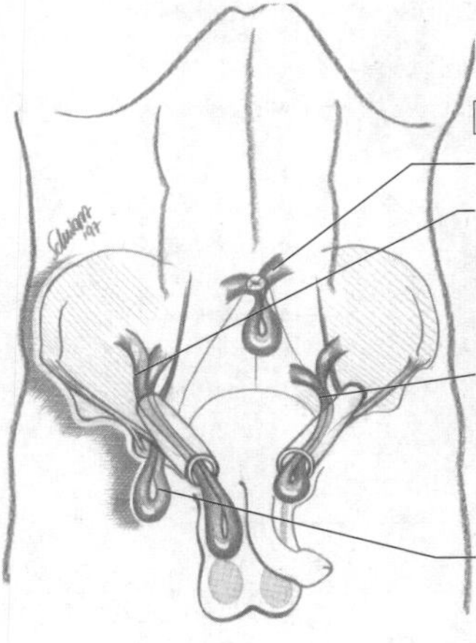

Hernienformen

1 **Hernia umbilicalis (Nabelhernie)**

2 **Hernia inguinalis indirecta (indirekte Leistenhernie)**
Sie tritt lateral der Plica umbilicalis lateralis durch den inneren Leistenring, den Leistenkanal und den äußeren Leistenring.

3 **Hernia inguinalis directa (direkte Leistenhernie)**
Sie tritt medial der Plica umbilicalis lateralis als „Quereinsteiger" in den Leistenkanal direkt durch dessen Wand, dann durch den äußeren Leistenring!

4 **Hernia femoralis (Schenkelhernie)**
Sie tritt unter dem Lig. inguinale durch die Lacuna vasorum.

6 Dorsale Rumpfwand

6.1 Allgemeines

6.1.1 Regionen der dorsalen Rumpfwand

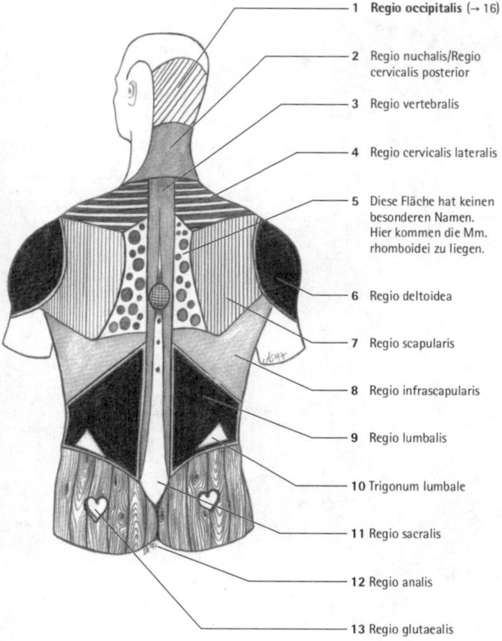

6.2 Muskeln, Gefäße, Nerven

6.2.1 Oberflächliche Rückenmuskulatur

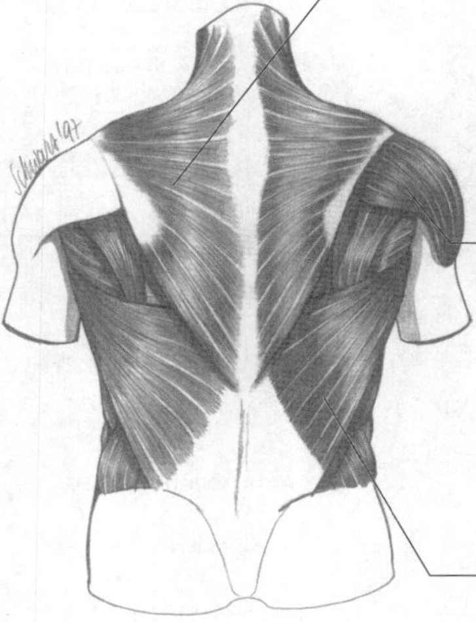

1 M. trapezius

I: N. accessorius (XI)
U: Os occipitale, Procc. spinosi der HWS und BWS, Sehnenspiegel
A: Clavicula, Acromion, Spina scapulae
F: der Gesamtmuskel wird unterteilt in die Partes descendens, transversa und ascendens. Jeder Teil hat seinen eigenen Hebel und damit Zugrichtung. Die Funktion richtet sich nach dieser.

2 M. deltoideus

I: N. axillaris
U: Clavicula, Acromion und Spina scapulae
A: Tuberositas deltoidea humeri
F: Ad- und Abduktion, Innen- und Außenrotation, Pendeln des Armes; die verschiedenen Funktionen ergeben sich aus der Lage der einzelnen Muskelportionen bezüglich des Drehpunkts

3 M. latissimus dorsi

I: N. thoracodorsalis
U: Dornfortsätze von BWS und LWS, Os sacrum, Crista iliaca, Fascia thoracolumbalis
A: Crista tuberculi minoris
F: „Schürzenbinder- oder Arschkratzermuskel"

6.2.2 Tiefere Rückenmuskulatur I

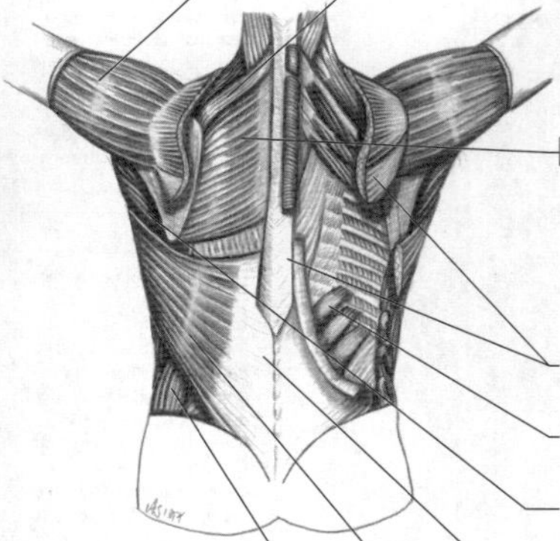

1 **M. deltoideus** (→ 131)

2 **M. rhomboideus minor**
I: N. dorsalis scapulae
U: Procc. spinosi von C6 und C7
A: Margo medialis scapulae
F: zieht mit dem M. rhomboideus major die Scapula Richtung Wirbelsäule und befestigt sie am Rumpf

3 **M. rhomboideus major**
I: wie M. rhomboideus minor
U: Procc. spinosi von Th1-Th4
A: kaudal des M. rhomboideus minor am Margo medialis scapulae
F: wie M. rhomboideus minor

4 M. trapezius (durchtrennt)

5 M. serratus posterior inferior

6 M. teres major (→ 218)

7 Aponeurosis lumbosacralis

8 M. latissimus dorsi (→ 131)

9 M. obliquus externus abdominis (→ 118)

6.2.3 Tiefere Rückenmuskulatur II

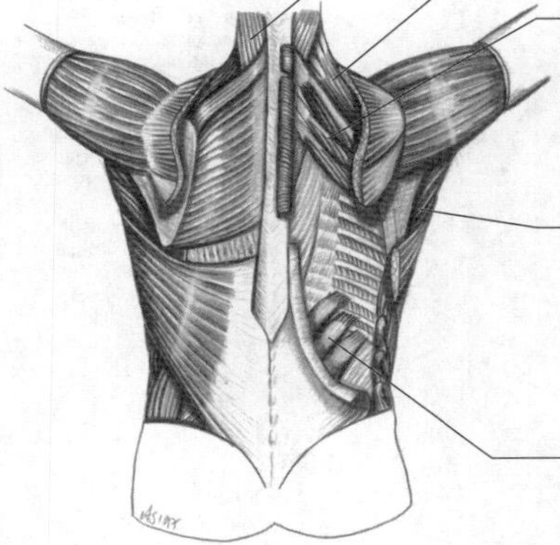

1 **M. splenius capitis**

2 M. levator scapulae

3 **M. serratus posterior superior**
- I: Rr. ventrales aus C8-Th4
- U: Procc. spinosi von C6-Th2
- A: Costae II-V
- F: hebt die Costae II-V, Inspiration

4 **M. teres major**
- I: Nn. subscapulares oder N. thoracodorsalis
- U: Angulus inf. und kaudaler Margo lateralis scapulae
- A: Crista tuberculi minoris
- F: Adduktion und Innenrotation des Armes

5 **M. serratus posterior inferior**
- I: Äste aus Th11-L2
- U: Procc. spinosi von kaudalen Brust- und kranialen Lendenwirbeln
- A: Costae IX-XII
- F: senkt die Costae IX-XII, Zwerchfellgegenspieler

6.2.4 M. serratus anterior

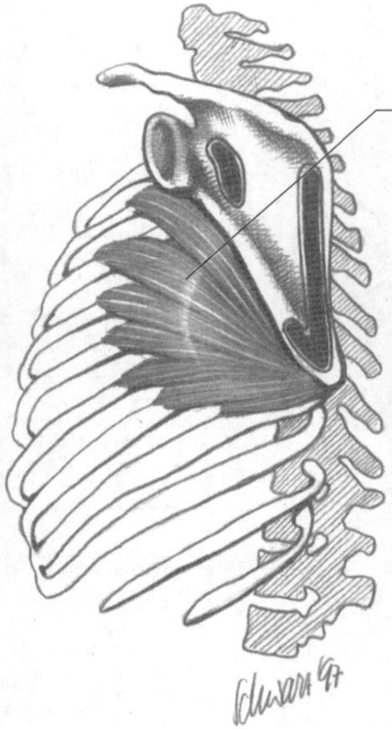

1 M. serratus anterior

I: N. thoracicus longus

U: Rippen I-IX, unterteilt in die Pars superior, media et inferior

A: Angulus superior, Margo medialis und Angulus inferior scapulae; der Muskel verläuft unterhalb des Schulterblatts und dabei ventral des M. subscapularis; vom Rücken aus gesehen wäre die Reihenfolge also Scapula – M. subscapularis – M. serratus anterior

F: Drehung der Scapula (bedeutsam für die Armbewegung!), Fixierung der Scapula, u. U. Atemhilfsmuskel, bildet Muskelschlinge mit dem M. rhomboideus (Stabilität des Rumpfes)

Für das bessere Verständnis sind auf dieser Zeichnung die Ansätze des Muskels, die sich ventral an der Scapula befinden, auf die dorsale Seite des Schulterblatts projiziert – die Scapula ist quasi „durchsichtig".

6.2.5 Autochthone Rückenmuskulatur

Als **autochthone Rückenmuskulatur** wird derjenige Anteil der Muskulatur des Rückens bezeichnet, der während der Embryonalentwicklung nicht aus anderen Gebieten nach dorsal verlagert wird, sondern an seinem Ursprungsort verbleibt.

Die auch insgesamt als **M. erector spinae** genannten Muskelzüge werden von den **Rr. dorsales der Spinalnerven** (→ 95) versorgt, die anderen Rückenmuskeln dagegen von den Rr. ventrales.

Die **autochthone Rückenmuskulatur** stützt die Wirbelsäule dadurch, dass der Druck, den sie durch ihre Kontraktion innerhalb ihrer osteofibrösen Röhre aufbaut, zu einer Versteifung des Achsenskeletts führt. Außerdem nimmt sie an allen Bewegungen der Wirbelsäule teil.

Im folgenden die Gliederung der autochthonen Rückenmuskulatur:

	Geradsystem	Schrägsystem
Medialer Trakt	**Interspinales Geradsystem** (→ 137) Mm. interspinales M. spinalis M. intertransversarii	**Transversospinales Schrägsystem** (→ 138) Mm. rotatores M. multifidus M. semispinalis
Lateraler Trakt	**Intertransversales Geradsystem** (→ 139) M. longissimus M. iliocostalis	**Spinotransversales Schrägsystem** (→ 140) M. splenius

6.2.6 Osteofibröse Röhre

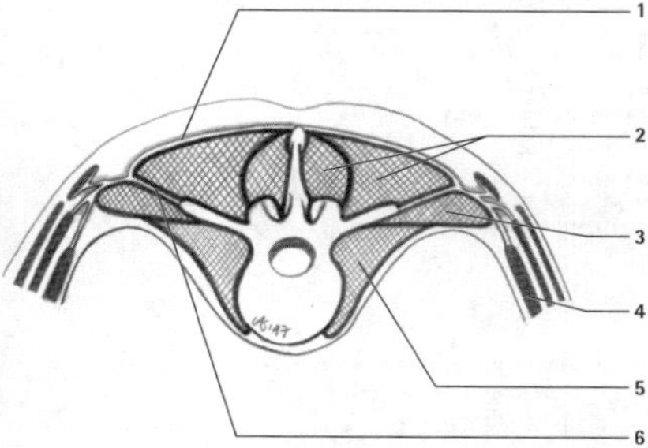

Der obige Transversalschnitt zeigt die **autochthone Rückenmuskulatur** in ihrer **osteofibrösen Röhre**. Die **Aponeurosis lumbosacralis (= Fascia thoracolumbalis)** bildet diesen Kanal mit den Procc. spinosus und costalis der Wirbel. Im Bereich der Brustwirbelsäule haben die Züge der autochthonen Muskulatur aber auch Kontakt mit den Rippen.

Das **tiefe Blatt** der Aponeurosis lumbosacralis entspringt an den Procc. costales der Lumbalwirbel. Es verläuft zwischen der ventrolateralen und der autochthonen Muskulatur. Die Mm. obliquus abdominis internus und transversus abdominis nehmen ihren Ursprung von diesem Blatt der Fascia thoracolumbalis.

Das **oberflächliche Blatt** der Aponeurosis lumbosacralis geht von den Procc. spinosi, der Crista iliaca und den Anguli costarum aus, zieht nach kranial und setzt sich in die Fascia nuchae fort. Vom oberflächlichen Blatt der Aponeurose aus ziehen die Mm. serratus posterior, inferior und latissimus dorsi zu ihren jeweiligen Ansatzpunkten.

6.2.7 Medialer Trakt – Geradsystem

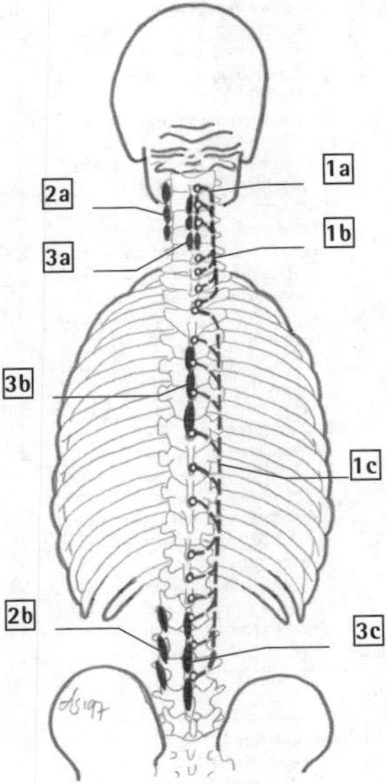

1 **M. spinalis**
(überspringt mind. 1 Wirbel)
- **M. spinalis capitis** (1a): verläuft von den Procc. spinosi der kaudalen Halswirbel zur Linea nuchalis superior
- **M. spinalis cervicis** (1b): verläuft von den Procc. spinosi der kranialen Brustwirbel zu den Procc. spinosi der mittleren Halswirbel
- **M. spinalis thoracis** (1c): verläuft von den Procc. spinosi der kranialen Lendenwirbel zu den Procc. spinosi der mittleren Brustwirbel

2 **M. intertransversarii**
- **Mm. intertransversarii posteriores cervicis** (2a): verlaufen zwischen den Procc. transversii benachbarter Halswirbel
- **Mm. intertransversarii mediales lumborum** (2b): verlaufen vom Proc. accessorius eines Lendenwirbels zum Proc. mamillaris des nächsttieferen Lendenwirbels

3 **M. interspinalis**
Man unterscheidet:
Mm. interspinales cervicis (3a), **thoracis** (3b) und **lumborum** (3c). Sie ziehen paarig vom Proc. spinosus eines Wirbels zum Proc. spinosus des nächsten Wirbels, überspringen also kein Segment. Diese Muskeln gibt es im Bereich der mittleren Brustwirbelsäule nicht

6.2.8 Medialer Trakt – Schrägsystem

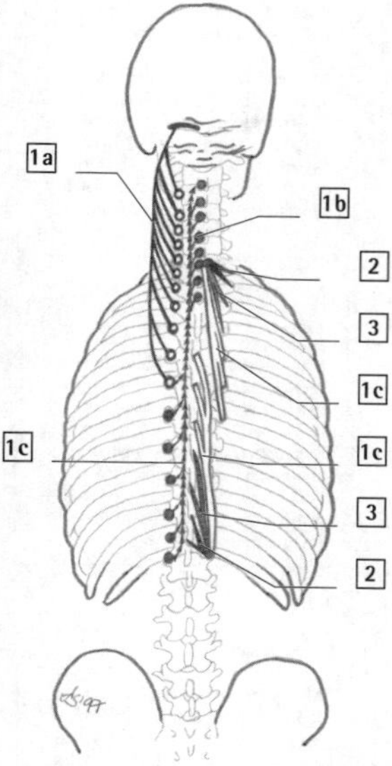

1 M. semispinalis
(überspringt ca. 5 Segmente)
- **M. semispinalis capitis** (1a): verläuft von den Procc. transversi der kaudalen Hals- und kranialen Brustwirbel zu den Lineae nuchales superior et inferior
- **M. semispinalis cervicis** (1b): verläuft von den Procc. transversi der Brustwirbel zu den Procc. spinosi höher gelegener Brust- und Halswirbel
- **M. semispinalis thoracis** (1c): verläuft von den Procc. transversi der unteren Brustwirbel zu den Procc. spinosi der oberen Brustwirbel; 1b und 1c sind nicht voneinander zu trennen

2 Mm. rotatores
Es existieren Mm. rotatores im Zervikal-, Thorakal- und Lumbalbereich. Man unterscheidet **Mm. rotatores breves**, die zwischen benachbarten Wirbeln verlaufen, von **Mm. rotatores longi**, die jeweils 1 Segment überspringen.
Die Mm. rotatores ziehen von einem Proc. transversus zu einem höheren Proc. spinosus

3 Mm. multifidi
(überspringen bis zu 3 Segmente)
Die Mm. multifidi verlaufen wie die Mm. rotatores, überspringen aber mehr Wirbel als diese

6.2.9 Lateraler Trakt – Geradsystem

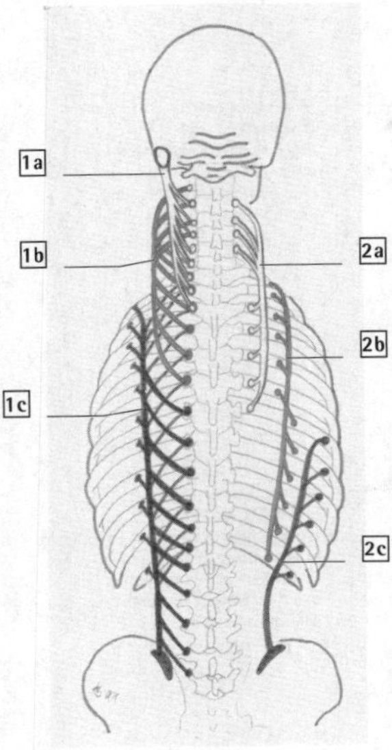

1 **M. longissimus** (medial von 2)
- **M. longissimus capitis** (1a): verläuft von den Procc. transversi der Hals- und Brustwirbel zum Proc. mastoideus
- **M. longissimus cervicis** (1b): verläuft von den Procc. transversi der Brustwirbel zu den Procc. transversi der Halswirbel
- **M. longissimus thoracis** (1c): verläuft vom Os sacrum und den Procc. transversi der Lendenwirbel zu den Procc. transversi der darübergelegenen Lenden- und Brustwirbel sowie zu allen Rippen

2 **M. iliocostalis**
- **M. iliocostalis cervicis** (2a): verläuft von den kranialen Rippen zu den Procc. transversi der mittleren Halswirbel
- **M. iliocostalis thoracis** (2b): verläuft von den unteren Rippen zu den oberen Rippen
- **M. iliocostalis lumborum** (2c): verläuft vom Os sacrum und der Crista iliaca zu den kaudalen Rippen

6.2.10 Lateraler Trakt – Schrägsystem

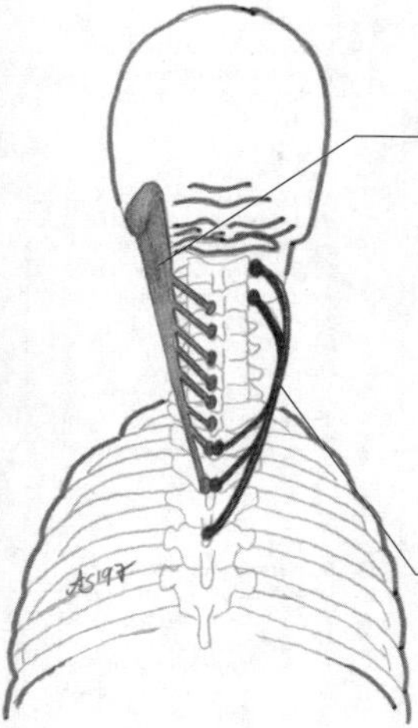

1 M. splenius capitis
Er verläuft von den Procc. spinosi der kranialen Brust- und der Halswirbel zum Proc. mastoideus. Er neigt und dreht den Kopf

2 M. splenius cervicis
Er verläuft von den Procc. spinosi kranialer Brustwirbel zu den Procc. transversi von Atlas und Axis. Er neigt und dreht die Halswirbelsäule

6.2.11 Nackenmuskulatur I

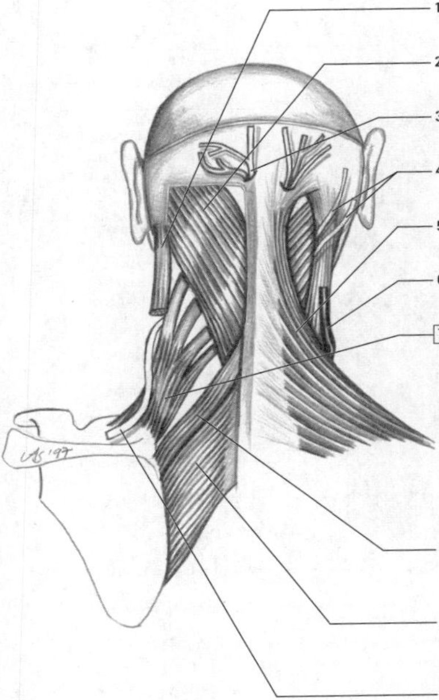

6.2.12 Nackenmuskulatur II

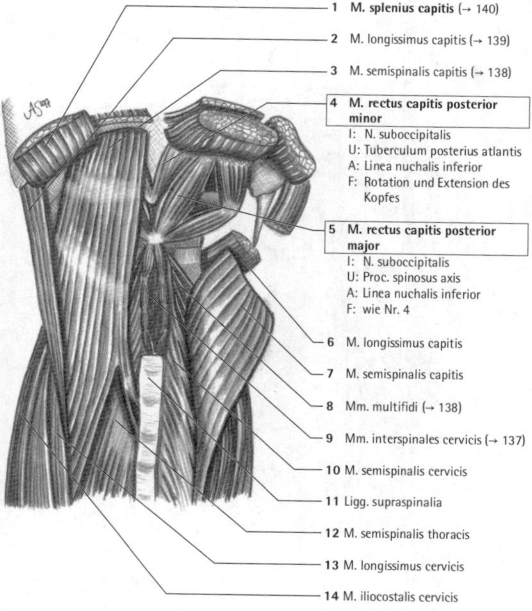

Folgende Muskeln werden als **kurze Nackenmuskeln** zusammengefasst:
M. obliquus capitis superior, M. obliquus capitis inferior, M. rectus capitis posterior minor, M. rectus capitis posterior major und M. rectus capitis lateralis.

6.2.13 Nackenmuskulatur III / Nerven des Nackens

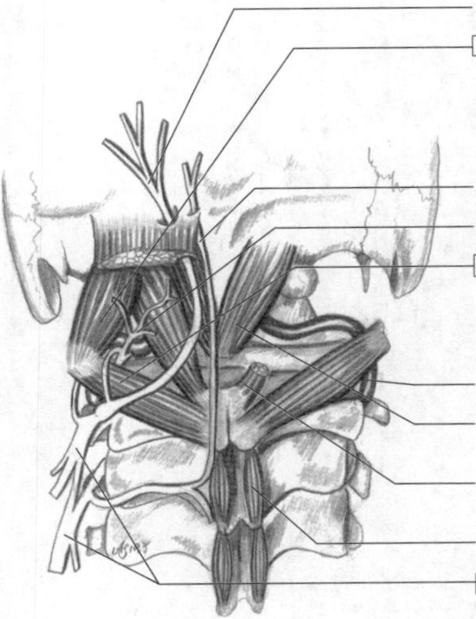

1 N. occipitalis major

2 M. obliquus capitis superior
I: N. suboccipitalis
U: Massa lateralis atlantis
A: Linea nuchalis inferior
F: Rotation und Extension des Kopfes

3 N. occipitalis tertius

4 N. suboccipitalis

5 M. obliquus capitis inferior
I: N. suboccipitalis
U: Proc. spinosus axis
A: Massa lateralis atlantis
F: wie Nr. 2

6 A. vertebralis (→ 63)

7 M. rectus capitis posterior minor

8 M. rectus capitis posterior major

9 M. interspinalis cervicis

10 Plexus cervicalis (→ 42)
Wie alle Plexus wird auch er von den Rr. ventrales der Spinalnerven gebildet. Der Plexus cervicalis entstammt den Segmenten C1-C4/5. Seine Äste sind die Ansa cervicalis, der N. phrenicus, die Nn. occipitalis minor, auricularis magnus, transversus colli und die Nn. supraclaviculares

6.2.14 Arteria vertebralis

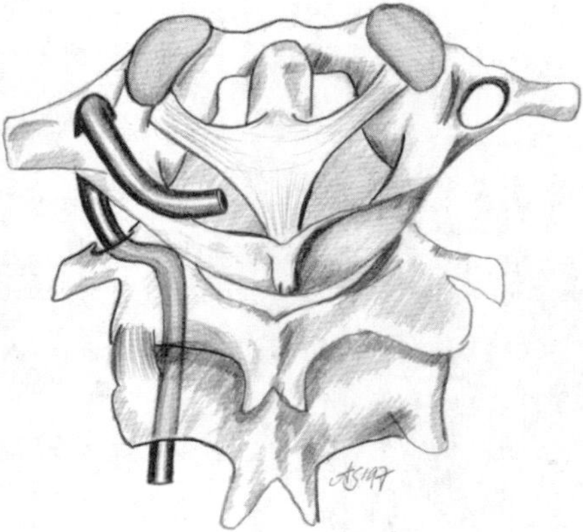

Die **A. vertebralis** (→ 143) verläuft als erster Ast der A. subclavia umgeben von den Mm. scalenus anterior (→ 36) und M. longus colli nach kranial.
Ab dem 6. Halswirbel zieht sie durch die Foramina der Processus transversi in Richtung Atlas, wendet sich nach Verlassen des Foramen transversarium des obersten Halswirbels nach medial. Sie liegt dabei im Sulcus vertebralis atlantis.
Dann tritt sie durch die Membrana atlantooccipitalis in das Spatium subarachnoidale. Nachdem sie durch das Foramen magnum in das Schädelinnere gelangt ist, bildet sie mit der A. vertebralis der Gegenseite die A. basilaris.

Über die Aa. cerebri posteriores ist die A. basilaris mit dem Circulus arteriosus cerebri **(Willisii)** verbunden (→ 63).

7 Brustsitus

7.1 Mediastinum

7.1.1 Strukturen des Mediastinums (Übersicht)

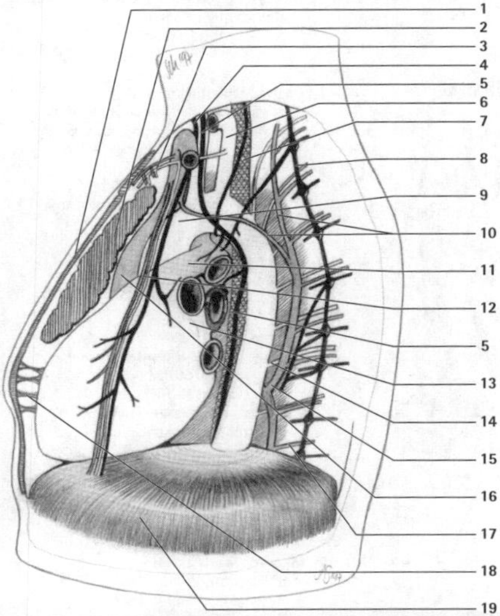

1	Sternum	11	Truncus pulmonalis
2	Thymus	12	A./V. pericardiacophrenica aus A. thoracica interna sin.
3	A./V. thoracica interna (→ 32)	13	Cor (→ 158)
4	N. phrenicus (→ 42)	14	A. intercostalis posterior
5	N. vagus (→ 148)	15	V. azygos (→ 204)
6	A. subclavia (→ 32)	16	V. cava superior (→ 204)
7	Ösophagus (→ 175)	17	V. intercostalis posterior
8	Truncus sympathicus	18	Ligg. sternocardiaca
9	Arcus aortae (→ 148)	19	Diaphragma (→ 155)
10	V. hemiazygos accessor. (→ 204)		

7.1.2 Inhalt und Gliederung des Mediastinums

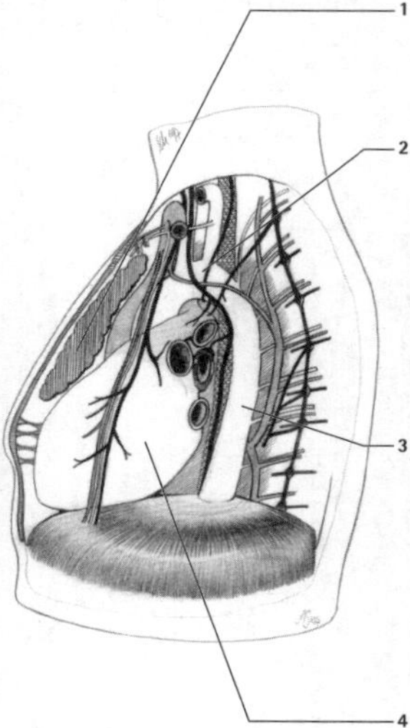

1 **Vorderes Mediastinum**
zwischen Herzbeutel und Brustwand; enthält:
- Ligg. sternocardiaca
- A. und V. thoracica interna

2 **Oberes Mediastinum**
zwischen oberer Thoraxapertur und einer gedachten Ebene über dem Herzen, enthält:
- Nn. vagi (→ 148) et phrenici
- Sympathikusgrenzstrang
- Arcus aortae (→ 148) und Äste
- Vv. cava superior et brachiocephalicae
- Trachea (→ 149)
- Ösophagus (→ 175)
- Ductus thoracicus (→ 196)
- Thymus

3 **Hinteres Mediastinum**
zwischen Dorsalseite des Herzens und Brustwirbelsäule, enthält:
- Trunci vagales (→ 148)
- Plexus oesophagealis nervi vagi
- Sympathikusgrenzstrang
- Aorta descendens (→ 148)
- Vv. azygos et hemiazygos (→ 204)
- Ösophagus (→ 175)
- Ductus thoracicus (→ 196)

4 **Mittleres Mediastinum**
vom Herzen ausgefüllt, enthält:
- Herz mit Perikard (→ 161)
- Rami pericardiaci nervi vagi
- Nn. phrenici
- Rami pericardiaci nervi phrenici
- A. et V. pericardiacophrenica

Das **Mediastinum** ist der zwischen rechter und linker Pleurahöhle gelegene Raum. Es grenzt an folgende Strukturen:

ventral	Sternum
dorsal	Brustwirbelsäule
lateral	Pleura mediastinalis
kranial	obere Thoraxapertur
kaudal	Diaphragma

7.1.3 Mediastinum von dorsal

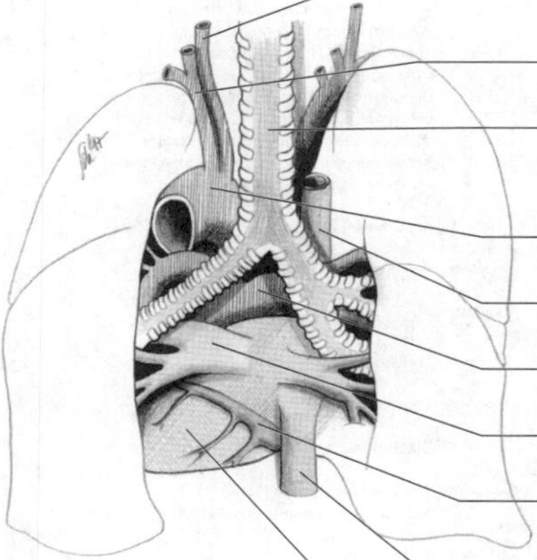

Es ist sehr wichtig, sich die **Topographie des Mediastinums** klarzumachen. Obiges Bild zeigt den Situs von dorsal; der hier entfernte Ösophagus würde die Trachea verdecken.
Die Aorta descendens, hier ebenfalls entfernt, würde dorsal vom Ösophagus (→ 175) liegen. Die Reihenfolge wäre also (von ventral nach dorsal):
Aorta ascendens - Truncus pulmonalis bzw. A. pulmonalis dextra - Trachea - Ösophagus - Aorta descendens.

7.1.4 Nervus vagus und Pars thoracica aortae

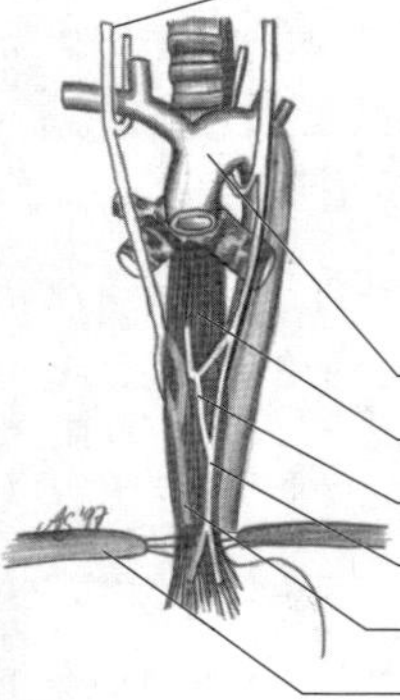

1 N. vagus
Er kommt vom Foramen jugulare, verläuft dorsal der A. carotis interna und der V. jugularis interna kaudalwärts und gelangt zwischen A. subclavia und V. brachiocephalica in den Thorax; er zieht zusammen mit dem Ösophagus durch das hintere Mediastinum. Die embryonale Magendrehung bedingt, dass der rechte Vagus mehr dorsal, der linke mehr ventral des Ösophagus zu liegen kommt. Kaudal gehen aus dem Plexus oesophagealis die Trunci vagales hervor.

2 Aorta ascendens

3 Ösophagus (→ 175)

4 Plexus oesophagealis

5 Truncus vagalis anterior

6 Truncus vagalis posterior

7 Diaphragma (→ 155)

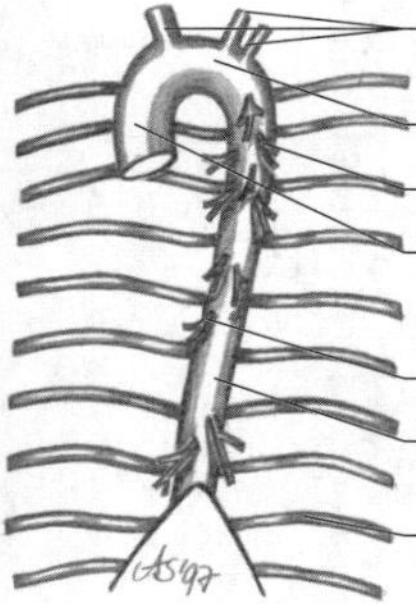

8 Truncus brachiocephalicus; Aa. carotis communis et subclavia

9 Arcus aortae

10 Rami bronchiales aortae

11 Aorta ascendens
Sie gibt als erste Äste die beiden Koronararterien ab

12 Rami oesophageales

13 Aorta descendens
mit Pars thoracica und Pars abdominalis

14 Aa. intercostales posteriores: gehen direkt aus der Aorta hervor; die Aa. intercostales anteriores stammen aus der A. thoracica interna

Zum venösen System von Thorax und Abdomen (→ 204)

7.2 Trachea, Lunge, Diaphragma

7.2.1 Trachea

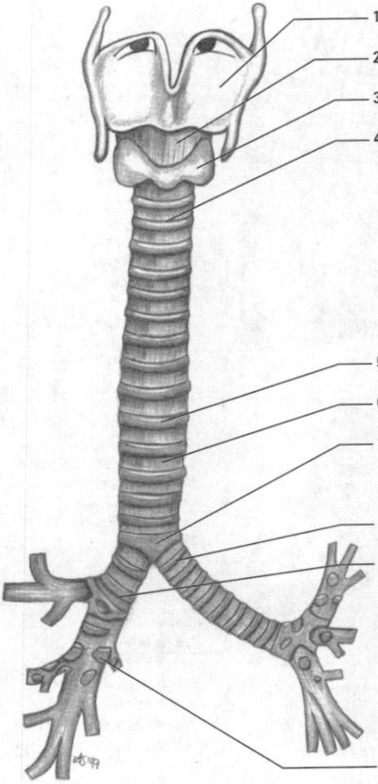

1 **Cartilago thyroidea** (→ 24)

2 **Lig. cricothyroideum medianum**

3 **Cartilago cricoidea** (→ 24)

4 **Trachea:** Sie ist 10 –12 cm lang und hat einen Durchmesser von 1,3–2,2 cm. Sie geht in Höhe des 6. Halswirbels aus dem Kehlkopf hervor. An der Dorsalseite liegt der elastische Paries membranaceus (→ 147), eine Muskelsehnenplatte. Die Luftröhre besitzt 16–20 hufeisenförmige Cartilagines tracheales, die den Luftweg offenhalten

5 **Cartilagines tracheales**

6 **Ligg. anularia**

7 **Bifurcatio tracheae** mit der „Carina" (eine ins Tracheallumen vorspringende Leiste)

8 **Bronchus principalis sinister**

9 **Bronchus principalis dexter** Er zweigt in wesentlich steilerem Winkel von der Trachea ab, hat zudem ein weiteres Lumen und ist kürzer als der linke Hauptbronchus. Dies hat zur Folge, dass aspirierte Fremdkörper häufiger im rechten Hauptbronchus zu finden sind

10 **Cartilagines bronchiales**

7.2.2 Lunge I

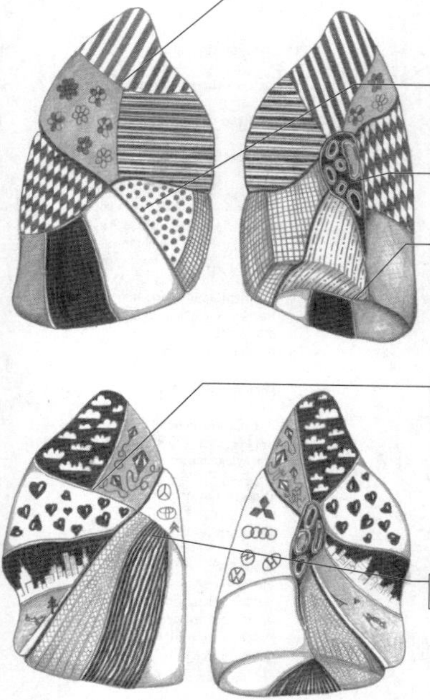

1 **Pulmo dexter, Lobus superior** mit den Segmenta apicale, posterius et anterius

2 **Pulmo dexter, Lobus medius** mit den Segmenta laterale et mediale

3 Lungenhilus (→ 151)

4 **Pulmo dexter, Lobus inferior** mit den Segmenta superius, basale anterius, basale mediale, basale laterale et basale posterius

5 **Pulmo sinister, Lobus superior** mit den Segmenta apicoposterius, anterius, lingulare superius et lingulare inferius

6 **Pulmo sinister, Lobus inferior** mit den Segmenta superius, basale anterius, basale mediale, basale laterale et basale posterius

Wichtig ist, dass die **rechte Lunge drei Lappen**, die **linke Lunge** hingegen nur **zwei Lappen** besitzt (die Lingula entspricht dem Lobus medius der rechten Lunge)! Das Segmentum apicoposterius der linken Lunge setzt sich, wie hier eingezeichnet, eigentlich aus zwei Segmenten zusammen.

7.2.3 Lunge II

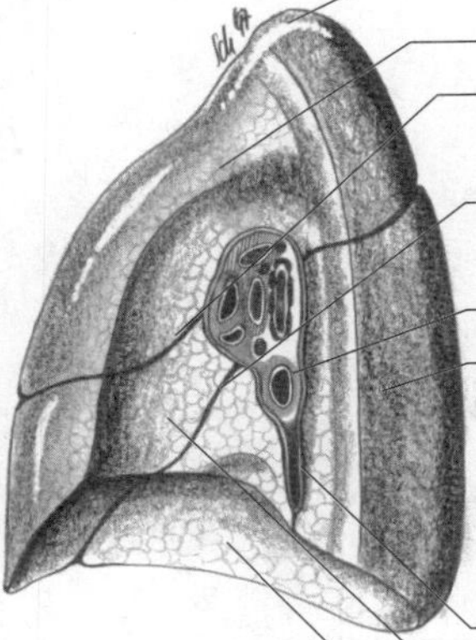

Der **Lungenhilus** liegt auf der Facies mediastinalis der Lunge. Hier treten **Bronchien, Gefäße und Nerven** ein bzw. aus.

Die Vv. pulmonales liegen vorn und unten, die Aa. pulmonales in der Mitte und eher oben und die Bronchien hinten im Hilus.

Das **Lig. pulmonale** ist die Umschlagfalte, in der die Pleura parietalis in die Pleura visceralis übergeht.

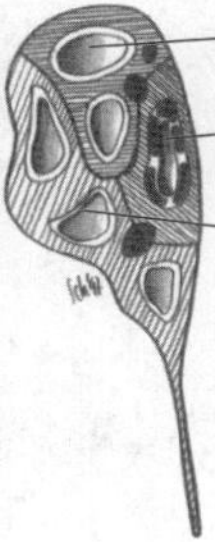

7.2.4 Feinbau der Lunge

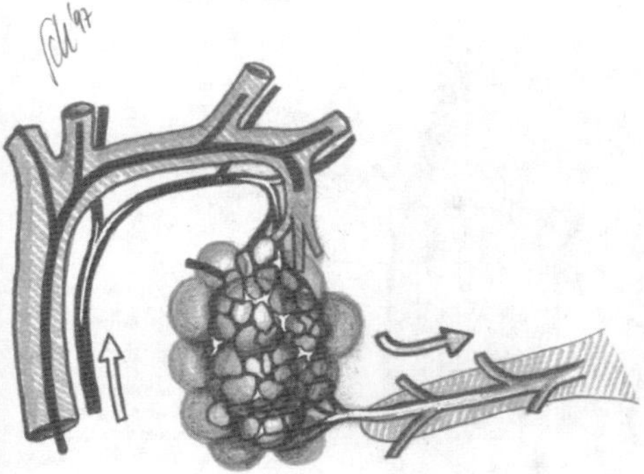

Die **Blutversorgung der Lungen** erfolgt über zwei Zuflüsse:

- Die **A. pulmonalis** (→ 156) führt sauerstoffarmes Blut vom rechten Herzen zur Lunge.
  Ihre Äste verlaufen mit den Aufzweigungen des Bronchialbaumes.
- Die **Rami bronchiales** der Aorta descendens (→ 148) führen sauerstoffreiches Blut zur Versorgung der Luftwege (bis zu den Bronchioli respiratorii), der Pleura visceralis und des interlobulären Bindegewebes. **Diese Gefäße verlaufen auf den Bronchien.**

Der **venöse Abfluss des Blutes** von den Lungen zum linken Herzen erfolgt über die Vv. pulmonales (→ 147), die sauerstoffreiches Blut führen. **Die Pulmonalvenen verlaufen in den interlobären und intersegmentalen Septen und nicht mit den Bronchien.**

Der **Bronchialbaum** zweigt sich von oben nach unten wie folgt auf:

Trachea – Hauptbronchien – Lappenbronchien – Segmentbronchien – subsegmentale Bronchien – kleine Bronchien – (bis hierher sind die Wände der Luftwege mit Knorpel verstärkt, weiter unten sind sie knorpelfrei!) – Bronchioli – Bronchioli terminales – Bronchioli respiratorii – Ductuli alveolares – Alveolen.

7.2.5 Pleura- und Lungengrenzen

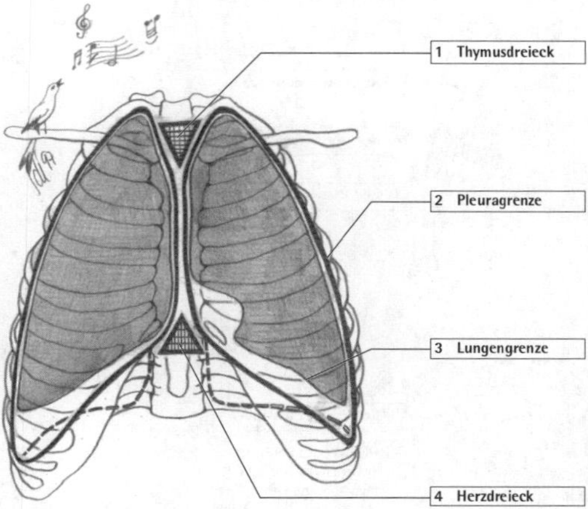

Expirationsstellung

	Sternallinie	Medioklavikularlinie	mittlere Axillarlinie	Scapularlinie	Paravertebrallinie
Lungengrenze	4. Rippe (li.) 6. Rippe (re.)	6. Rippe	8. Rippe	10. Rippe	11. Rippe
Pleuragrenze	6. Rippe	7. Rippe	9. Rippe	11. Rippe	12. Rippe

Mit 1 und 4 sind auf der obigen Zeichnung die beiden **pleurafreien Dreiecke** bezeichnet, Gebiete, die von den Pleurahöhlen ausgespart bleiben.

Die Tabelle gibt die **Lungen- und Pleuragrenzen**, wie sie sich auf den Thorax projizieren, wieder. Dies ist nicht ohne klinische Relevanz, da es wichtig ist, die Atemverschieblichkeit der Lungengrenzen durch Perkussion beurteilen zu können.

7.2.6 Recessus der Lunge

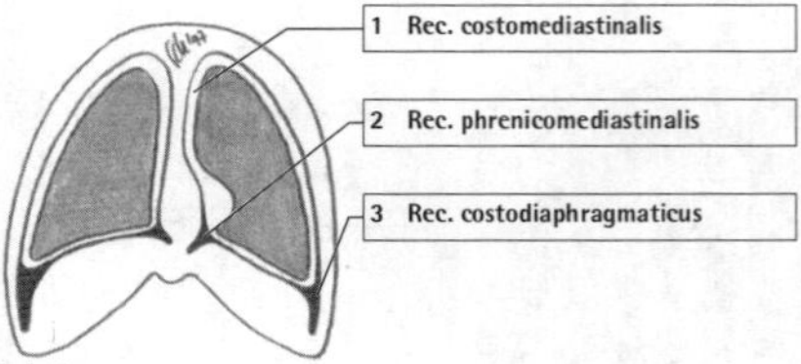

Expiration

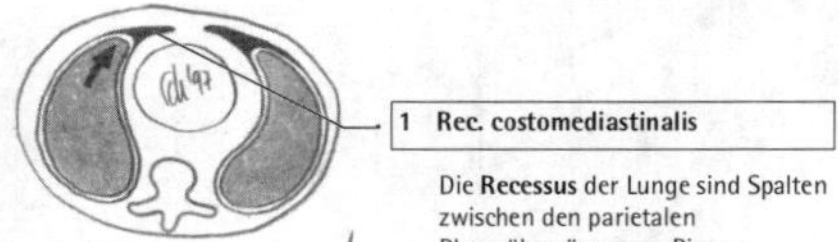

Inspiration

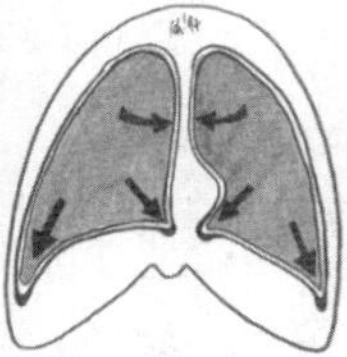

Inspiration

Die **Recessus** der Lunge sind Spalten zwischen den parietalen Pleuraüberzügen von Rippen, Zwerchfell und Mediastinum.
Die beiden obigen Zeichnungen zeigen die Recc. in **Exspirationsstellung**, die Anteile der Pleura parietalis liegen aufeinander, dazwischen befindet sich ein schmaler, flüssigkeitsgefüllter Spalt.
Bei der **Inspiration** dehnt sich die Lunge aus und schiebt sich in die Recc. vor, wobei sie die Anteile der Pleura parietalis auseinanderdrängt. Es handelt sich also bei den Recessus um „Reserveräume".

7.2.7 Diaphragma von kaudal

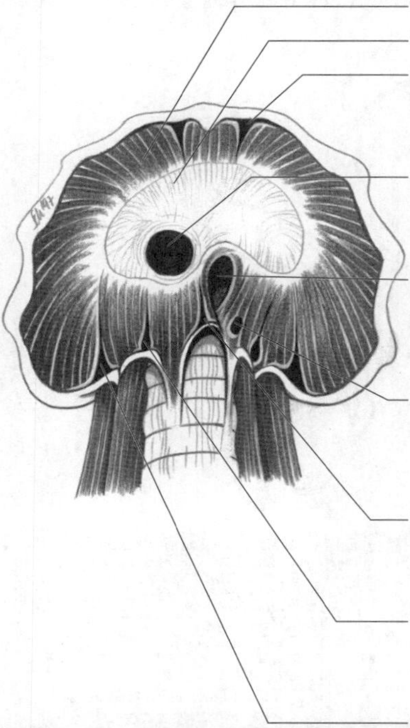

Das **Diaphragma** wird vom N. phrenicus (C3-5) innerviert. Es entspringt von Sternum, Rippen VII-XII und Wirbelkörpern. Es setzt im Centrum tendineum an. Das Zwerchfell ist der wichtigste **Atemmuskel.** Das **Bochdaleksche Dreieck** ist eine Schwachstelle der Muskelplatte (Möglichkeit der Herniation!).

7.3 Blutkreisläufe

7.3.1 Der Kreislauf des Erwachsenen

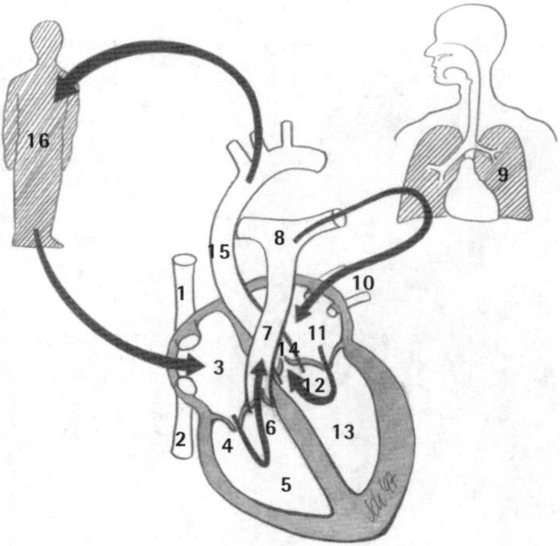

Im folgenden werden die **Stationen des Blutflusses bzw. Kreislaufes** im menschlichen, erwachsenen Körper stichpunktartig aufgezählt, übrigens auch eine beliebte Testatfrage.

1	V. cava superior
2	V. cava inferior
3	Atrium dextrum
4	Trikuspidalklappe
5	Ventriculus dexter
6	Pulmonalklappe
7	Truncus pulmonalis
8	Aa. pulmonales
9	Lungen

10	Vv. pulmonales
11	Atrium sinistrum
12	Mitralklappe
13	Ventriculus sinister
14	Aortenklappe
15	Aorta
16	Arterien – Arteriolen – Kapillaren der Körperperipherie – Venolen – Venen

Eine Besonderheit stellt der venöse Abfluss der Bauchorgane in die V. portae dar: die Leber erhält so venöses Blut zur Weiterverarbeitung der darin enthaltenen Stoffe, wobei sie natürlich auch über eine eigene arterielle Versorgung verfügt.

7.3.2 Der Fetalkreislauf

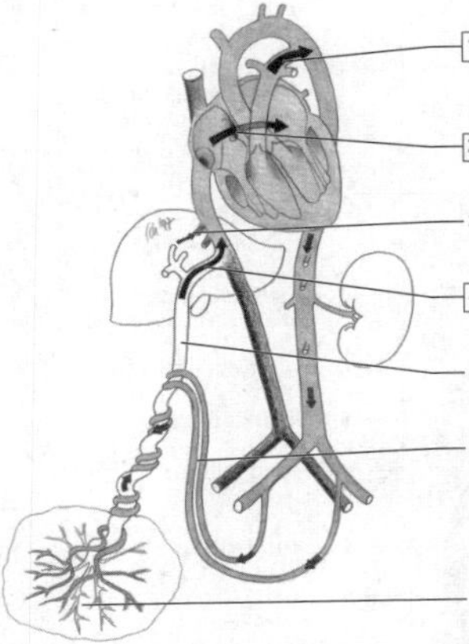

Der **Fetalkreislauf** weist aufgrund der Tatsache, dass der Fetus über die Plazenta mit Sauerstoff von der Mutter versorgt und die Lunge nur minimal durchblutet wird, folgende Besonderheiten auf:

1. Mit Sauerstoff angereichertes, von der Plazenta kommendes Blut wird von der V. umbilicalis über den **Ductus venosus** (→ 180), großteils unter Umgehung der Leber, in die V. cava inferior geleitet, wo es mit dem venösen, sauerstoffarmen Blut aus der Körperperipherie gemischt wird. Der fetale Organismus ist an den im Vergleich zum Erwachsenen niedrigen Sauerstoffgehalt angepasst (z. B. Hb F).
2. Aus dem Atrium dextrum gelangt ein Teil des Blutes über das im Vorhofseptum gelegene **Foramen ovale** direkt in das Atrium sinistrum, es gelangt also gar nicht in den Lungenkreislauf.
3. Blut aus dem Truncus pulmonalis wird über den **Ductus arteriosus Botalli** (→ 158) zum größten Teil in die Aorta geleitet, umgeht also ebenfalls die Lunge.

Die Kurzschlussverbindungen schließen sich postnatal - das Foramen ovale durch Veränderung der Druckverhältnisse im Kreislauf nach Einsetzen der Lungenatmung, der Ductus venosus obliteriert und der Ductus Botalli wird zunächst funktionell verschlossen (Kontraktion glatter Muskelzellen), später obliteriert auch er. Ein häufiges Phänomen ist der persistierende Ductus arteriosus Botalli, der bei Bedarf chirurgisch verschlossen wird.

7.4 Herz, Perikard

7.4.1 Herz, Übersicht

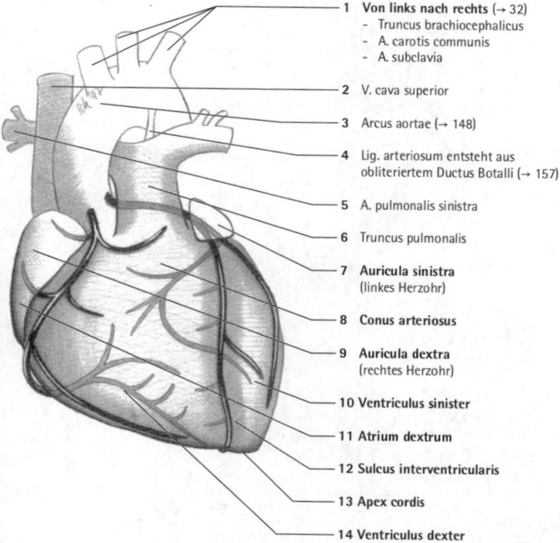

Das **Herz** liegt im mittleren Mediastinum hinter dem Sternum, ca. 1/3 des Organs liegt in der rechten, ca. 2/3 liegen in der linken Thoraxhälfte. Die Herzachse bildet in etwa einen 40°-Winkel zur Median- und Frontalebene. So sieht man von ventral aus das Atrium sinistrum nicht. Das Herz wiegt im Mittel 350 g; es ist etwa so groß wie die Faust der jeweiligen Person.

Das Herz wird vom **Epikard** überzogen, das in einer Umschlagfalte oben an der Herzbasis in das **Perikard**, den Herzbeutel, übergeht. Im subepikardialen Fettgewebe finden sich die beschriebenen Koronargefäße (→ 159).

Die oben benannten Auriculae sind Aussackungen der Atria.

7.4.2 Herzkranzarterien

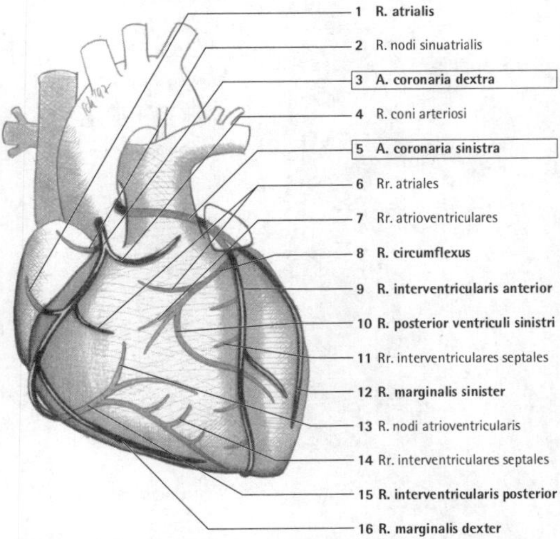

Die **Herzkranzarterien** haben ihren Ursprung im rechten bzw. linken Sinus aortae, kranial der Taschenklappen (→ 164). Grundsätzlich versorgt jede A. coronaria die Wand von Vorhof und Kammer ihrer Seite und einen Teil des Septums, wobei die **A. coronaria dextra** oft einen Abschnitt der linken Ventrikelhinterwand versorgt und die **A. coronaria sinistra** einen Abschnitt der rechten Ventrikelvorderwand. Die großen Stationen des Herzreizleitungssystems versorgt meist die A. coronaria dextra.

Achtung: Der hier beschriebene **„ausgeglichene Versorgungstyp"** findet sich in etwa 70% der Fälle; zu 20% liegt jedoch ein **„Linksversorgungstyp"** vor (der R. interventricularis posterior entspringt aus der A. coronaria sinistra) und in 10% findet man einen **„Rechtsversorgungstyp"** (die Hinterwand des linken Ventrikels wird v.a. von der A. coronaria dextra versorgt).

7.4.3 Venen des Herzens (Ansicht von dorsal) I

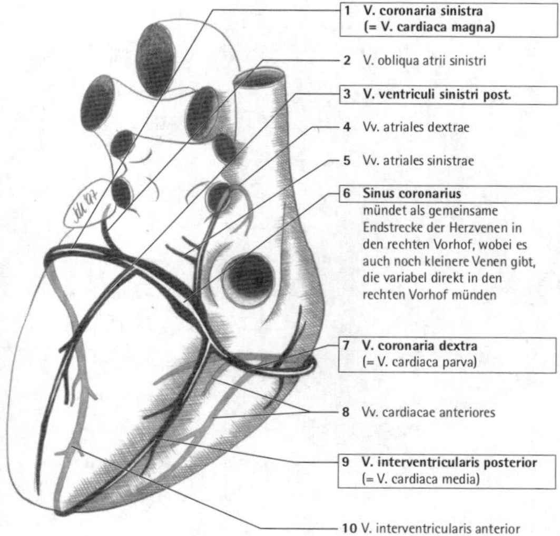

Wie bereits erwähnt, liegen die Herzkranzarterien und die Herzvenen im subepikardialen Fettgewebe. Die Herzkranzarterien können als anatomische Variation auch intramural verlaufen.

Klinischer Hinweis

Bemerkenswert ist, dass aus bisher unbekannten Gründen die intramuralen Abschnitte nicht in einen etwaigen arteriosklerotischen Prozess miteinbezogen werden.
Das Infarktgeschehen resultiert aus dem völligen Verschluss eines Herzkranzgefäßes. Um einen Verschluss zu verhindern, setzt man neben medikamentöser Therapie die Ballondilatation mittels Arterienkatheter und die Bypass-Operation ein.

7.4.4 Sinus des Perikards

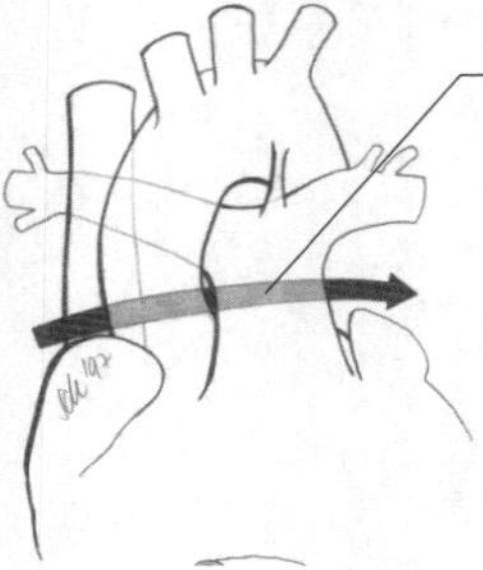

1 Sinus transversus pericardii
Das Perikard (oder Herzbeutel) besteht aus Pericardium fibrosum, Pericardium serosum und Lamina parietalis. Es geht in einer Umschlagfalte oberhalb der Herzbasis an der Wand der großen Gefäße in das Epikard über. Der Sinus transversus ist ein Gang innerhalb der Perikardhöhle, der zwischen Aorta und Truncus pulmonalis einerseits und V. cava superior und den Vv. pulmonales andererseits liegt und von den Umschlagfalten an diesen Gefäßen eingeschlossen wird.

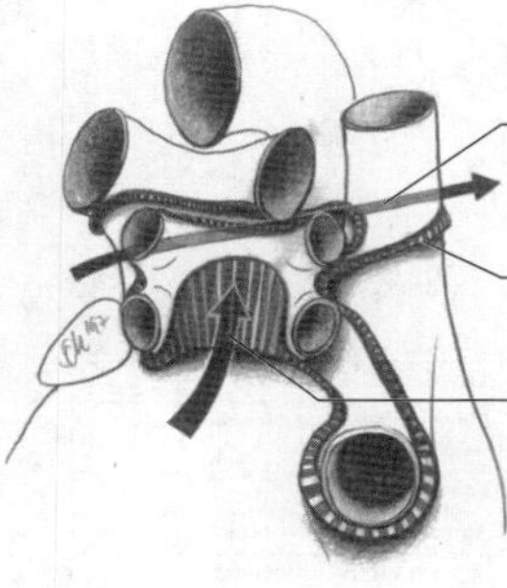

2 Pfeil im Sinus transversus pericardii

3 Perikardumschlagfalte

4 Sinus obliquus pericardii
Dieser Sinus wird von der dorsalen Wand des Perikards und der Umschlagfalte an den Pulmonalvenen (meistens 4) gebildet.

7.4.5 Herzinnenräume I

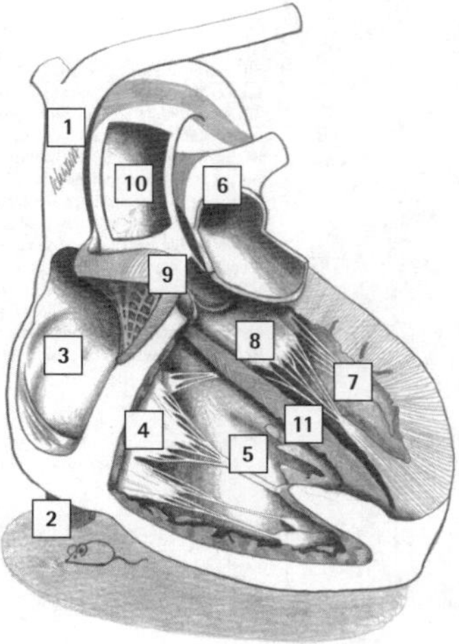

Diese Zeichnung soll u. a. einen Überblick über die Herzinnenräume geben. Die oben bezifferten Strukturen sind hier aufgeführt:

1	**V. cava superior** (→ 204)
2	**V. cava inferior** (→ 204)
3	**Atrium dextrum**
4	**Valva atrioventricularis dextra = Trikuspidalklappe**
5	**Ventriculus dexter**
6	**Truncus pulmonalis**

7	**Ventriculus sinister**
8	**Valva atrioventricularis sinistra = Mitralklappe**
9	**Valva aortae**
10	**Aorta ascendens** (→ 148)
11	**Septum interventriculare**

7.4.6 Herzinnenräume II

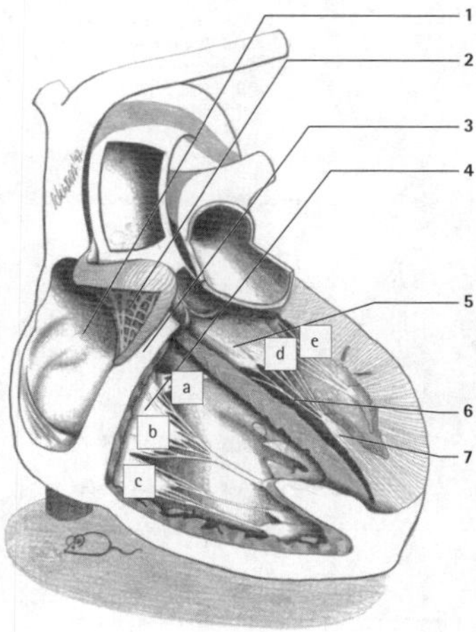

1 **Septum interatriale**

2 Herzohr mit Mm. pectinati

3 Klappenebene

4 **Valva atrioventricularis dextra** mit:
a) Cuspis septalis
b) Cuspis anterior
c) Cuspis posterior

5 **Valva atrioventricularis sinistra** mit:
d) Cuspis anterior
e) Cuspis posterior

6 **Chordae tendineae**

7 **Mm. papillares**
Die Chordae tendineae ziehen zu den Mm. papillares. Dabei inseriert z.B. das Cuspis anterior am M. papillaris anterior und zudem auch am M. papillaris posterior.

Die Herzinnenräume werden vom **Endokard** ausgekleidet, selbst die Chordae tendineae (Sehnenfäden der Papillarmuskeln) werden von dieser Epithelschicht überzogen. Die Chordae tendineae und die Papillarmuskeln verhindern während der Systole (Auswurfphase) ein Prolabieren der Segelklappen in die Vorhöfe.

Die **Vorhöfe** besitzen **glatte Wände**, nur in den Herzohren bilden die Mm. pectinati eine Wandstruktur. Die **Kammern** dagegen haben durch die **Trabeculae carneae** (kleine Wülste aus Herzmuskulatur) und die Mm. papillares ein **deutliches Relief.** Wie auf obiger Zeichnung gut zu sehen, ist das Myokard des linken Ventrikels mit ungefähr 15 mm ca. dreimal so dick wie das des rechten. Dies resultiert aus dem wesentlich höheren Druck, den der linke Ventrikel erzeugen muss.

In das Atrium dextrum münden obere und untere Hohlvene und der Sinus coronarius. Das Septum interatriale weist beim Erwachsenen eine Grube, die **Fossa ovalis**, auf, die aus dem Verschluss des Foramen ovale des Fetus entstanden ist.

7.4.7 Ventilebene des Herzens

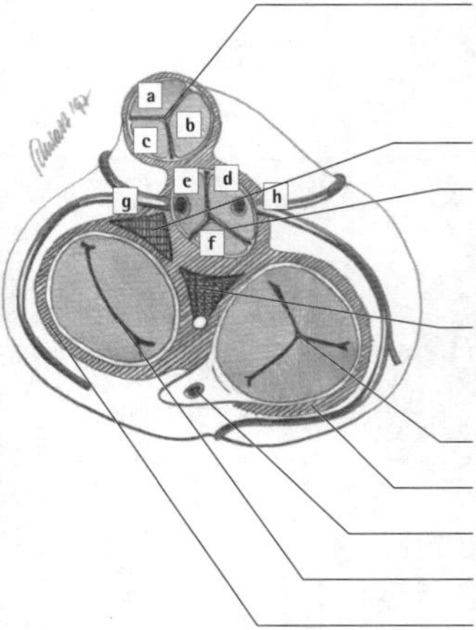

1 **Valva trunci pulmonalis aus den Valvulae semilunares**
a) anterior
b) dextra
c) sinistra

2 **Trigonum fibrosum sinistrum**

3 **Valva aortae** aus den Valvulae semilunares
d) dextra
e) sinistra
f) posterior

4 **Trigonum fibrosum dextrum** hier tritt das Hissche Bündel durch die Ventilebene (weißer Punkt!)

5 **Trikuspidalklappe** (→ 163)

6 **Anulus fibrosus dexter**

7 Ostium sinus coronarii (→ 160)

8 **Mitralklappe** (→ 163)

9 **Anulus fibrosus sinister**

Alle vier Klappen des Herzens liegen auf einer Ebene. Diese sog. **Ventilebene** (oder auch **Herzskelett**) projiziert sich auf eine Linie, die vom Sternalansatz der 6. Rippe rechts zum Sternalansatz der 3. Rippe links verläuft. Sie ist eine **elektrische Isolierschicht** zwischen den Vorhöfen und den Kammern, die nur am Trigonum fibrosum dextrum vom Hisschen Bündel unterbrochen wird. Die Anuli fibrosi sind Faserringe, die die atrioventrikulären Ostien umgeben und aus denen die Valvae atrioventriculares entspringen. Wie auf obiger Abbildung gut zu sehen, entspringen aus dem **Sinus aortae**, direkt oberhalb der Aortenklappe, die beiden Koronararterien (g und h).

Als **Valvula venae cavae inferioris** wird eine Leiste im rechten Vorhof bezeichnet, die während der Fetalzeit das aus der unteren Hohlvene kommende Blut in und durch das Foramen ovale lenkt. Sie wird hier nur der Vollständigkeit halber aufgeführt.

Klinischer Hinweis

Selten wird die elektrische Isolierschicht noch durch weitere Bündel unterbrochen (Kent-James-Bündel). Es kommt dann zu Herzrhythmusstörungen (z.B. Wolff-Parkinson-White-Syndrom = WPW-Syndrom)

7.4.8 Herzklappen

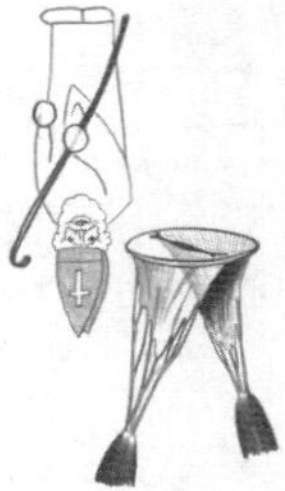

Die Mitralklappe

Benannt wird die linke Segelklappe nach ihrer Ähnlichkeit mit der Mitra, der Bischofsmütze der katholischen Kirche. Sie besitzt **zwei Klappensegel**, das **Cuspis anterior** und das **Cuspis posterior**. Die deswegen auch **Bikuspidalklappe** genannte Struktur trennt den linken Vorhof von der linken Kammer.

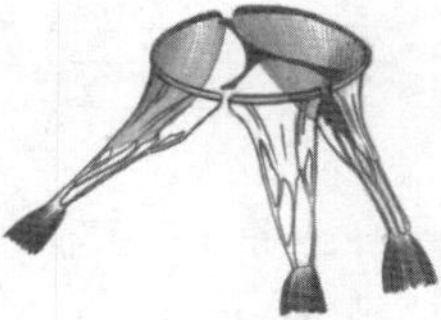

Die Trikuspidalklappe

Diese Segelklappe besitzt, wie der Name sagt, drei Segel, das **Cuspis anterior**, das **Cuspis posterior** und das **Cuspis septalis**. Sie trennt den rechten Vorhof von der rechten Kammer. Es ist nochmals darauf hinzuweisen, dass **jedes Segel Sehnenfäden zu zwei Papillarmuskeln** abgibt. Dies ist auf der Zeichnung der Übersichtlichkeit halber nicht korrekt dargestellt.

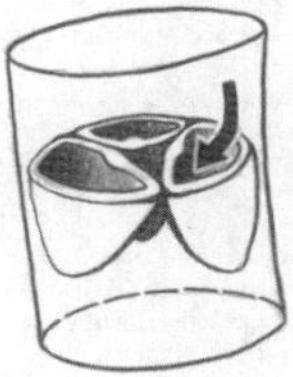

Die Aorten- und Pulmonalklappe

Diese Klappen bestehen aus **Endokardduplikaturen**. Sie sind aus **drei Taschen- oder Semilunarklappen** aufgebaut und liegen am Anfang von Aorta und A. pulmonalis in der Ventrikelausstrombahn. Am Ende der Systole verhindern sie das Zurückströmen des Blutes in die Kammern durch den auf der Skizze durch den Pfeil angedeuteten Mechanismus. Aus dem über der Aortenklappe liegenden **Sinus aortae** entspringen die **Herzkranzgefäße**.

7.4.9 Erregungsbildungs- und -leitungssystem

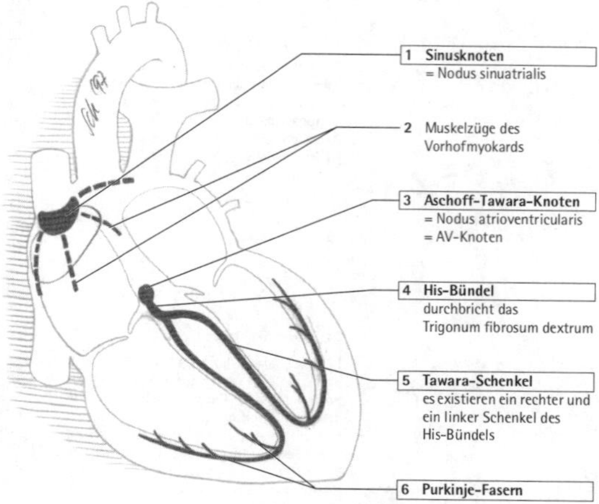

Das Erregungsbildungs- und -leitungssystem des Herzens besteht **nicht** aus Nervenfasern, sondern aus spezifischen Herzmuskelzellen. Der **Sinusknoten** sitzt ventral an der Einmündung der Vena cava superior. Er ist der Schrittmacher der Herzaktion und weist eine Frequenz von 60–90 pro Minute auf. Der **AV-Knoten** liegt in der Dorsalwand des rechten Atriums. Seine Besonderheit ist, dass er die Fortleitung des ankommenden Impulses verzögert, was die Koordination von Vorhof- und Kammeraktion ermöglicht. Das **Hissche Bündel** durchbricht die elektrische Isolierschicht des Herzskeletts, geht in die **Tawara-Schenkel** über und erregt letztendlich über die **Purkinje-Fasern**, netzartige Ausläufer, das Kammermyokard von der Herzspitze her in Richtung Herzbasis. Auch die dem Sinusknoten nachgeordneten Teile des Erregungsleitungssystems sind zur Erregungsbildung befähigt, weisen aber eine niedrigere Eigenfrequenz (AV-Knoten: 40 pro Minute; His-Bündel: 20 pro Minute) auf, so dass die Erregungsbildung in diesen Zentren normalerweise nicht zum Tragen kommt. Der Sinusknoten zwingt ihnen seinen Rhythmus quasi auf. Bei Ausfall der Sinusknotenfunktion übernimmt der AV-Knoten die Rolle der Erregungsbildung, allerdings mit einer niedrigeren Frequenz.
Das Herzreizleitungssystem reagiert empfindlich auf **Einflüsse des vegetativen Nervensystems** (vor Aufregung schlägt einem „das Herz bis zum Hals").

7.4.10 Auskultationsstellen des Herzens

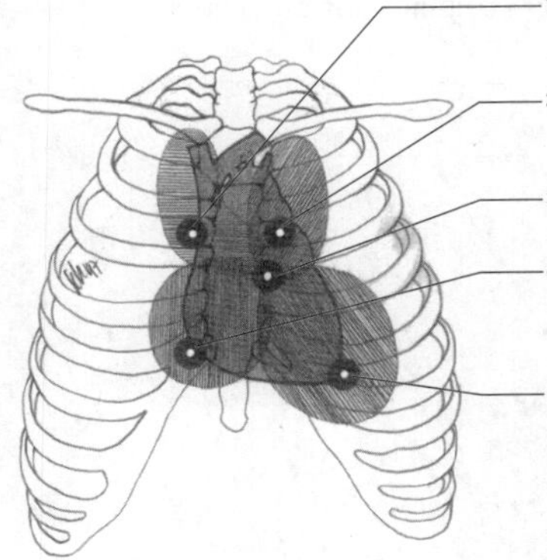

1 **Auskultationsstelle der Aortenklappe**
2. ICR rechts parasternal

2 Auskultationsstelle der **Pulmonalklappe**
2. ICR links parasternal

3 **Erbscher Punkt**
3. ICR links parasternal

4 Auskultationsstelle der **Trikuspidalklappe**
4.-5. ICR rechts parasternal

5 Auskultationsstelle der **Mitralklappe**
5. ICR links auf der Medioklavikularlinie

Die Herztöne und -geräusche entstehen durch die Aktion der Herzklappen und die Strömung des Blutes. Als **Herztöne** bezeichnet man die regulär auftretenden Klangphänomene durch die Bewegung der Klappen, während man mit **Herzgeräuschen** alle anderen (aber nicht nur pathologischen) Klangphänomene meint.

Die Auskultationsstellen sind nun die Stellen, an denen die Herztöne einer Klappe besonders gut hörbar sind.

Am Erbschen Punkt sind die Herztöne aller vier Herzklappen hörbar. Im Vergleich mit den anderen Auskultationsstellen erlaubt die Auskultation an diesem Punkt die Zuordnung von Herzgeräuschen zu der jeweiligen Klappe.

Die **Auskultationsstellen des Herzens** sind **nicht** mit den Projektionsstellen der Klappen des Herzens auf die Thoraxwand identisch (siehe Herzsilhouette auf obiger Zeichnung)! Es sind keine eng umschriebenen Stellen, sondern, wie hier skizziert, **Areale**, die sich von Patient zu Patient unterschiedlich weit über die Thoraxwand ausdehnen. Die ungefähre Lokalisation ist oben angegeben.

8 Bauchsitus

8.1 Allgemeines

8.1.1 Projektion der Organe auf die ventrale Rumpfwand

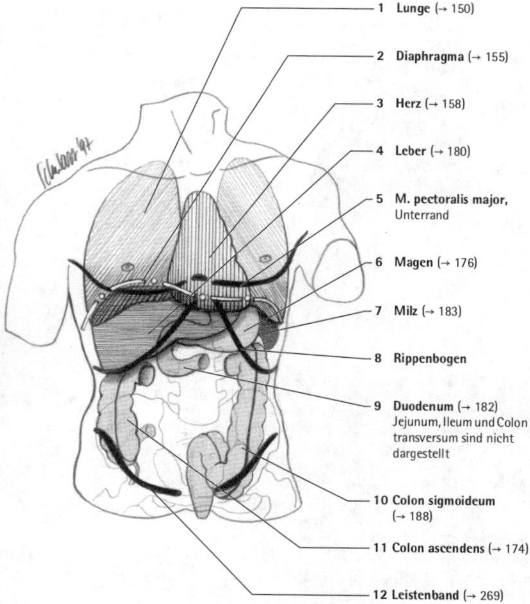

8.1.2 Überblick über den Bauchraum

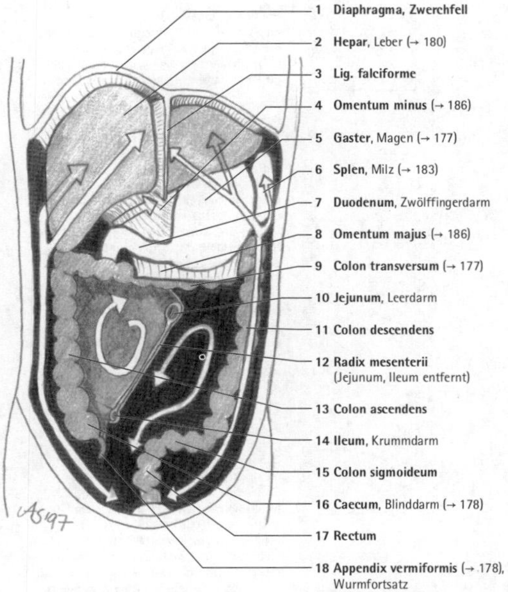

Die **Peritonealhöhle**, die vom Bauchfell, dem **Peritoneum**, ausgekleidet ist, wird in Ober- und Unterbauch gegliedert. Der **Oberbauch** reicht vom 9. Thorakal- bis zum 2. Lumbalwirbel. Der **Unterbauch** erstreckt sich vom 2. Lendenwirbel bis zum Beckeneingang. Die Grenze zwischen beiden Räumen ist die **Radix** des Mesocolon transversum.

Übrigens: Die Radix mesenterii ist etwa 20 cm lang, während der Dünndarm eine Länge von 4–5 m besitzt.

8.2 Embryonalentwicklung Bauchorgane

8.2.1 Embryonalentwicklung der Bauchorgane I

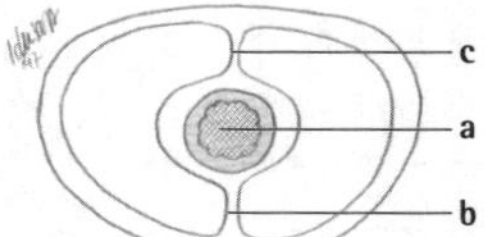

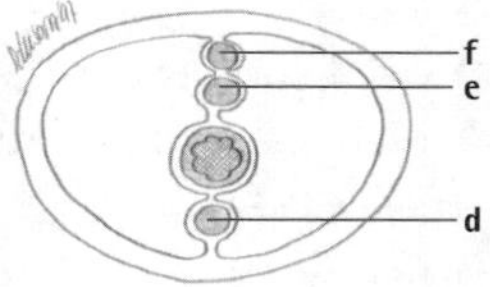

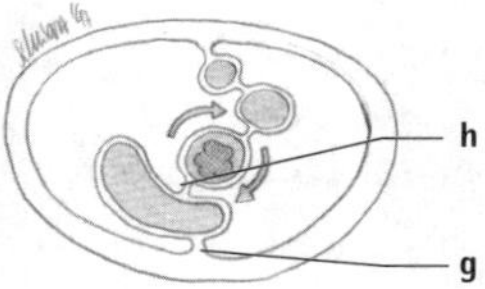

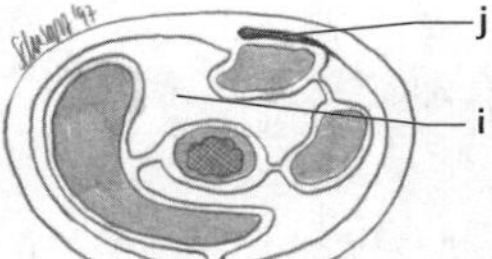

Um sich die Lage der Organe im Bauchraum, die Peritonealverhältnisse sowie den Verlauf der Mesenterien und anderer Strukturen veranschaulichen zu können, ist es sinnvoll, die Embryonalentwicklung kurz zu erläutern.

Das **Darmrohr** (a) geht aus dem Dottersack hervor, der von ventral her eingestülpt wird; es verbleibt als Verbindung zwischen Mitteldarm und Dottersack der **Ductus omphaloentericus**, bei manchen Erwachsenen als **Meckelsches Divertikel** erhalten. Das Darmrohr ist an einer ventralen (b) und einer dorsalen (c) Bauchfellduplikatur, den **Mesenterien**, aufgehängt. Der kaudale Anteil des Mesenterium ventrale geht während der Entwicklung verloren (der kraniale bleibt bestehen), so dass **eine** ungeteilte Leibeshöhle entsteht. Im **Mesenterium ventrale** bildet sich **Leber** (d), im **Mesenterium dorsale Milz** (e) und **Pankreas** (f). Aus den Mesos entwickelt sich der Peritonealüberzug der Organe.

Es findet nun in der **Sagittalebene** ein Längen- und Dickenwachstum des Darmrohrs und somit eine Unterteilung in die späteren Darmabschnitte statt. Dann beginnt der Magen, der bis jetzt in der **Medianebene** steht, sich um insgesamt 90° zu drehen. Die Leber wird nach rechts verlagert; das Meso ventrale, in das sie eingewachsen ist, bildet auf der ventralen Leberseite das **Lig. falciforme** (g) (→ 180), auf der dorsalen Seite das **Omentum minus** (h) (→ 187). Das dorsale Meso und die in ihm entstandenen Milz und Pankreas werden nach links verlagert; dorsales Meso und Omentum minus bilden die **Bursa omentalis** (i). Das Peritoneum parietale und der Peritonealüberzug des Pankreas verschmelzen, so dass dieses Organ sekundär retroperitoneal zu liegen kommt (j).

8.2.2 Embryonalentwicklung der Bauchorgane II

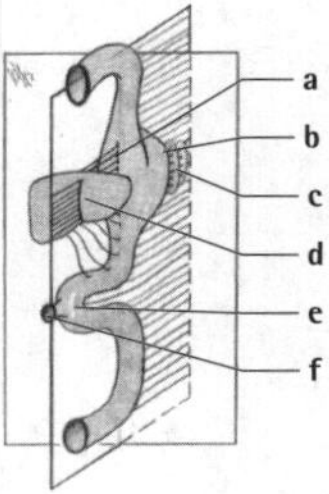

Auf der oberen Darstellung (Embryo ca. 5 mm SSL, etwa Ende 1. Monat) ist das **Darmrohr** zu erkennen. Die Wachstumsvorgänge in der Sagittalebene haben schon zur Bildung von **kleiner** (a) und **großer** (b) **Kurvatur** des Magens (hier noch **vor** der Drehung!) geführt, auch die **Duodenalschleife** (e), eine in Richtung Nabel zeigende Darmschleife, an deren Scheitel der Ductus omphaloentericus (f) sitzt, ist zu sehen. Die Einsprossung von Leber (d), Milz und Pankreas (c) in die Mesos ist bereits erfolgt.

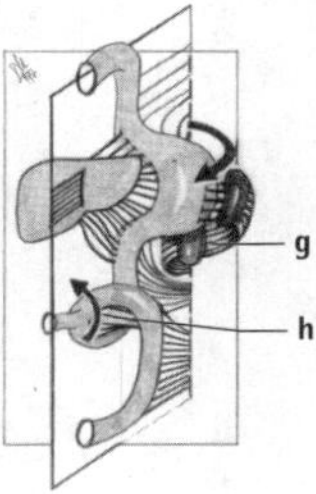

Die mittlere Darstellung (ca. 30 mm SSL, im 2. Monat) zeigt nun die **Drehung des Magens** mit der zunächst nach hinten zeigenden großen Kurvatur **nach links um 90°**. Er liegt nun nicht mehr in der Sagittal-, sondern eher in der Frontalebene. Das dorsale Meso des Magens wird ausgedehnt und bildet mit dem Omentum minus die **Bursa omentalis** (g). Durch die Einsprossung der Milz wird das dorsale Meso in die **Ligg. gastrosplenicum** und **phrenicosplenicum** unterteilt. Gleichzeitig zu all diesen Vorgängen beginnt die **Darmdrehung**, wobei die **A. mesenterica superior** die **Achse** bildet. Sie verläuft von dorsal her im Mesenterium der Duodenal- oder Nabelschleife (h).

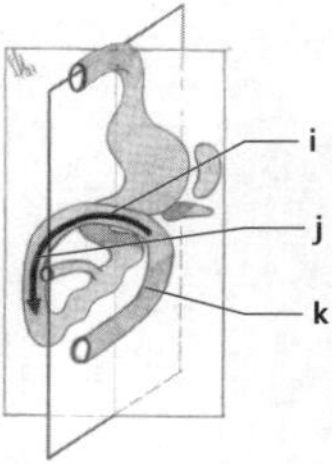

Die untere Darstellung (SSL >50 mm, Ende des 3. Monats) zeigt nun die **Darmdrehung**. Sie **erfolgt um etwa 270° gegen den Uhrzeigersinn**. Die verschiedenen Darmabschnitte unterliegen dabei einem unterschiedlichen Dicken- und Längenwachstum. **Colon ascendens** (j) und **Colon descendens** (k) verwachsen mit der dorsalen Rumpfwand und kommen somit **sekundär retroperitoneal** zu liegen (vergleichbar dem Pankreas). Im Gegensatz dazu bleibt das **Colon transversum** (i) **intraperitoneal**; es befindet sich schließlich ventral des Magens.

8.2.3 Embryonalentwicklung der Bauchorgane III

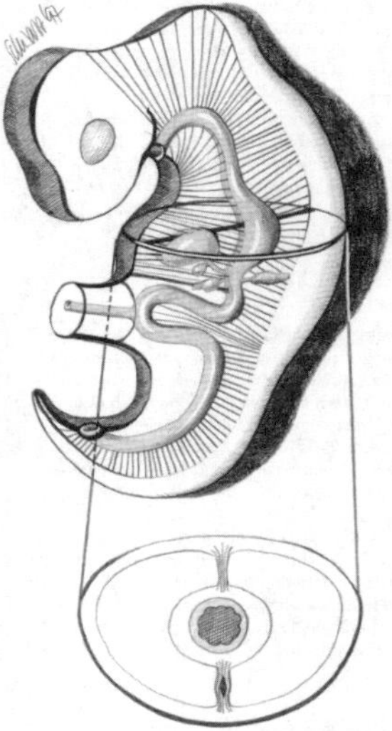

Die Zeichnungen auf dieser und der folgenden Seite sollen die bisher besprochenen Vorgänge nochmals illustrieren. In den Darstellungen ist die Ebene des unten plazierten Transversalschnitts eingezeichnet.

Zu beachten ist, dass der kaudale Abschnitt des ventralen Mesos verlorengeht. Zudem sieht man die ventrale und die dorsale Anlage des Pankreas, die später verschmelzen. Die ventrale Anlage wurde bisher zur Vereinfachung nicht erwähnt.

8.2.4 Embryonalentwicklung der Bauchorgane IV

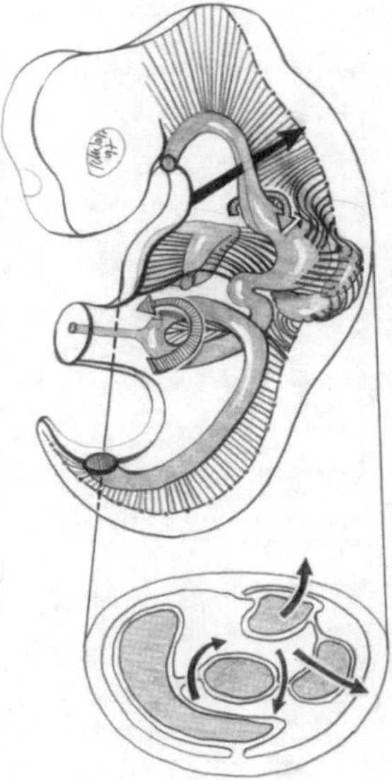

Die Pfeile im Transversalschnitt geben die Drehrichtung der einzelnen Organe wieder. Im oberen Teil der Zeichnung verdeutlicht der im späteren Ösophagus liegende schwarze Pfeil die Sagittalebene, die schraffierten Pfeile die Drehrichtungen.

8.3 Verdauungskanal

8.3.1 Verdauungskanal im Schema

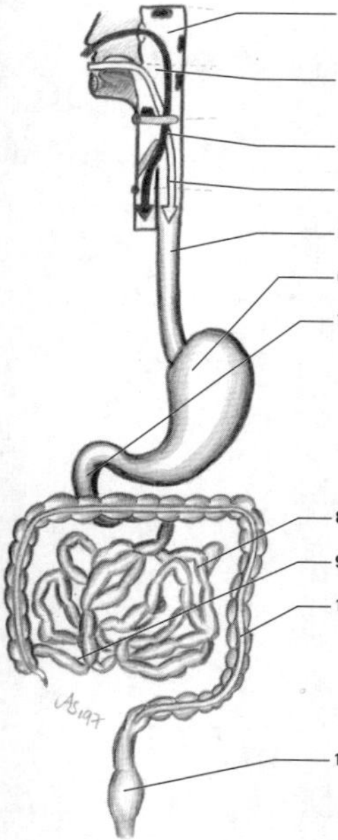

1 **Epipharynx** mit den Tonsillae pharyngea et tubaria

2 **Mesopharynx** mit den Tonsillae lingualis et palatina

3 Überkreuzung von Luft- und Speiseweg

4 **Hypopharynx** mit Epiglottis (→ 24)

5 **Ösophagus**, Speiseröhre (→ 175)

6 **Ventriculus**, Magen (→ 176)

7 **Duodenum**, Zwölffingerdarm
- Pars superior
- Flexura duodeni superior
- Pars descendens
- Flexura duodeni inferior
- Pars horicontalis

Übergang in das Jejunum in der Flexura duodenojejunalis

8 **Jejunum**, Leerdarm

9 **Ileum**, Krummdarm

10 **Colon**, Dickdarm mit
- Caecum mit Appendix vermiformis
- Colon ascendens
- Colon transversum
- Colon descendens
- Colon sigmoideum

11 **Rectum** (→ 188), Mastdarm mit
- Ampulla recti
- Canalis analis

8.3.2 Ösophagus von dorsal

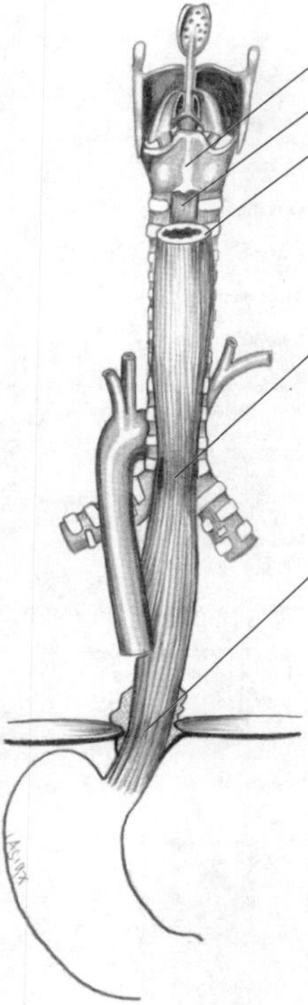

1 **Cartilago cricoidea des Larynx** (→ 24)

2 Trachea (→ 149)

3 **Erste und engste Engstelle des Ösophagus**
Die obere Ösophagusenge befindet sich am Ösophagusmund in Höhe des Cartilago cricoidea.

4 **Zweite Engstelle des Ösophagus**
Die mittlere Ösophagusenge wird durch die Kreuzung der Speiseröhre mit der Aorta, die hinter den Ösophagus zieht, bedingt. Die Aorta ist hier zur besseren Veranschaulichung etwas nach links gezogen.

5 **Dritte Engstelle des Ösophagus**
Die untere Ösophagusenge wird durch den Hiatus oesophageus des Diaphragmas hervorgerufen.

Der ca. 25 cm lange Ösophagus wird in drei Abschnitte gegliedert:
- Pars cervicalis
- Pars thoracica
- Pars abdominalis

8.3.3 Magen

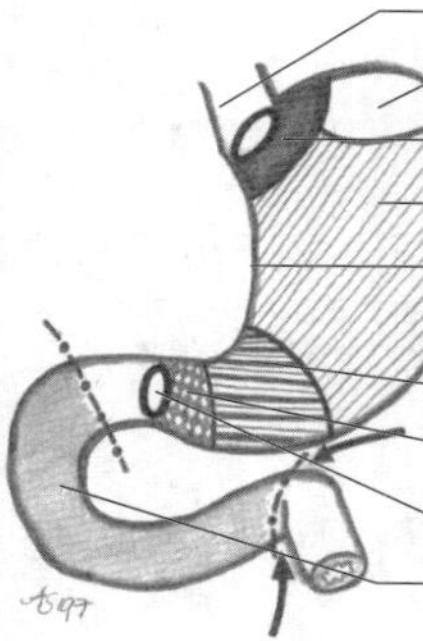

1 **Ösophagus, Pars abdominalis**
2 **Fundus**
3 **Kardia**
4 **Korpus**
5 **Curvatura minor**
6 **Curvatura major**
7 **Antrum**
8 **Pars pylorica**
9 **Pylorus**
10 **Duodenum**, der grau unterlegte Bereich liegt sekundär retroperitoneal

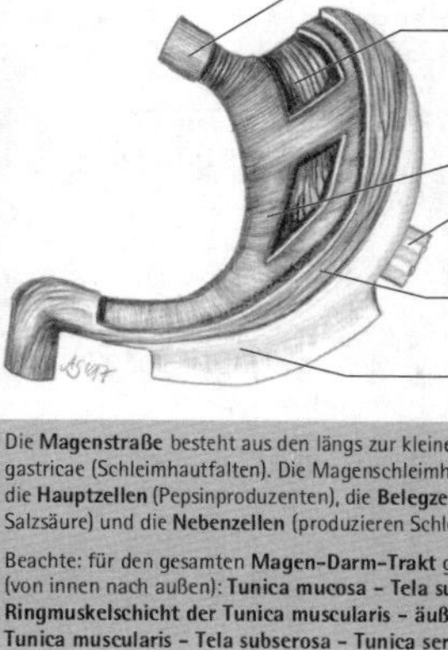

11 Ösophagus, Tunica muscularis
12 **Tunica muscularis, Fibrae obliquae** zusätzliche innere Muskelschicht des Magens, sie ist nicht an der kleineren Kurvatur zu finden!
13 **Tunica muscularis, Stratum circulare**
14 Lig. gastrosplenicum mit den Aa. et Vv. gastricae breves
15 **Tunica muscularis, Stratum longitudinale**
16 Tunica serosa mit Omentum majus

Die **Magenstraße** besteht aus den längs zur kleinen Kurvatur verlaufenden Plicae gastricae (Schleimhautfalten). Die Magenschleimhaut besitzt drei Zellarten: die **Hauptzellen** (Pepsinproduzenten), die **Belegzellen** (bilden Intrinsic-Faktor und Salzsäure) und die **Nebenzellen** (produzieren Schleim).

Beachte: für den gesamten **Magen-Darm-Trakt** gilt folgender **Wandaufbau** (von innen nach außen): **Tunica mucosa - Tela submucosa - innere Ringmuskelschicht der Tunica muscularis - äußere Längsmuskelschicht der Tunica muscularis - Tela subserosa - Tunica serosa.**

8.3.4 Magen und Dickdarm

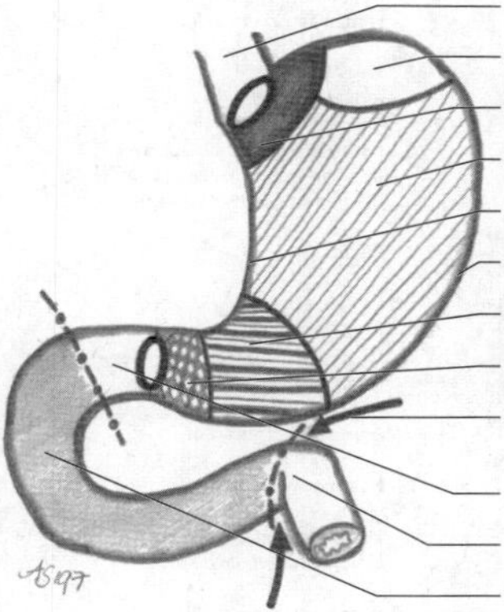

1 **Ösophagus**
2 **Magen** (Gaster, Venter): Fundus
3 **Kardia**
4 **Korpus**
5 **Curvatura minor**
6 **Curvatura major**
7 **Antrum**
8 **Pylorus**
9 Pfeile in die Recessus duodenales superior et inferior
10 Duodenum
11 Flexura duodenojejunalis
12 Duodenum: retroperitonealer Anteil grau

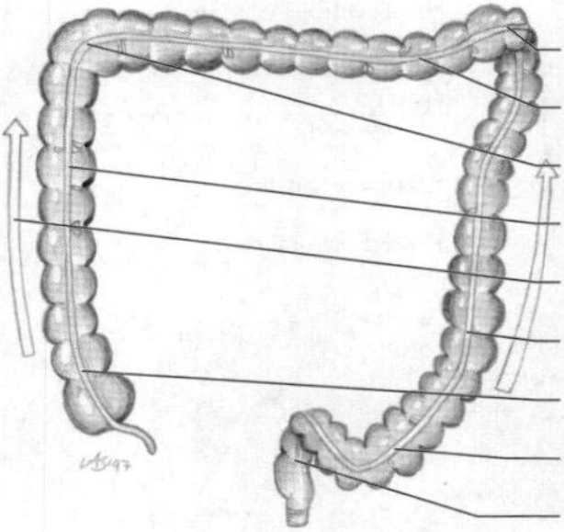

13 Flexura coli sinistra
14 **Colon transversum**
15 Flexura coli dextra
16 **Colon ascendens**
17 Pfeile in die Recc. paracolici
18 **Colon descendens**
19 **Caecum mit Appendix**
20 **Colon sigmoideum**
21 **Rectum**

8.3.5 Kennzeichen von Colon und Caecum

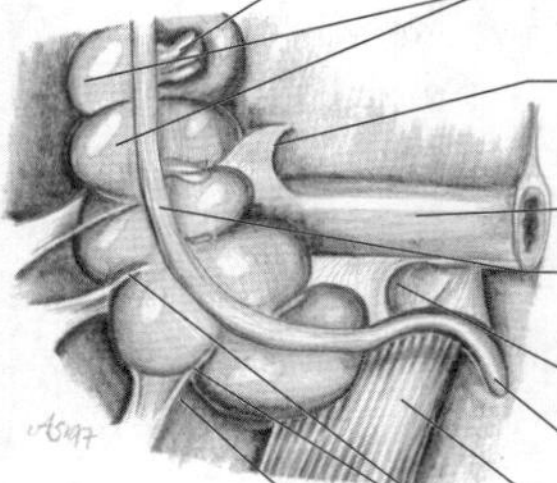

Auf der unteren Abbildung betrachtet man das Caecum von unten, die Tänien laufen in die Appendix aus

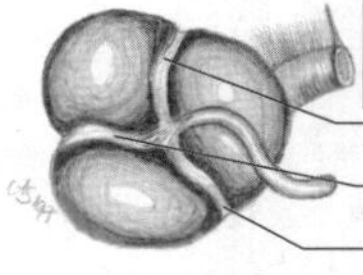

Makroskopisch kann man durch folgende Kriterien den Dick- vom Dünndarm unterscheiden: Tänien, Appendices epiploicae, Plicae semilunares und Haustren.

Plicae semilunares und Haustren ergeben sich durch die Kontraktion der Muskulatur, also durch Peristaltik. Dies hat zur Folge, dass Plicae und Haustren wandern!

Als **Kerckringsche Falten** bezeichnet man Mukosafalten, die vom Duodenum ab nach distal ständig an Höhe abnehmen und im Dickdarm fehlen. Die **Krypten** nehmen vom Dünndarm in Richtung Dickdarm an Tiefe zu.

8.3.6 Verschlussmechanismen des Magen-Darm-Trakts

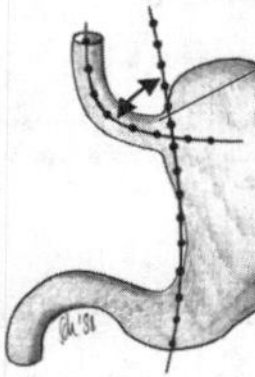

1 Kardia

Folgende Mechanismen bewirken einen Verschluss:

- Mündungswinkel (His-Winkel = ösophagogastraler Winkel)
- ineinandergreifende Falten der Wand
- Gefäßplexus
- Längsspannung des Ösophagus

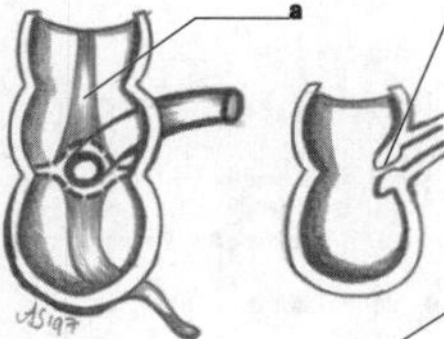

2 Ileozäkalklappe, Bauhinsche Klappe

Folgende Mechanismen bewirken einen Verschluss:

- Mündungswinkel
- Schleimhautlippen aus Mukosa und Ringmuskelschicht von Ileum und Colon
- Venenplexus

Beachte: Die Taenia omentalis (a) öffnet die Klappe!

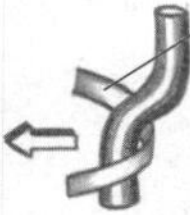

3 Rectum mit M. levator ani (→ 212)

Folgende Mechanismen bewirken einen Verschluss:

- M. levator ani (zieht das Rectum nach ventral)
- Plicae transversales recti
- Mm. sphincteres ani internus et externus
- Plexus haemorrhoidalis

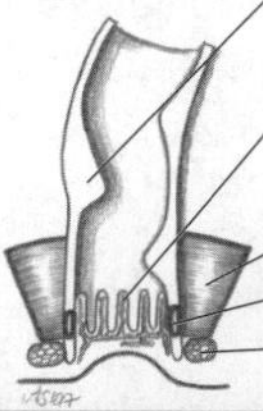

4 **Plicae transversales recti superior** (Houston), **media** (Kohlrausch) et **inferior** (Newton)

5 **Columnae anales**, die durch die **Linea pectinea** (Epithelgrenze) von der darüberliegenden Ampulla recti abgegrenzt werden; dazwischen **Sinus anales**

6 **M. levator ani** (→ 212)

7 **M. sphincter ani internus**

8 **M. sphincter ani externus** (→ 213)

Die Verschlussmechanismen des Magen-Darm-Trakts haben die Regelung des Stofftransports und die Verhinderung des Rückflusses zur Aufgabe.

8.4 Leber, Galle, Pankreas, Milz

8.4.1 Leber von ventral und von kaudodorsal

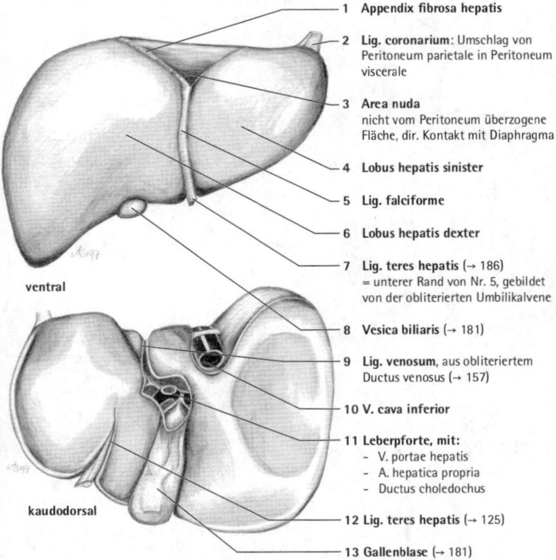

Als **Merk- und Vorstellungshilfe:**
die Strukturen 9–13 bilden eine **„H"-Form**,
der Querbalken des „H" wird von Nr. 11 gebildet.

Die Leber, als das größte parenchymatöse Organ, liegt im rechten Oberbauch in den **Regiones hypochondriaca dextra et epigastrica**. Die **Area nuda** ist ein Teil der Facies diaphragmatica, der nicht vom Peritoneum bedeckt, sondern direkt mit dem Zwerchfell verwachsen ist.
Das **Lig. falciforme** ist mit der ventralen Rumpfwand verbunden. Der untere Leberrand verläuft beim Gesunden mit dem Rippenbogen.
Der Blutzufluss der Leber erfolgt über die **A. hepatica propria** und über die **V. portae**. Der venöse Abfluss geschieht über die **Vv. hepaticae** in die **V. cava inferior**.

8.4.2 Gallenwege

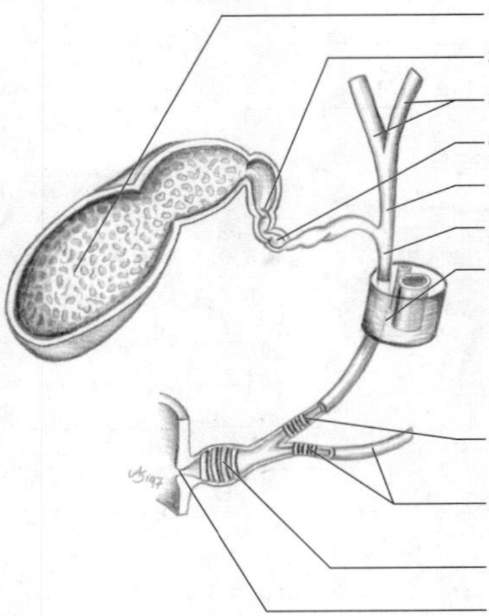

Die **Gallenflüssigkeit** wird in den Leberzellen gebildet und in der Gallenblase eingedickt und gespeichert. Die Galle wird durch Kontraktion der Gallenblasenmuskulatur ins Duodenum ausgeschüttet. Ausgelöst wird dies durch **Cholezystokinin**, das im Duodenum bei Anwesenheit z.B. von Fett abgegeben wird.

Klinischer Hinweis

Im Bereich der **Papilla duodeni major (= Vatersche Papille)** und der Gallengänge kann es durch Gallensteine oder Tumoren zu einer Abflussbehinderung der Gallenflüssigkeit kommen. Die Galle kann bis zur Leber zurückstauen und schließlich einen posthepatischen Ikterus (Gelbsucht) hervorrufen.
Als **Ampulla hepatopancreatica** bezeichnet man die gemeinsame, etwas erweiterte Endstrecke von Ductus choledochus und Ductus pancreaticus. Sie ist nicht regelmäßig vorhanden.
Die **Papilla duodeni minor** ist die variabel vorkommende Einmündung des Ductus pancreaticus accessorius in das Duodenum (→ 182).

8.4.3 Pankreas

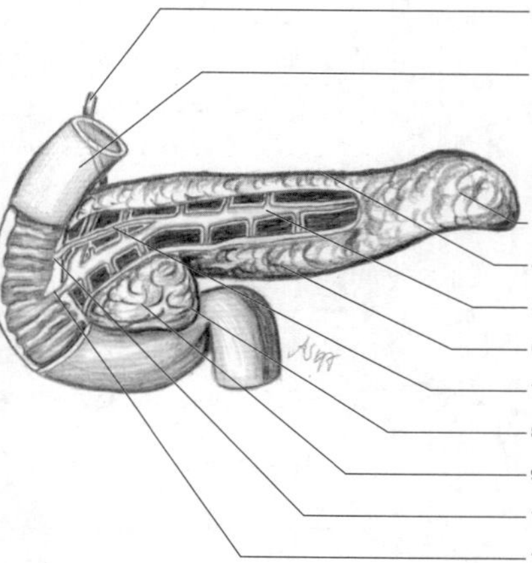

Das **Pankreas (Bauchspeicheldrüse)** liegt sekundär retroperitoneal. Das Caput pancreatis legt sich dem duodenalen „C" an und läuft in dem hakenförmigen Processus uncinatus aus.

Das Organ besitzt einen exo- und einen endokrinen Anteil: der **exokrine Anteil** ist rein serös und produziert Verdauungsenzym. Den **endokrinen Anteil** bezeichnet man auch als Inselorgan; er schüttet Glukagon (A-Zellen), Insulin (B-Zellen) und Somatostatin (C-Zellen) aus.

Die **Blutversorgung des Pankreas** erfolgt aus den Aa. pancreaticoduodenales superior et inferior (→ 189) und aus Ästen der A. lienalis (→ 183), die am Oberrand des Corpus pancreatis entlangläuft. Zwischen Pankreasunterrand und dem Oberrand des letzten Duodenumabschnitts verlaufen die A. und V. mesenterica superior (→ 190).

Der **Ductus pancreaticus accessorius** entsteht durch eine unvollständige Verschmelzung der ventralen und dorsalen Anlage des Pankreas (→ 170). In der Regel entsteht nur ein Ausführungsgang, der Ductus pancreaticus.

8.4.4 Milz

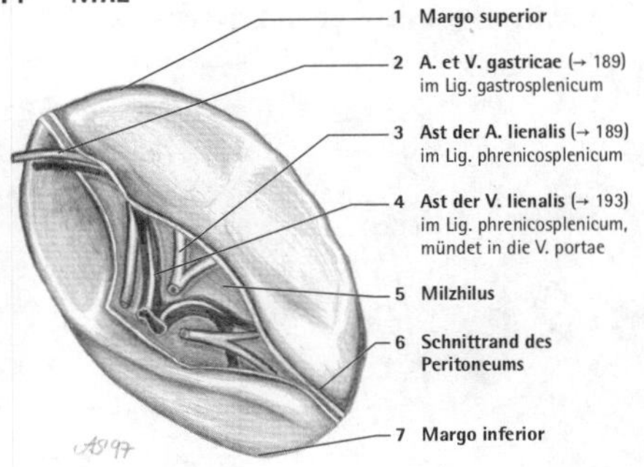

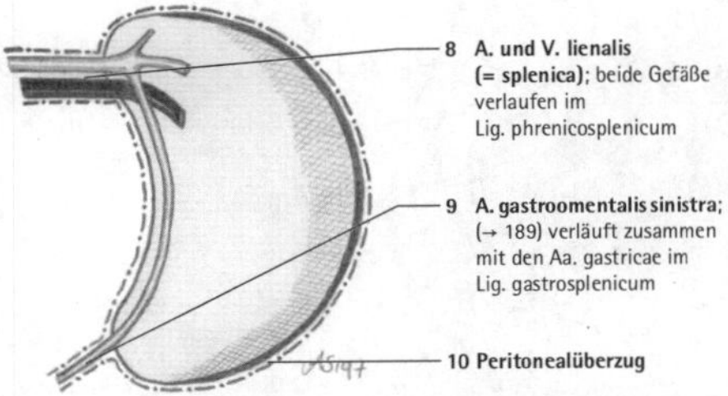

Die **Milz**, ein **intraperitoneal** gelegenes Organ, entsteht während der Embryonalentwicklung im Meso dorsale des Magens. So entwickeln sich die Lig. gastrosplenicum et phrenicosplenicum.

Die Milz verläuft **parallel zur 10. Rippe**. Ihre Masse macht ein **Viertel** des gesamten **lymphatischen Gewebes** aus. Sie ist das einzige Organ im menschlichen Körper, in dem Erythrozyten aus der Blutbahn direkt ins Gewebe treten. Sie sondert zu alte rote Blutkörperchen aus, baut sie ab und gibt die Abbauprodukte über die V. portae in die Leber ab.

8.5 Peritoneum, Netze

8.5.1 Peritonealverhältnisse beim Erwachsenen

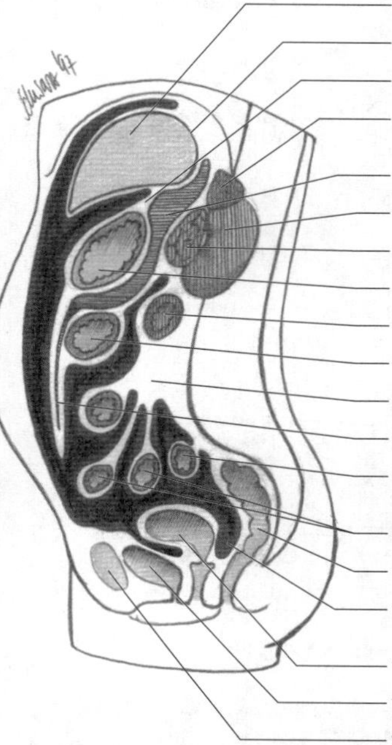

Die schwarze Fläche der obigen Zeichnung stellt die **Peritonealhöhle** dar.
Man erkennt gut, dass das Omentum majus aus der Verschmelzung zweier übereinanderliegender Peritonealschichten hervorgeht. Sowohl Pankreas als auch Niere, Duodenum und Rectum liegen retroperitoneal (→ 187). Das **Foramen epiploicum** stellt eine Verbindung zwischen Peritonealhöhle und Bursa omentalis dar. Als **Douglasschen Raum** bezeichnet man die tiefste Stelle der Bauchhöhle bei der Frau. Beim Mann heißt die tiefste Stelle **Excavatio rectovesicalis.**

8.5.2 Peritonealverhältnisse

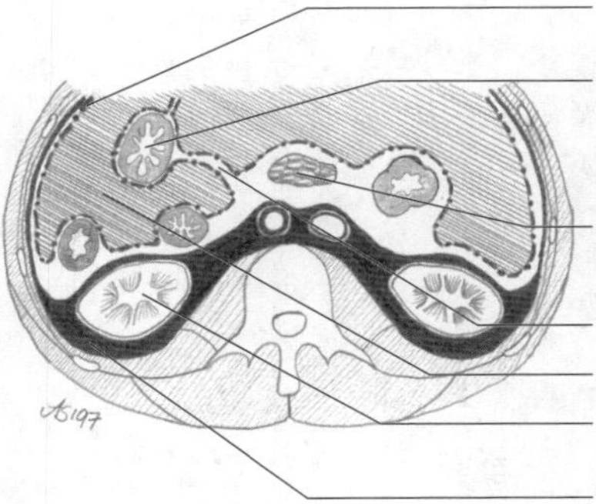

1 Parietales Blatt des Peritoneums (gestrichelt)

2 Intraperitoneal gelegenes Organ, vom viszeralen Blatt des Peritoneums überzogen (Magen)

3 Sekundär retroperitoneal gelegenes Organ (Pankreas)

4 Meso

5 Cavitas peritonealis

6 Primär retroperitoneal gelegenes Organ (Niere)

7 Retroperitonealraum

Peritonealverhältnisse der Bauchorgane
Intraperitoneal gelegene Organe
Magen, Teile des Duodenums, Ileum, Jejunum, Appendix vermiformis, Caecum, Colon transversum und Colon sigmoideum, Leber, Gallenblase und Milz
Sekundär retroperitoneal gelegene Organe
Teile des Duodenums, Pankreas, Colon ascendens, Colon descendens und Rectum
Primär retroperitoneal gelegene Organe
Nieren und Nebennieren

In der Peritonealhöhle findet man zwischen den Organen die **Peritonealflüssigkeit** (nur wenige Milliliter!). Sie garantiert ein gutes Aneinandergleiten der intraperitonealen Organe.
Die Flussrichtung ist auf der Zeichnung der vorigen Seite durch Pfeile dargestellt, v. a. in den Recessus paracolici, im rechten und linken mesenteriokolischen Spalt, in die Bursa omentalis und in den Recessus subphrenicus et subhepaticus.

Klinischer Hinweis

Als Aszites bezeichnet man eine erhöhte, pathologische Ansammlung von Flüssigkeit in der Bauchhöhle. Diese kann Folge eines entzündlichen (z.B. Peritonitis) oder eines nichtentzündlichen Prozesses (z.B. Herzinsuffizienz, Leberzirrhose, Trauma) sein.

8.5.3 Omentum minus und Omentum majus

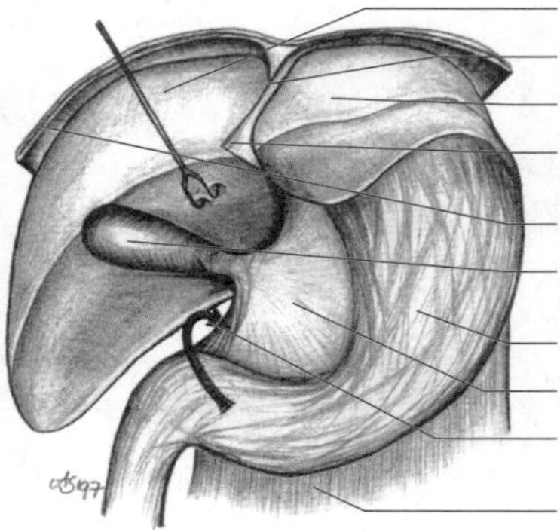

Das **Omentum minus** bildet die vordere Wand der Bursa omentalis. Es liegt fast in der Frontalebene. Es zieht von der Leber zur kleinen Kurvatur des Magens und zum Anfang des Duodenums.
Man unterscheidet drei Anteile:
- Lig. hepatogastricum
- Lig. hepatoduodenale
- Lig. gastrophrenicum (dieser oberste Anteil des kleinen Netzes verläuft zwischen Magen und Diaphragma)

Im Lig. hepatoduodenale verlaufen die:
- A. hepatica propria
- V. portae
- Ductus choledochus

Die **Bursa omentalis** ist der größte Recessus der Bauchhöhle. Sie ist ein Gleitspalt für den Gaster. Die genaue Kenntnis der Verhältnisse an der Bursa omentalis ist u.a. für chirurgische Zugangswege von großer Bedeutung.
Das **Omentum majus** ist eine doppelte Peritonealplatte, die, wie auf voriger Abbildung gut zu sehen ist, am Colon transversum und der Curvatura major des Magens befestigt ist. Zum Teil verwachsen die beiden Peritonealblätter. Das große Netz dehnt sich variabel weit in den Unterbauch aus.

8.5.4 Bursa omentalis und ihre Begrenzungen

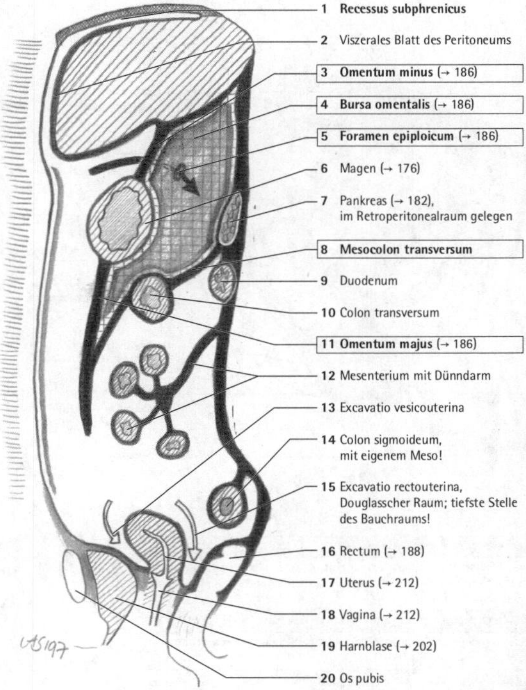

8.5.5 Peritonealverhältnisse von Sigmoid und Rectum

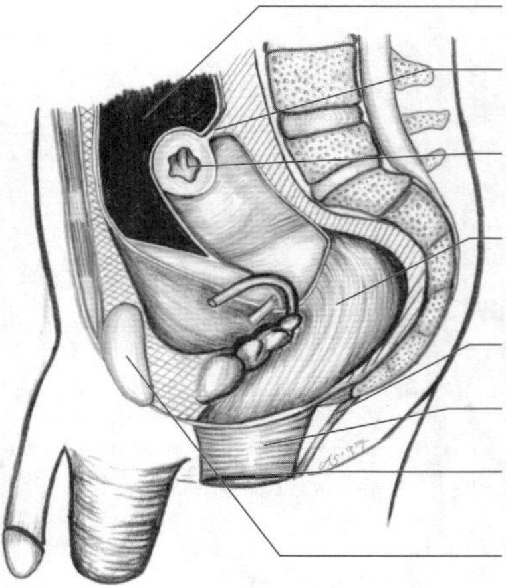

Folgende Organe liegen intraperitoneal:
Magen, Teile des Duodenums, Ileum, Jejunum, Appendix vermiformis, Caecum, Colon transversum und Colon sigmoideum, Leber, Gallenblase, Milz und Ovar
Folgende Organe liegen sekundär retroperitoneal:
Teile des Duodenums, Colon ascendens, Colon descendens, Rectum und Pankreas
Folgende Organe liegen primär retroperitoneal:
Nieren und Nebennieren

8.6 Gefäße, Nerven, Lymphsystem

8.6.1 Truncus coeliacus

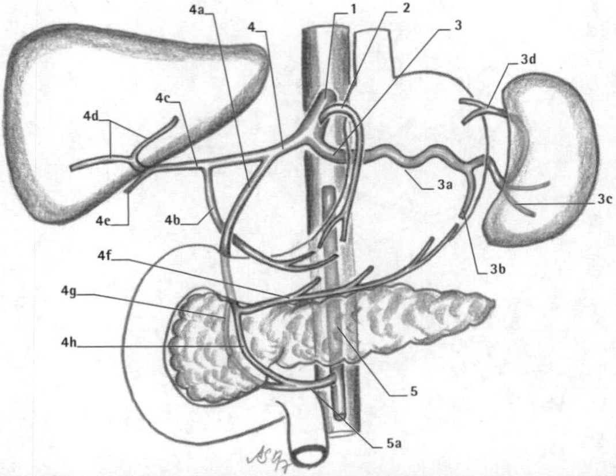

Die **Aorta abdominalis** gibt folgende unpaare Eingeweideäste ab: den **Truncus coeliacus**, die **A. mesenterica superior** (→ 190) und die **A. mesenterica inferior** (→ 191).

An **paarigen Eingeweideästen** sind zu erwähnen: die A. phrenica inferior (→ 200), die A. suprarenalis media (→ 200), die A. renalis (→ 200) und die A. testicularis bzw. ovarica (→ 200).

Der **Truncus coeliacus** (1) gibt folgende Äste (2-4) ab:			
2	**A. gastrica sinistra**	**4c**	A. hepatica propria
3	**A. lienalis** (geschlängelter Verlauf) (→ 183)	**4d**	Rr. dexter et sinister von 4c
3a	Aa. pancreaticae (nicht eingezeichnet)	**4e**	A. cystica
3b	A. gastroepiploica sinistra (= gastroomentalis sinistra) (→ 183)	**4f**	A. gastroepiploica dextra (= gastroomentalis dextra)
3c	Milzarterien (→ 183)	**4g,h**	Aa. pancreaticoduodenales superior
3d	Aa. gastricae breves anteriores et posteriores	**5**	A. mesenterica superior (→ 190)
4	**A. hepatica communis**	**5a**	A. pancreaticoduodenalis inferior
4a	A. gastroduodenalis		
4b	A. gastrica dextra		

8.6.2 Arteria mesenterica superior

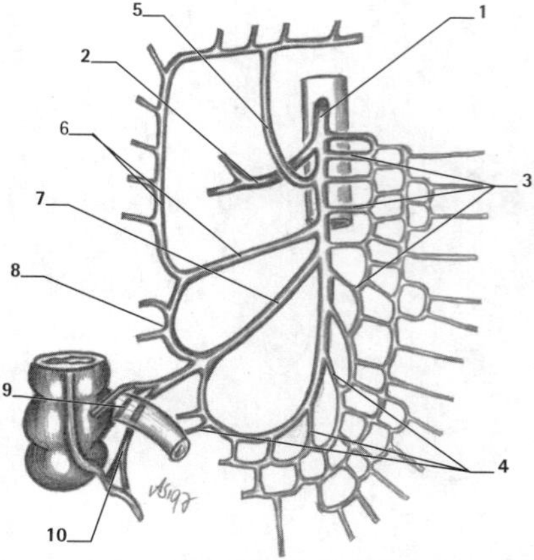

Die A. mesenterica superior (1) gibt folgende Äste zum Dünn- und Dickdarm ab:	
2	**A. pancreaticoduodenalis inferior**, anastomosiert über Aa. pancreaticoduodenales superior, anterior et posterior mit dem Truncus coeliacus (→ 189)
3	**Aa. jejunales**
4	**Aa. ileales**
5	**A. colica media**
6	**A. colica dextra**
7	**A. ileocolica**
8	R. colicus, Randarkade
9	**Aa. caecales ant. et post.**
10	**A appendicularis**

Die Arkaden der Aa. jejunales et ileales verlaufen darmfern, die Aa. rectae, die die Arkaden mit dem Darm verbinden, sind lang. Die Arkaden im Dickdarmbereich liegen darmnah, die Aa. rectae sind folglich kurz.

Zur Lokalisation des Abgangs der A. mesenterica superior (→ 200)

8.6.3 Arteria mesenterica inferior

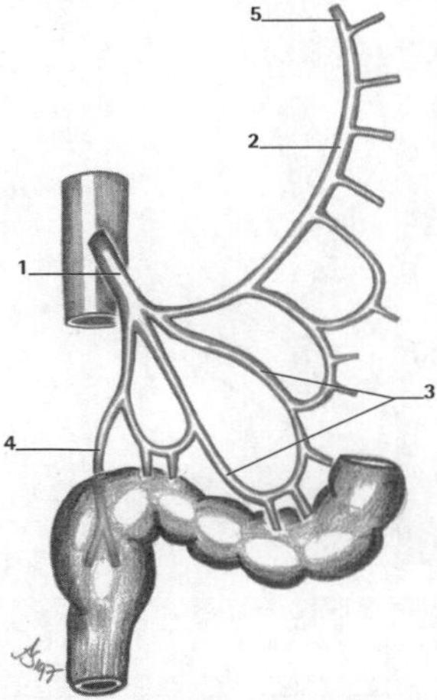

Die A. mesenterica inferior (1) gibt folgende Äste ab:	
2	A. colica sinistra
3	Aa. sigmoideae
4	A. rectalis superior (→ 192)

Mit Nr. 5 ist die **Riolansche Anastomose** bezeichnet. Es handelt sich hierbei um eine Verbindung zwischen A. colica sinistra und A. colica media ungefähr im Bereich der linken Colonflexur. Hier anastomosieren die Versorgungsgebiete der A. mesenterica superior und der A. mesenterica inferior.

In der gleichen Gegend befindet sich der **Cannon-Böhmsche Punkt**. Proximal von diesem wird der Darm parasympathisch vom N. vagus und sympathisch vom Plexus mesentericus superior innerviert. Distal davon erfolgt die parasympathische Versorgung vom sakralen Parasympathikus und die sympathische vom Plexus mesentericus inferior aus.

Zur Lokalisation des Abgangs der A. mesenterica inferior (→ 200).

8.6.4 Arterielle Versorgung des Rectums

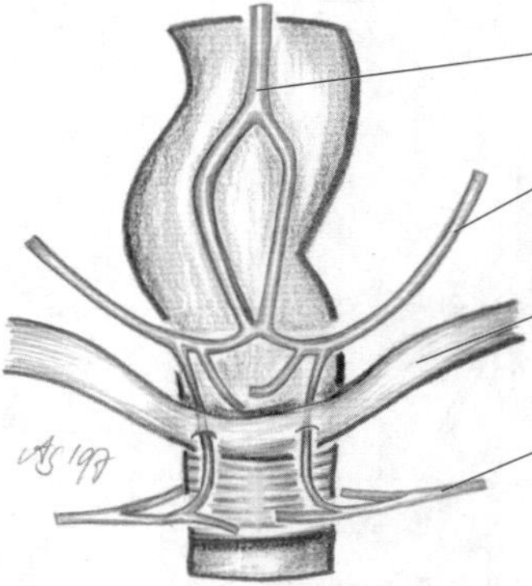

Die Versorgung des Rectums erfolgt über drei Arterien:		
1	A. rectalis superior	aus der A. mesenterica inferior (→ 191)
2	A. rectalis media	aus der A. iliaca interna (→ 215)
3	A. rectalis inferior	aus der A. pudenda interna, die wiederum aus der A. iliaca interna stammt (→ 215)

Hier nochmals die einzelnen Darmabschnitte und die sie versorgenden Gefäße:		
Duodenum	A. gastroduodenalis	aus Truncus coeliacus (→ 189)
Jejunum	Aa. jejunales	aus A. mesenterica superior (→ 190)
Ileum	Aa. ileales	
Caecum, Colon ascendens	A. ileocolica, A. colica dextra	
Colon transversum	A. colica media	
Colon descendens	A. colica sinistra	aus A. mesenterica inferior (→ 191)
Colon sigmoideum	Aa. sigmoideae	
Rectum	Aa. rectales superior (→ 191), media et inferior	s. oben

8.6.5 Vena portae hepatis und ihre Zuflüsse

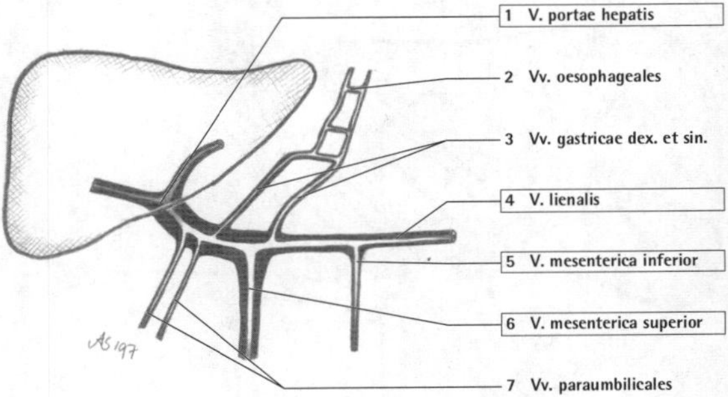

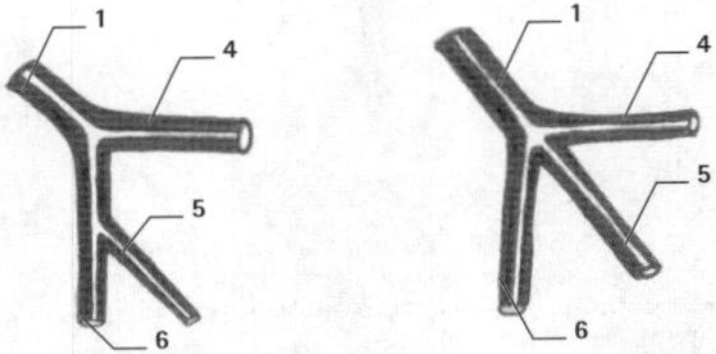

Zu jeweils einem Drittel kommen die auf diesen drei Skizzen dargestellten Typen der Gefäßeinmündung in die V. portae vor.

Die Venen der Organe des Bauchraums verlaufen zusammen mit den entsprechenden Arterien.

Die **V. portae hepatis**, die im Lig. hepatoduodenale verläuft, erhält **Zuflüsse aus den unpaaren Bauchorganen** Magen, Darm (bis zum oberen Rectumdrittel), Pankreas und Milz. Die drei Hauptzuflüsse sind die **V. lienalis, V. mesenterica superior** und die **V. mesenterica inferior.** Der Blutabfluss der Leber erfolgt über die **Vv. hepaticae** in die V. cava inferior (→ 204).

Die Pfortader führt nährstoffreiches, venöses Blut. Die darin enthaltenen resorbierten Nahrungsbestandteile und Stoffe werden von der Leber weiterverarbeitet bzw. entgiftet.

Im Pfortadersystem sind also zwei Kapillarnetze hintereinandergeschaltet, das des Darms und das der Leber.

8.6.6 Portokavale Anastomosen

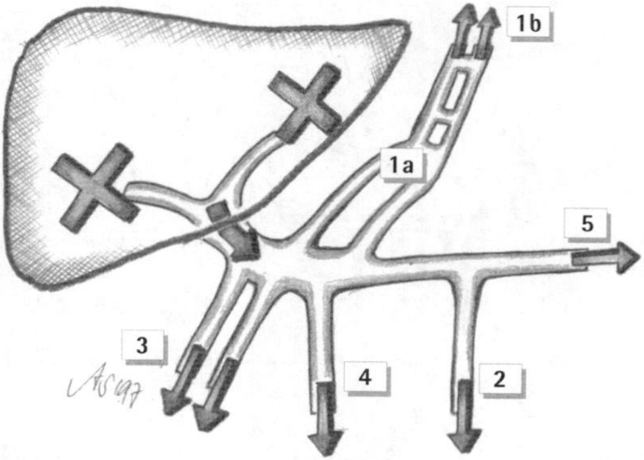

Klinischer Hinweis

Im Falle einer Abflussbehinderung der V. portae hepatis, z.B. im Verlauf einer zur Zirrhose führenden Lebererkrankung, kommt es zu einem Rückstau in deren Zuflussgebiete.
Über **portokavale Anastomosen** kann dann ein Abfluss erfolgen; es handelt sich dabei um **Umgehungskreisläufe** von der Pfortader zu den Hohlvenen.

Es existieren folgende Möglichkeiten:

- **Rückstau in die Vv. gastricae (1a):** das Blut gelangt über Anastomosen in die Ösophagusvenen, dann in die V. azygos und schließlich in die V. cava superior; es kommt zur Ausbildung der sog. **Ösophagusvarizen** (1b, Blutungsgefahr!)
- **Rückstau in die V. mesenterica inferior (2):** das Blut fließt über die anastomosierenden Vv. rectales media et inferior in die V. iliaca und schließlich in die V. cava inferior; es resultieren **Hämorrhoiden**
- **Rückstau in die Vv. paraumbilicales (3):** das Blut fließt über die V. umbilicalis (→ 157), die rekanalisiert wird, und dann über Hautvenen (→ 124) ab; zu beobachten ist dann ein **Caput medusae**

Ein **Rückstau in die V. mesenterica superior (4)** führt zu **unspezifischen Symptomen** (Druckgefühl etc.), ein **Rückstau in die V. lienalis (5)** ruft eine **Splenomegalie** hervor.

Eine häufige Komplikation bei Leberzirrhose ist die Blutung aus Ösophagusvarizen. Dabei kann es zu großen Blutverlusten mit Todesfolge kommen.

8.6.7 Vegetative Versorgung der Bauchorgane

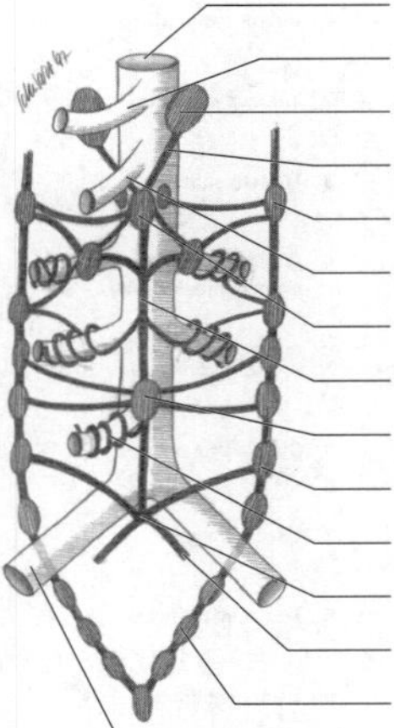

Der **Sympathikus** entstammt den Seitenhörnern der Rückenmarkssegmente Th1–L3. Der Brustteil des Truncus sympathicus gibt mit Fasern vom 5.–9. Thorakalganglion den N. splanchnicus major ab, mit Fasern vom 9.–11. Thorakalganglion den N. splanchnicus minor. Beide ziehen zum Ganglion coeliacum und zum Plexus coeliacus. Des weiteren gibt der thorakale Grenzstrang Äste zum Herzen, zur Lunge und zum Ösophagus ab. Der Bauch- und Beckenteil des Truncus sympathicus ist auf obiger Zeichnung dargestellt; er gibt Äste zu den Bauchorganen ab.

Die **parasympathische Versorgung** von Lungen, Herz und Magen-Darm-Trakt bis zum Cannon-Böhmschen Punkt (→ 191) erfolgt über den N. vagus (X); distal des Cannon-Böhmschen Punktes über den Sakralteil des Parasympathikus aus Kerngebieten der Rückenmarkssegmente S2–S4.

Sympathikus und Parasympathikus bilden große Geflechte **(= Plexus)** sowohl im Brust- als auch im Bauchraum. Zu erwähnen sind hier die **Plexus aorticus thoracicus, aorticus abdominalis (= Plexus solaris**, Nr. 6 und 7 und kleinere, nicht dargestellte Organplexus) und **hypogastricus superior**, von denen die kleineren Organplexus ausgehen.

8.6.8 Lymphsystem, Überblick

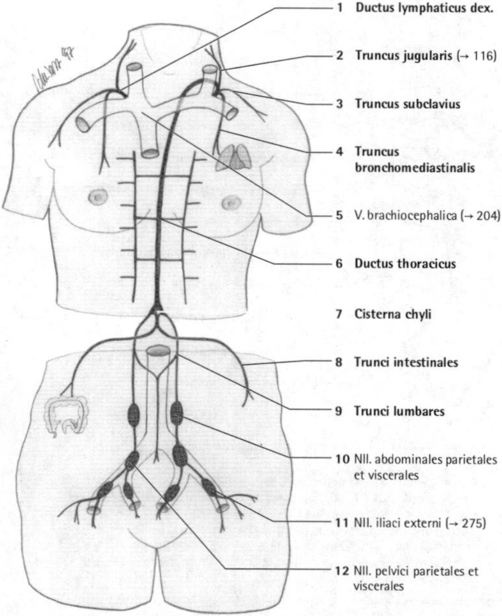

Der Lymphabfluss des Magen-Darm-Trakts soll von Wichtigkeit für den Abtransport von resorbierten Fetten sein.

Zum Lymphabfluss aus dem Kopf-Hals-Bereich (→ 116), aus der Mamma (→ 230) und aus der Leiste (→ 275).

9 Retroperitonealsitus

9.1 Allgemeines

9.1.1 Retroperitonealraum, Überblick

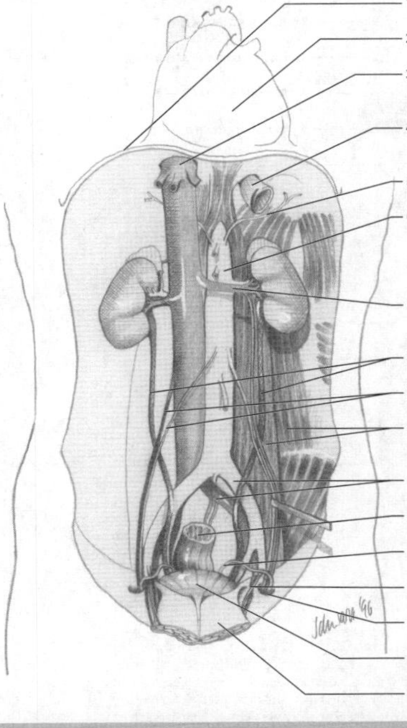

Klinischer Hinweis

Aneurysmen sind Aussackungen der Gefäßwand. Aortenaneurysmen liegen zu 85% infrarenal, zu 15% thorakal. Wegen Rupturgefahr und tödlicher Blutung müssen größere Aneurysmen operiert werden.

9.2 Harnapparat, Nebenniere

9.2.1 Nieren

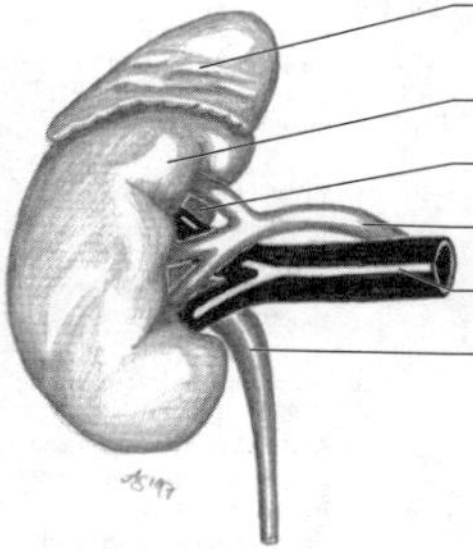

Von ventral nach dorsal befinden sich die Strukturen des **rechten Nierenhilus** in der Reihenfolge: Arterie – Vene – Ureter

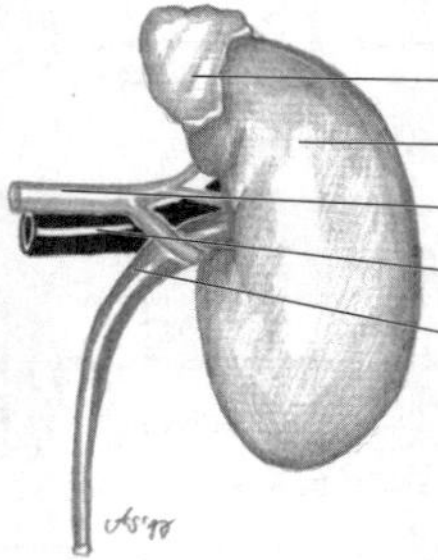

Von ventral nach dorsal befinden sich die Strukturen des **linken Nierenhilus** in der Reihenfolge: Arterie – Ureter – Vene

Die **Nieren** liegen **primär retroperitoneal.** Die etwa 10 cm langen und 5 cm breiten Organe liegen mit dem oberen Pol in etwa auf Höhe des 12. Brustwirbels, mit dem unteren Pol auf Höhe des 3. Lendenwirbels. Die linke Niere steht meist **höher** als die rechte Niere. Sie sind von einer **Capsula adiposa** gemeinsam mit den Nebennieren umschlossen und somit in ihrer Lage fixiert, dennoch verschieblich. Eine darunterliegende, derbe **Capsula fibrosa** hüllt die Niere ein. Die Nierenrinde wird in ihrer äußeren Schicht von Arterien der Fettkapsel und Endaufzweigungen der A. renalis versorgt (→ 200).

9.2.2 Längsschnitt durch die Niere

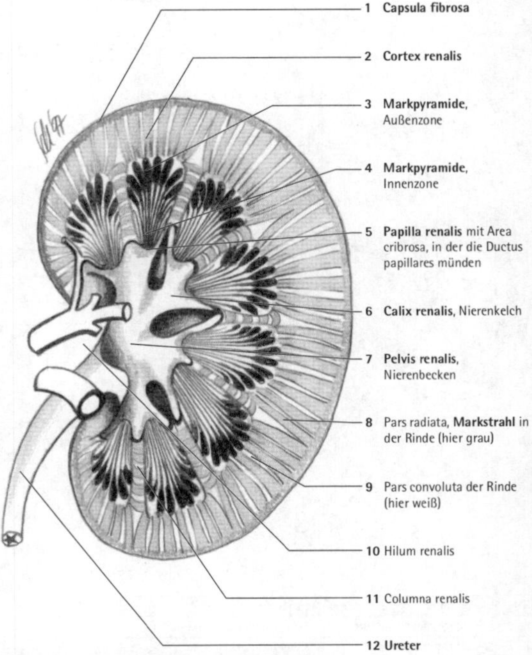

Nebenbei

Woran erkennt der Chirurg den Ureter?
Am sternförmigen Lumen!

9.2.3 Blutversorgung der Niere und der Nebenniere

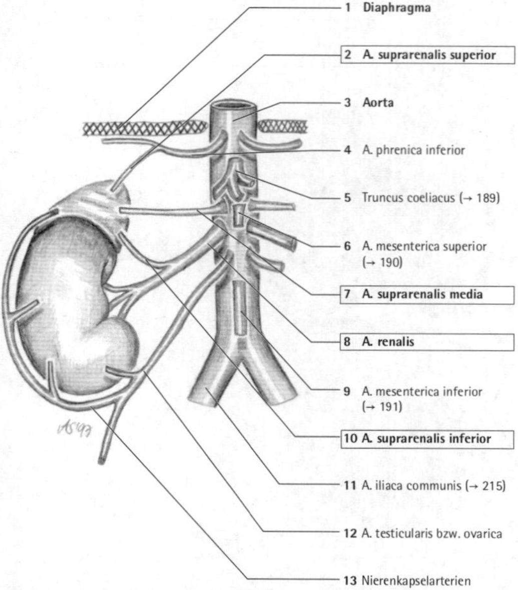

Die Versorgung der Nebenniere erfolgt über drei Arterien:		
2	A. suprarenalis superior	aus der A. phrenica inferior
7	A. suprarenalis media	aus der Aorta
10	A. suprarenalis inferior	aus der A. renalis
Die Versorgung der Niere erfolgt über zwei Arterien:		
8	A renalis	aus der Aorta
13	Nierenkapselarterien	aus der A. testicularis/ ovarica

9.2.4 Gefäßarchitektur der Niere

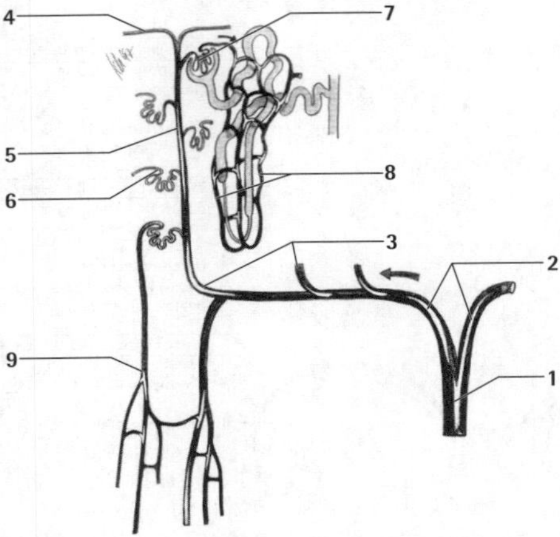

Die **A. renalis** zweigt sich am Hilum renalis in **Segmentarterien** auf. Aus diesen Segmentarterien gehen die **Aa. interlobares,** die in den Columnae renales zu finden sind, hervor. Die **Äste und Ästchen einer solchen A. interlobaris** (1) sind in obiger Zeichnung dargestellt.	
1	**A. interlobaris**
2	**A. arcuata** (verläuft an der Mark-Rinden-Grenze)
3	**A. interlobularis**
4	**Ramus capsularis** anastomosiert mit Ästen der Kapselarterie (→ 200)
5	**Vas afferens** der Glomerulumschlinge
6	**Vas efferens** der Glomerulumschlinge
7	Kapillarschlinge in der Bowmanschen Kapsel
8	Interstitielles Kapillarnetz
9	**Arteriolae rectae**

9.2.5 Verlauf und Engstellen des Ureters

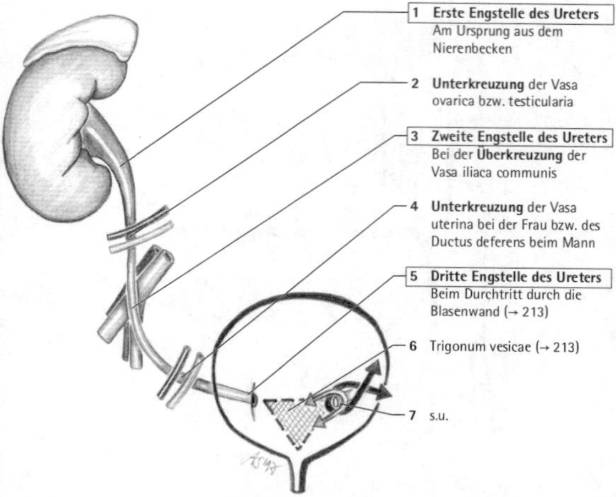

Zu Nr. 5: der Reflux des Urins aus der Blase in den Ureter wird durch zwei Mechanismen verhindert. Zum einen verläuft der **intramurale Abschnitt des Ureters schräg in der Blasenwand**, was zur Folge hat, dass bei Füllung der Blase dieser Teil des Harnleiters zusammengedrückt wird. Zum anderen verfügt das oben sichtbare Trigonum vesicae über eine **Öffnungsmuskelschlinge** (dunkle Pfeile) und eine **Verschlussschlinge** (helle Pfeile) an der Harnleitermündung.

Klinischer Hinweis

Die Engstellen des Ureters besitzen deshalb eine klinische Relevanz, da im Falle eines Steinleidens (Lithiasis) die Steine bzw. Steinfragmente sich vor allem in diesen besonders englumigen Stellen festsetzen. Dies verursacht stärkste, kolikartige Schmerzen. Therapeutisch stehen die Zertrümmerung mittels Stoßwellen bzw. die endoskopische oder operative Entfernung zur Wahl.

9.3 Urogenitaltrakt Mann

9.3.1 Urogenitaltrakt des Mannes

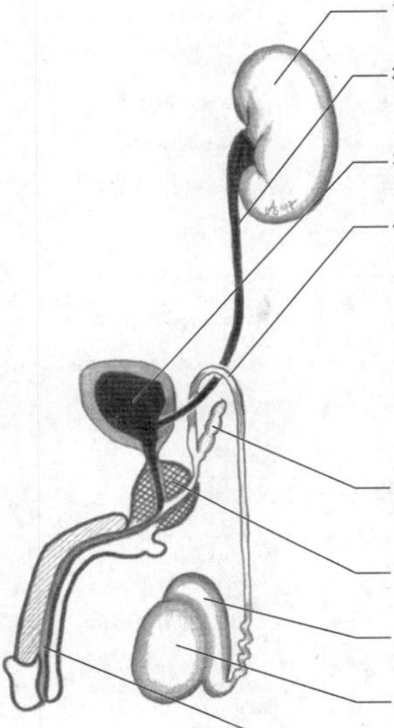

1 **Niere**

2 **Ureter**, Harnleiter (Weg des Urins schwarz dargestellt)

3 **Vesica urinaria,** Harnblase

4 **Ductus deferens**, Samenleiter
Verläuft nach kranial als runde, drahtartige Struktur im Funiculus spermaticus (→ 128); zieht über den Ureter und gelangt nach kaudal zur Prostata. Mündet auf dem Colliculus seminalis über die Ductus ejaculatorii in die Urethra (Weg des Samens weiß dargestellt)

5 **Vesicula seminalis**
Samenbläschen

6 **Prostata**, Vorsteherdrüse (→ 286)

7 **Epididymis**, Nebenhoden (→ 128)

8 **Testis**, Hoden

9 **Urethra**, Harnröhre;
beim Mann Harnsamenröhre, da gemeinsame Endstrecke von Harn- und Samenweg (grau dargestellt)

9.4 Gefäße, Nerven, Muskeln

9.4.1 Venen der dorsalen Rumpfwand

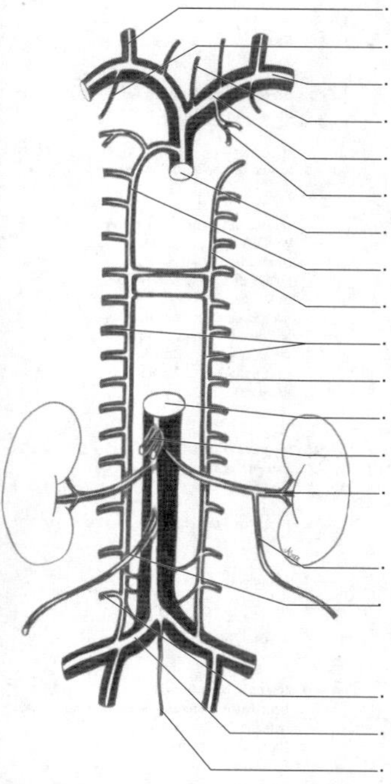

Zum venösen Abfluss der Bauchorgane Magen, Darm, Pankreas und Milz (→ 193).
Zum venösen System der vorderen Bauchwand (→ 124).

9.4.2 Gefäßstraßen des Retroperitonealraums

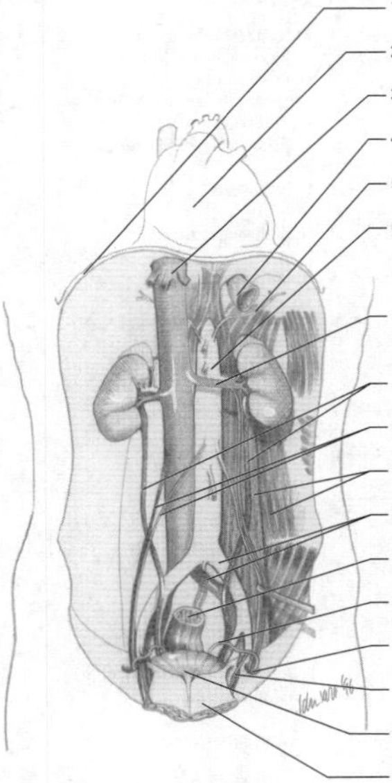

1 **Diaphragma** (→ 155)

2 **Herz** (→ 158)

3 **V. cava inferior** (→ 204) **mit Vv. hepaticae**

4 **Pars cardiaca des Magens (abgetrennt)**

5 **Aa. phrenicae inferiores**

6 **Aorta abdominalis** mit den drei großen unpaaren Abgängen **Truncus coeliacus** und **Aa. mesentericae superior et inferior**

7 **V. renalis,** nimmt auf der linken Seite die V. testicularis / ovarica auf

8 **Ureter** (→ 202)

9 **A. und V. testicularis / ovarica**

10 **Mm. psoas, quadratus lumborum** (→ 206)

11 **A. et V. iliaca communis**

12 **Colon sigmoideum**

13 **Ductus deferens** (→ 203)

14 **Anulus inguinalis profundus**

15 **A. und V. epigastrica inferior**

16 **Vesica urinaria**

17 **M. rectus abdominis** (→ 119) (nach unten geklappt)

Verlauf des Ureters: er unterkreuzt die Vasa ovarica bzw. testicularis, überkreuzt die Vasa iliaca und unterkreuzt schließlich beim Mann den Ductus deferens, bei der Frau die Vasa uterina.

Zur Erinnerung: die drei Engstellen des Ureters befinden sich am Ursprung aus dem Nierenbecken, an der Stelle über den Vasa iliaca communia und an dem Abschnitt, der durch die Blasenwand tritt.

Klinischer Hinweis

Bei Nephrolithiasis werden abgehende Steine besonders im Bereich der Engstellen eingeklemmt.

9.4.3 Nerven und Muskeln des Retroperitonealraums

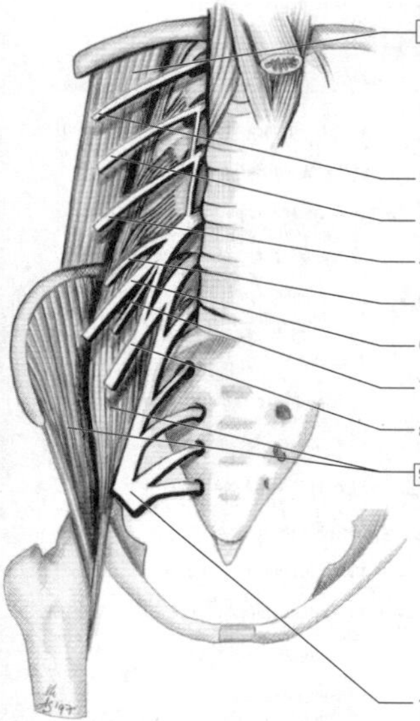

Aus dem Plexus lumbalis (→ 266) **entstammen folgende Nerven:**
- N. **i**liohypogastricus
- N. **i**lioinguinalis
- N. **g**enitofemoralis
- N. **c**utaneus femoris lateralis
- N. **f**emoralis
- N. **o**bturatorius

Aus den Anfangsbuchstaben lässt sich folgender Merkspruch ableiten:

„**I**n **I**ndien **g**ibts k**(c)**ein **f**risches **O**bst"

Der **N. femoralis** zieht lateral am M. psoas nach kaudal durch die Lacuna musculorum.
Der **N. obturatorius** zieht unter dem M. psoas und hinter der A. iliaca interna in den Canalis obturatorius.
Der **N. genitofemoralis** durchbohrt den M. psoas major.

Der **N. ischiadicus** entstammt aus dem Plexus sacralis (→ 207)!

9.4.4 Plexus lumbosacralis

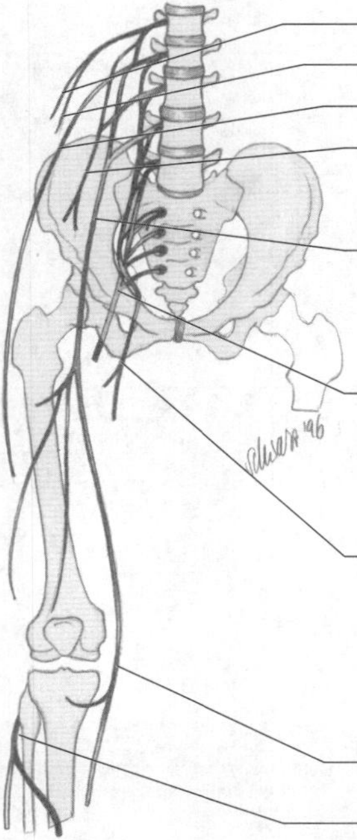

1 **N. iliohypogastricus**

2 **N. ilioinguinalis**

3 **N. cutaneus femoris lateralis**

4 **N. genitofemoralis**; er teilt sich auf in die **Rami genitalis et femoralis**

5 **N. femoralis**
entstammt den Segmenten L2–L4, tritt durch die Lacuna musculorum und läuft in den N. saphenus aus

6 **N. ischiadicus** (→ 285)
entstammt den Segmenten L4–S3, tritt durch das Foramen infrapiriforme und läuft aus in die Nn. fibularis communis et tibialis

7 **N. obturatorius**
entstammt den Segmenten L2–L4, läuft unter den A. et V. iliacae communes entlang, tritt durch den Canalis obturatorius der Membrana obturatoria und teilt sich in seine Äste auf

8 **N. saphenus**

9 **N. fibularis communis** (→ 285)

9.4.5 Plexus lumbalis, Innervation Rektum und Blase

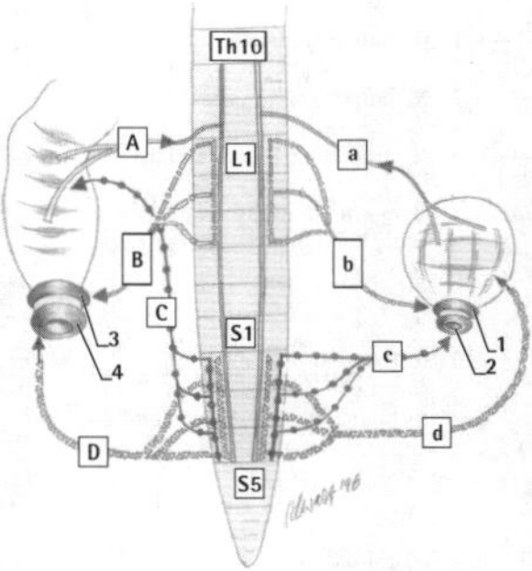

Die Innervation des Rectums		
A	Th 11-S4	Sensibilität des Rectums (Druckempfindung)
B	L1-L3	sympathische Versorgung des M. sphincter ani internus (3)
C	S2-S4	parasympathische Versorgung der Rectummuskulatur
D	S2-S4	motorische Versorgung des M. sphincter ani externus (4); willkürlich!
Die Innervation der Blase		
a	Th11-S4	sensible Versorgung der Blase (Druckempfindung)
b	L1-L3	sympathische Versorgung des M. sphincter vesicae internus (1)
c	S2-S4	parasympathische Versorgung der Blasenmuskulatur
d	S2-S4	motorische Versorgung des M. sphincter vesicae externus (2); willkürlich!

Klinischer Hinweis

Querschnittslähmungen oberhalb von Th11 verhindern jede willkürliche Entleerung von Darm und Blase, die normalerweise bei genügendem Innendruck (Sensibilität fehlt!) eingeleitet wird („**Reflexrectum**", „**Reflexblase**").

Unterhalb der sympathischen und oberhalb der parasympathischen Ursprungssegmente führen Querschnittslähmungen zum „**Überlaufrectum**" bzw. zur „**Überlaufblase**" – die Entleerung erfolgt, wenn der Innendruck den Druck des Sphincter internus überschreitet.

10 Beckensitus

10.1 Foramina, Muskeln, Gefäße, Bänder

10.1.1 Foramina ischiadica majus et minus

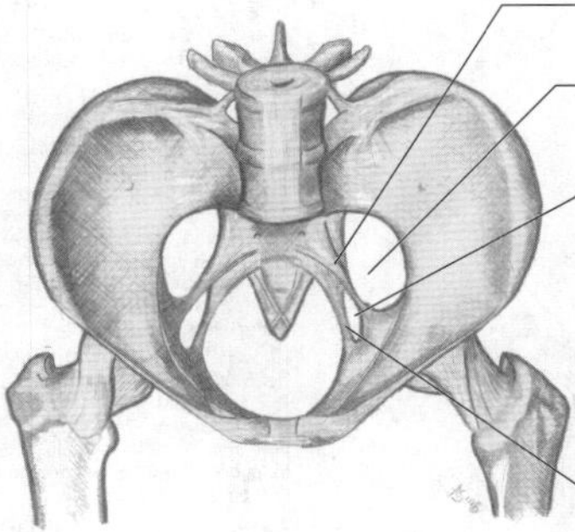

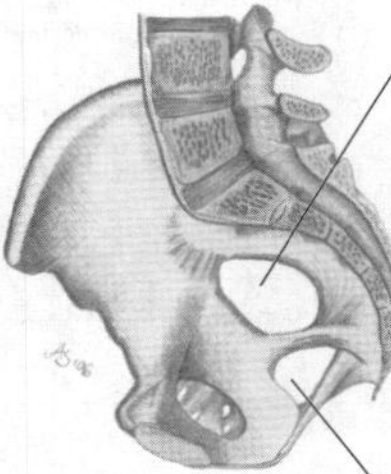

10.1.2 Beckenbodenmuskulatur von kranial

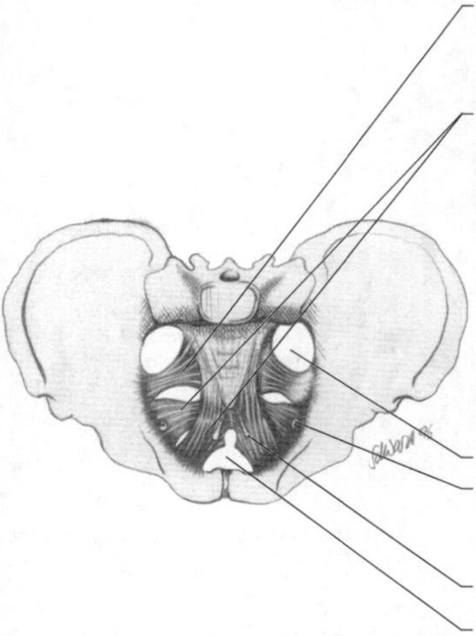

1 M. coccygeus
I: Plexus sacralis
U: Spina ischiadica
A: seitlich am Os coccygis
F: Verstärkung des Beckenbodens

2 M. levator ani (→ 212)
I: Plexus sacralis
U: über die Fascia obturatoria und Corpus ossis ischii
A: M. sphincter ani, Os coccygis, Os sacrum
F: verspannt den Beckenboden, umfasst das Rectum von hinten, bildet Durchtrittsstellen für Urethra und Vagina, Analverschluss

Hinweis:
Der Muskel besteht aus fünf Teilmuskeln (M. pubococcygeus, M. iliococcygeus, M. levator prostatae, M. pubovaginalis und M. puborectalis). Seine Form im Becken ist trichterähnlich.

3 Foramen ischiad. majus (→ 209)

4 Canalis obturatorius,
in ihm verlaufen die A. und Vv. obturatoriae, Lymphgefäße und der N. obturatorius

5 M. rectococcygeus

6 Hiatus urogenitalis et ani

Der Beckenboden teilt sich in mehrere Etagen auf:	
Etage	**Muskeln**
Diaphragma pelvis	- M. levator ani - M. coccygeus
Diaphragma urogenitale	- Mm. transversi perinei profundus et superficialis - M. transversus perinei profundus
außerdem	- Mm. sphincteres urethrae et ani externus - M. ischiocavernosus - M. bulbospongiosus

10.1.3 Beckenbodenmuskulatur von unten

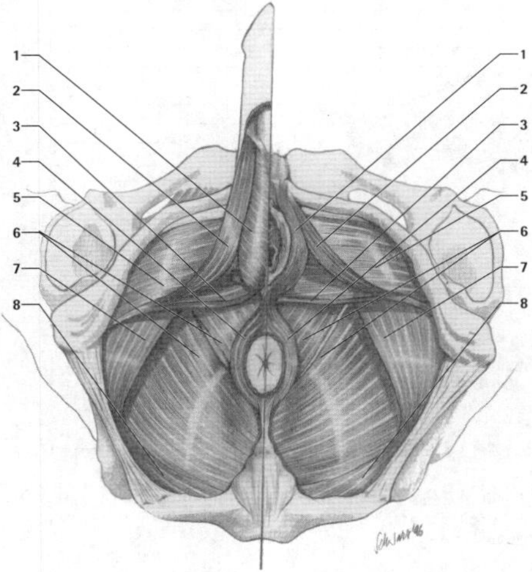

männlicher Beckenboden weiblicher Beckenboden

1	M. bulbospongiosus (links: umgibt Corpus spongiosum penis – rechts: zieht um Ostia vaginae et urethrae herum)
2	M. ischiocavernosus
3	M. transversus perinei superficialis
4	M. sphincter ani externus
5	M. transversus perinei profundus
6	M. levator ani (→ 212)
7	Fascia obturatoria
8	M. coccygeus

10.1.4 M. levator ani, kleines Becken der Frau

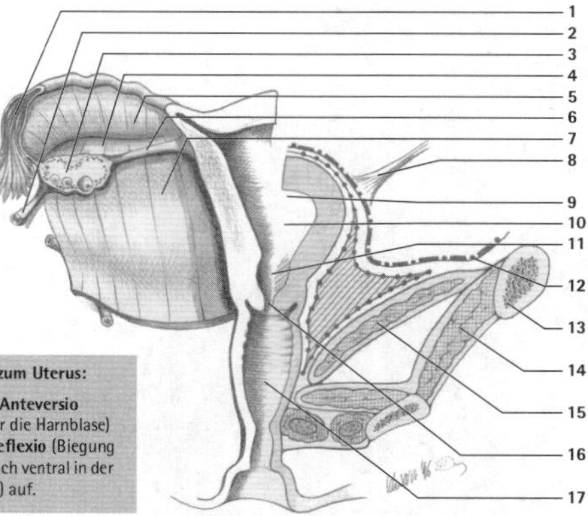

Anmerkung zum Uterus:

Er weist eine **Anteversio** (Kippung über die Harnblase) und eine **Anteflexio** (Biegung des Organs nach ventral in der Medianebene) auf.

1 **Tuba uterina mit Fimbrien (offene Verbindung zur Bauchhöhle!), Ampulla und Isthmus**
2 **Lig. suspensorium ovarii** (mit Aa. und Vv. ovariae)
3 **Ovarium**
4 Mesovarium
5 Mesosalpinx
6 **Lig. ovarii proprium**, verbindet Ovar mit Tubenwinkel
7 **Lig. latum uteri**, führt Gefäße, Nerven zu Uterus, Ureter
8 **Lig. teres uteri**, „Halteband" des Uterus, zieht vom Tubenwinkel im Lig. latum, dann durch den Leistenkanal und endet in den Labia majora (→ 127)

Uterus mit seinen Anteilen:
9 **Fundus uteri**
10 **Corpus uteri**
11 **Cervix uteri**
12 Peritoneum
13 R. superior ossis pubis
14 **M. obturatorius internus** (→ 214)
15 **M. levator ani**
16 **Ostium uteri**
17 **Vagina**

zu 15 M. levator ani (→ 211)
I: Äste aus dem Plexus sacralis (SIII–SIV)
U: Arcus tendineus musculi levatoris ani
A: Os sacrum, Os coccygis (strahlt in den M. sphincter ani externus ein)
F: der Muskel bildet eine Muskelschlinge, die von hinten das Rectum umfasst. Der mediale freie Rand lässt eine Lücke für die Urethra und bei der Frau auch für die Vagina (Hiatus urogenitalis)

10.1.5 Frontalschnitte durch das Becken

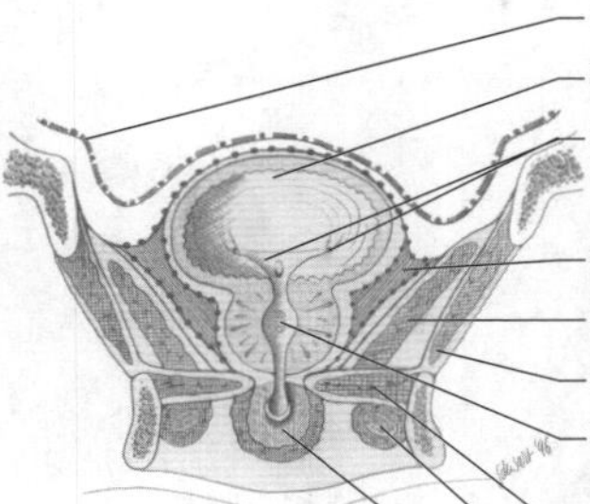

1 **Peritoneum**
2 **Vesica urinaria** (→ 202)
3 **Trigonum vesicae** mit Ostium ureteris und dem Ostium urethrae internum (→ 202)
4 **Paracystium**
5 **M. levator ani** (→ 212)
6 **M. obturatorius internus** (→ 282)
7 **Colliculus seminalis** in der Pars prostatica urethrae
8 **M. transversus perinei profundus** (→ 211)
9 **M. ischiocavernosus** (→ 211)
10 **Urethra im Bulbus penis mit M. bulbospongiosus**

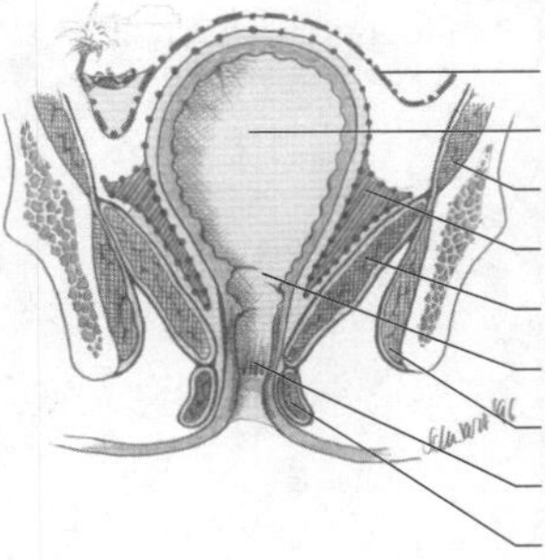

11 **Peritoneum**
12 **Rectum**, Ampulla (→ 188)
13 **M. iliacus**
14 **Periproktium**
15 **M. levator ani**
16 **Kohlrausche Falte** (→ 179)
17 **M. obturatorius internus** (→ 282)
18 **Columnae anales**
19 **M. sphincter ani externus**

10.1.6 Mm. piriformis et obturatorius internus

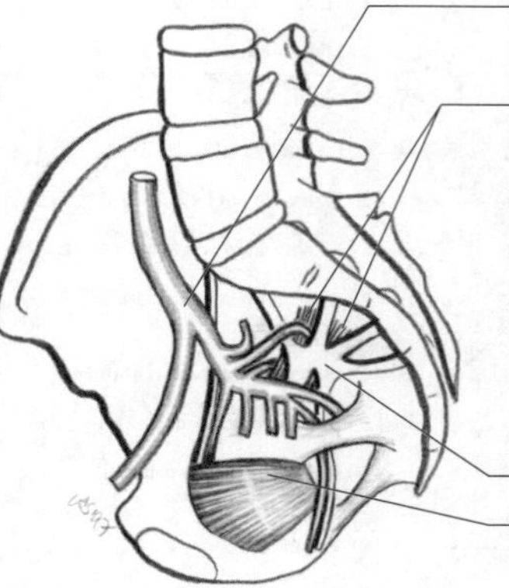

1 A. iliaca communis

2 M. piriformis (→ 258)
- I: N. ischiadicus
- U: Fascies pelvica ossis sacri
- A: Trochanter major (der Muskel zieht dorsal über das Corpus ossis ischii, die Sehne schlingt sich von hinten um das Collum femoris)
- F: Abduktion und Außenrotation im Hüftgelenk; er unterteilt das Foramen ischiadicum majus (→ 209)

3 Plexus sacralis (→ 266)

4 M. obturatorius internus
- I: Plexus sacralis
- U: Rand des Foramen obturatorium
- A: Fossa trochanterica
- F: Außenrotation

Hinweis: die Duplikatur seiner Faszie bildet den **Alcockschen Kanal** (→ 286)

10.1.7 Arteria iliaca interna

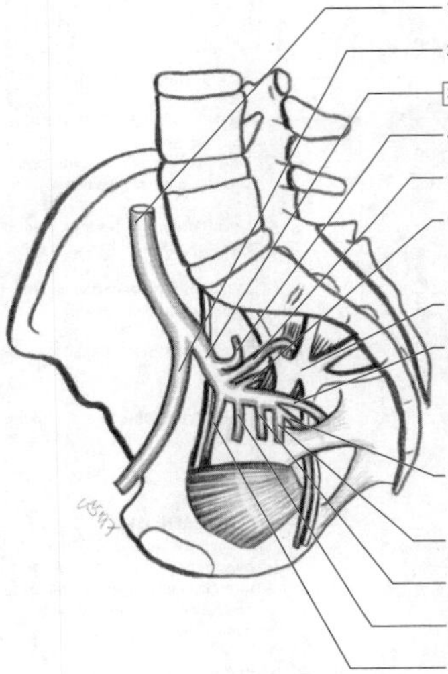

Die **A. umbilicalis** gibt die **A. vesicalis superior** und die **A. ductus deferentis bzw. uterina** ab.

Die **A. pudenda interna** gibt neben Ästen zum Penis bzw. Klitoris und Vestibulum vaginae die **A. rectalis inferior** ab. Die A. pudenda interna tritt durch den infrapiriformen Teil des Foramen ischiadicum majus aus dem Becken und zieht zusammen mit dem N. pudendus internus durch das Foramen ischiadicum minus wieder ins Becken, wo sie im Alcockschen Kanal (→ 286) in Richtung der Symphyse verläuft.

Die sehr variablen **Äste der A. iliaca interna** werden in **viszerale** Äste (Aa. vesicales superior et inferior, A. uterina, A. ductus deferentis, Aa. rectales media et inferior) und **parietale** Äste (alle anderen) eingeteilt.

Die **A. iliaca externa** zieht unter dem Lig. inguinale durch die Lacuna vasorum (→ 269) und geht in die A. femoralis (→ 262) über.

11 Obere Extremität

11.1 Schulter

11.1.1 Schulter: Knochen und Bänder

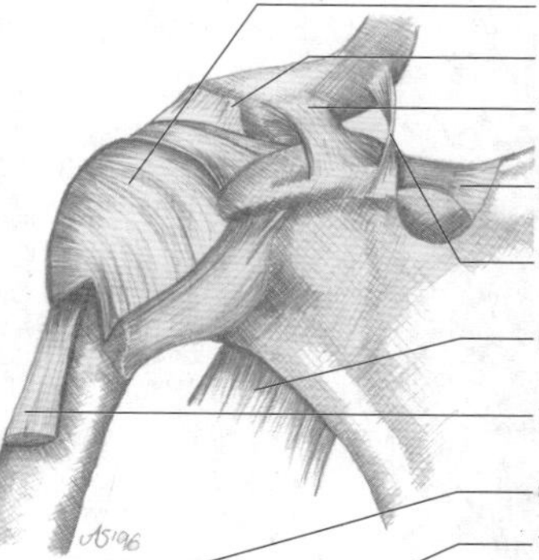

1 **M. supraspinatus** (→ 217)

2 **Ligamentum acromioclaviculare**

3 **Ligamentum coracoclaviculare: Ligamentum trapezoideum**

4 **Ligamentum transversum scapulae superius**

5 **Ligamentum coracoclaviculare: Ligamentum conoideum**

6 **M. triceps brachii, Caput longum** (→ 232)

7 **M. biceps brachii, Caput longum** (→ 220)

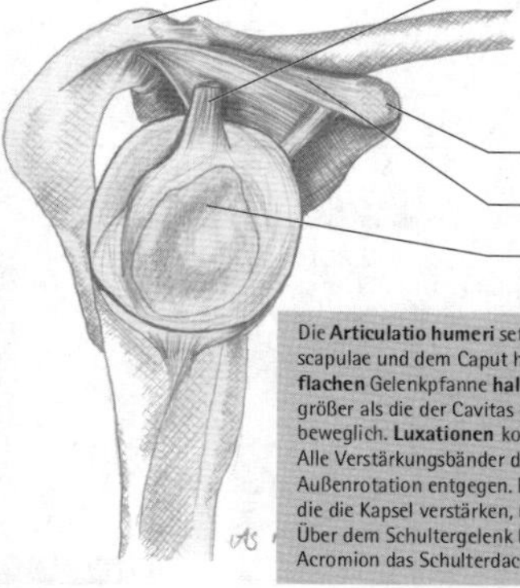

8 **Acromion**

7 **Tendo capitis longi m. bicipitis brachii**
Diese Sehne zieht als einzige im menschlichen Körper frei durch eine Gelenkhöhle, die der Articulatio humeri

9 **Processus coracoideus**

10 **Ligamentum coracoacromiale**

11 **Cavitas glenoidalis**
vom Labrum glenoidale umgeben

Die **Articulatio humeri** setzt sich zusammen aus der Cavitas glenoidalis scapulae und dem Caput humeri. Letzteres ist im Gegensatz zur relativ **flachen** Gelenkpfanne **halbkugelig.** Außerdem ist seine Fläche **3–4mal** größer als die der Cavitas glenoidalis. Dadurch ist das Gelenk sehr beweglich. **Luxationen** kommen dafür allerdings häufig vor.
Alle Verstärkungsbänder des Schultergelenks wirken einer überstarken Außenrotation entgegen. Es sind dies die **Ligamenta glenohumeralia**, die die Kapsel verstärken, und das **Ligamentum coracohumerale.** Über dem Schultergelenk bilden das **Lig. coracoacromiale** und das Acromion das Schulterdach.

11.1.2 Rotatorenmanschette

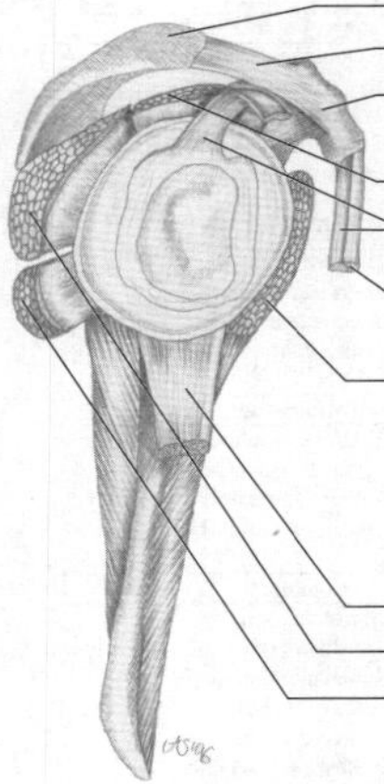

1 **Acromion**

2 Ligamentum coracoacromiale (→ 216)

3 Processus coracoideus

1–3 bilden die **Fornix humeri**

4 M. supraspinatus (→ 218)

5 Tendo capitis longi musculi bicipitis brachii

6 **Mm. coracobrachialis** (→ 233) **et biceps brachii (Caput breve)**

7 M. subscapularis

I: Nn. subscapulares
U: Facies costalis scapulae
A: Tuberculum minus humeri
F: Ab-, Adduktion und Innenrotation im Schultergelenk

8 Caput longum musculi tricipitis

9 M. infraspinatus (→ 218)

10 M. teres minor (→ 218)

Die eingerahmten Muskeln bilden die sog. **Rotatorenmanschette.** Die Muskeln strahlen in die Gelenkkapsel ein und verstärken sie. Zudem verhindern sie das Einklemmen von Falten in die Kapsel

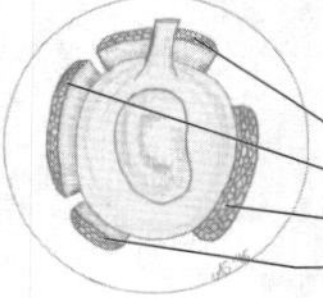

11 **M. supraspinatus**

9 **M. infraspinatus**

7 **M. subscapularis**

10 **M. teres minor**

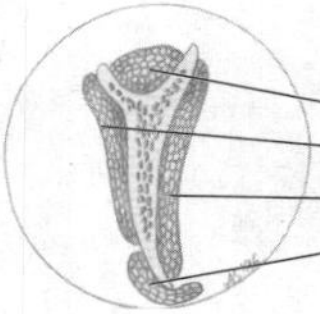

4 **M. supraspinatus**

9 **M. infraspinatus**

7 **M. subscapularis**

10 **M. teres minor**

11.1.3 Rotatorenmanschette in situ, Achsellücken

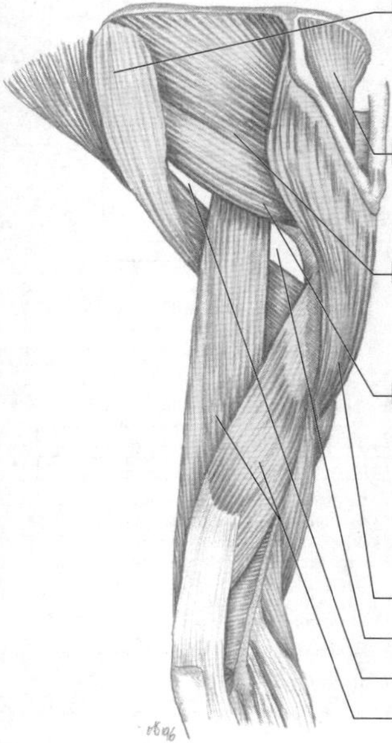

1 M. subscapularis(→ 134)
I: N. subscapularis oder thoracodorsalis
U: Margo lateralis, Angulus inf.
A: Crista tuberculi minoris
F: Innenrotation, Adduktion

2 M. supraspinatus
I: N. suprascapularis
U: Fossa supraspinata
A: Tuberculum majus
F: Außenrotation, Abduktion

3 M. infraspinatus
I: N. suprascapularis
U: Fossa infraspinata
A: Tuberculum majus
F: wie 2 und Adduktion

4 M. teres minor
I: N. axillaris
U: Margo lateralis (über 1)
A: Tuberculum minus
U: Adduktion, Außenrotation

Die Muskeln 1-4 bilden die Rotatorenmanschette.

5 M. deltoideus

6 **laterale Achsellücke**

7 **mediale Achsellücke**

8 M. triceps brachii (→ 232)

Achsellücken	Begrenzungen	durchtretende Strukturen
medial	Mm. teretes major et minor, M. triceps brachii	A. et V. circumflexa scapulae (→ 220)
lateral	Mm. teretes major et minor, M. triceps brachii, Humerus	N. axillaris, A. und V. circumflexae humeri posterior (→ 225)

11.1.4 Arm, Schulter: Muskeln mit Nervus radialis

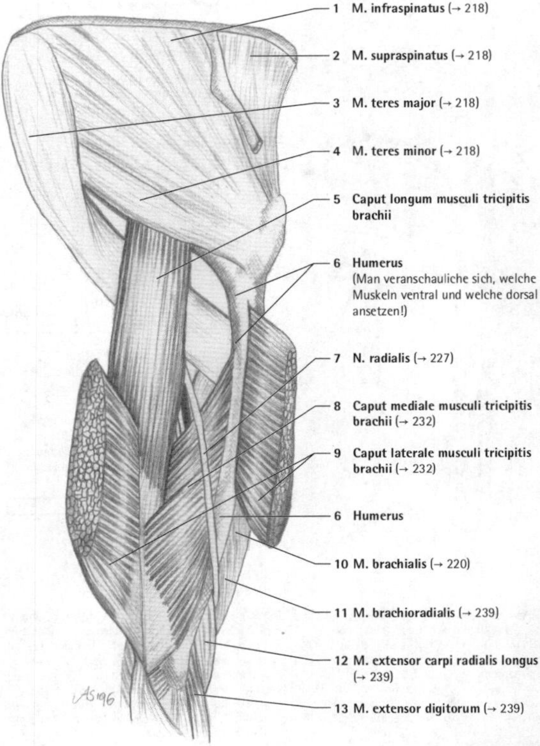

11.1.5 Arm, Schulter: Strukturen von ventral

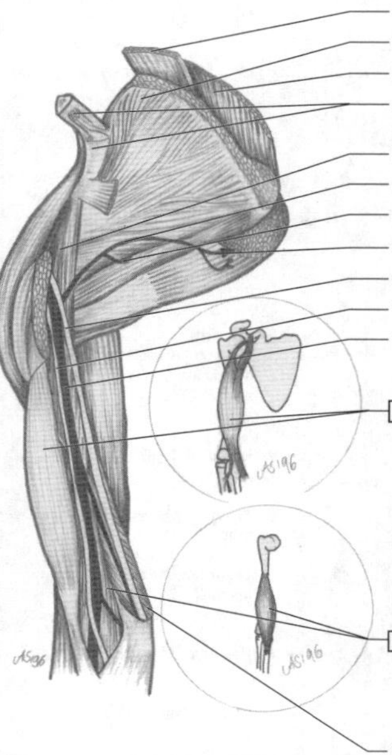

1 M. levator scapulae

2 M. subscapularis (→ 231)

3 M. rhomboideus (→ 132)

4 M. subclavius und Ligamentum coracoclaviculare

5 M. coracobrachialis

6 A. subscapularis (→ 220)

7 A. circumflexa scapulae (→ 220)

8 A. thoracodorsalis (→ 224)

9 N. ulnaris (s. u.)

10 N. medianus (s. u.)

11 A. brachialis (→ 225)
Sie gibt weiter distal die Aa. collaterales ulnares superior et inferior ab!

12 M. biceps brachii
- I: N. musculocutaneus
- U: Caput longum (→ 216) am Tuberculum supraglenoidale
  Caput breve am Proc. coracoideus
- A: Tuberositas radii, Lacertus fibrosus
- F: In der Schulter Anteversion und Innenrotation, Abduktion (Caput longum) und Adduktion (Caput breve). Am Ellbogen Flexion und Supination

13 M. brachialis
- I: N. musculocutaneus
- U: ventrale Seite des Humerus
- A: Tuberositas ulnae
- F: Stärkster Flexor

14 M. triceps brachii (→ 232)

Der **N. ulnaris** (→ 242) zieht medial der A. axillaris aus der Achselhöhle nach dorsal durch das Septum intermusculare brachii mediale. Hinter dem Epicondylus medialis humeri („Mäusle, Musikantennerv") quert er das Ellbogengelenk, um danach unter dem M. flexor carpi ulnaris, wieder auf der volaren Seite, nach distal zu führen und sich auf dem Retinaculum flexorum in seine Endäste aufzuteilen.

Der **N. medianus** (→ 242) geht im Sulcus bicipitalis medialis über die A. brachialis nach medial (er kommt mehr von lateral), läuft unter dem M. biceps brachii und über dem M. brachialis am Ellbogengelenk vorbei, durchbohrt den M. pronator teres und gelangt zwischen dem oberflächlichen und tiefen Fingerbeuger nach distal und zieht unter dem Retinaculum flexorum zur Hand. Die Kompression des N. medianus im Canalis carpi führt zum Karpaltunnelsyndrom.

11.1.6 Muskelansätze der Scapula

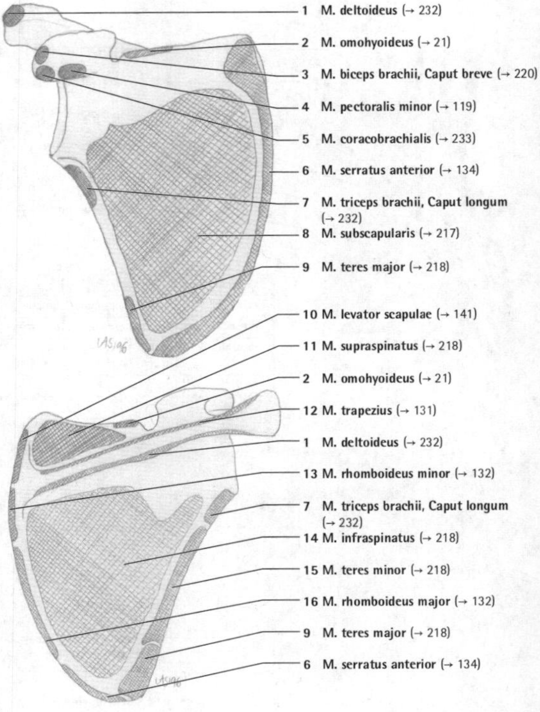

11.2 Regio axillaris

11.2.1 Begrenzung und Faszien der Achselhöhle

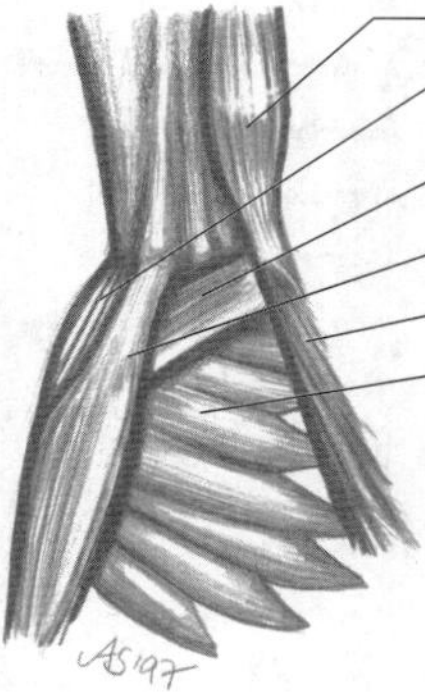

Begrenzungen der Achselhöhle	
ventral	Mm. pectorales major et minor
dorsal	M. latissimus dorsi, M. teres major
lateral	Humerus, M. coracobrachialis, M. biceps brachii
medial	M. serratus anterior

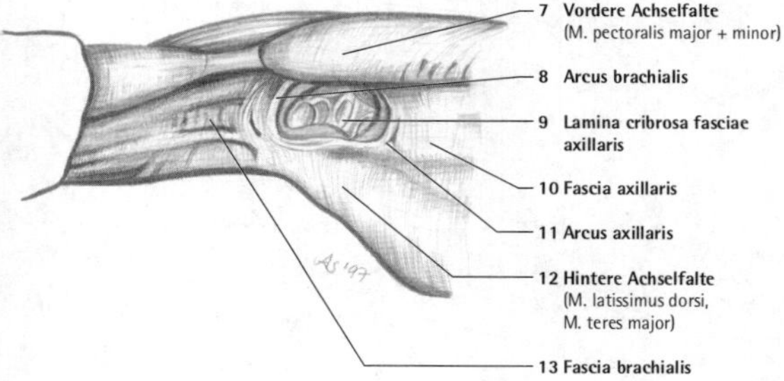

11.2.2 Achsellücken von dorsal

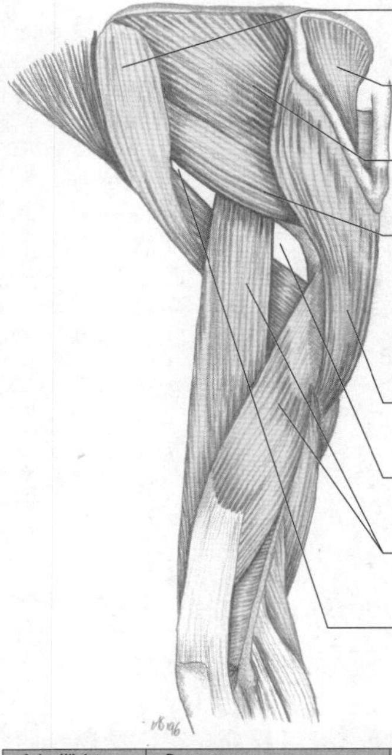

Achsellücken	Begrenzungen	durchtretende Strukturen
medial	Mm. teretes major et minor, M. triceps brachii	A. et V. circumflexae scapulae
lateral	Mm. teretes major et minor, M. triceps brachii, Humerus	N. axillaris, A. und V. circumflexae humeri posterior

11.2.3 Arterien der Regio axillaris

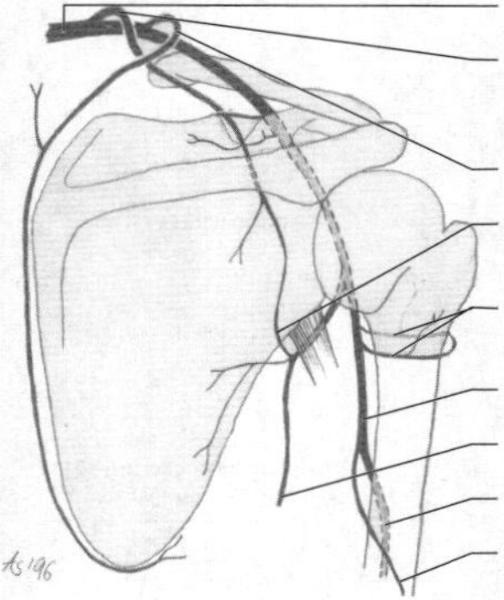

1 **A. subclavia** (→ 32)

2 **A. suprascapularis** (→ 33)
zieht durch die Incisurae scapulae, anastomosiert mit A. circumflexa scapulae (4)

3 **A. transversa cervicis** (→ 33)

4 **A. circumflexa scapulae** (→ 218)
anastomosiert mit A. suprascapularis (2)

5 **A. circumflexa humeri anterior et posterior** (→ 225)

6 **A. axillaris**

7 **A. thoracodorsalis** (→ 229)

8 **A. brachialis** (→ 225)

9 **A. profunda brachii** (→ 225)

11.2.4 Arterien der oberen Extremität

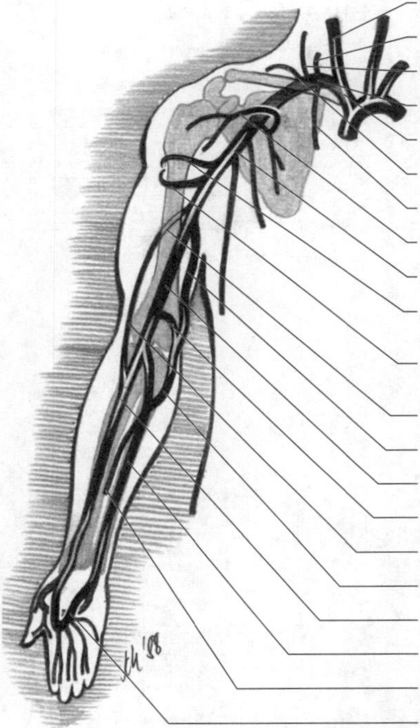

11.2.5 Nerven des Arms und der seitlichen Brustwand

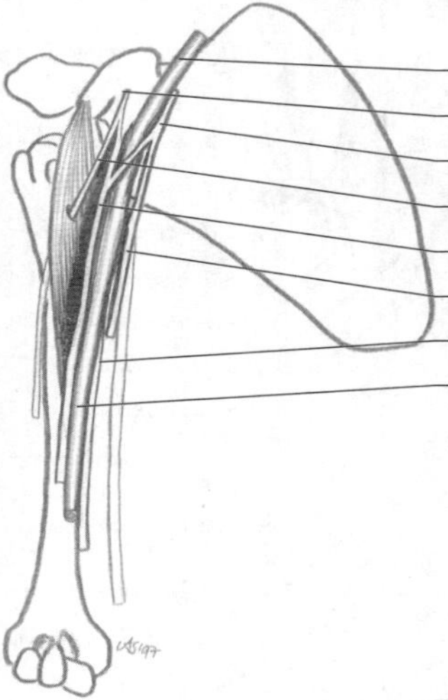

1 A. axillaris

2 Fasciculus lateralis

3 Fasciculus medialis

4 N. musculocutaneus (→ 227)

5 N. medianus (→ 227)

6 N. ulnaris (→ 227)

7 N. radialis (→ 227)

8 A. brachialis

Hinweis:
Diese Zeichnung ist schematisch und zur Orientierung gedacht; die genauen anatomischen Verhältnisse sind – zur besseren Veranschaulichung – nicht ganz exakt wiedergegeben.

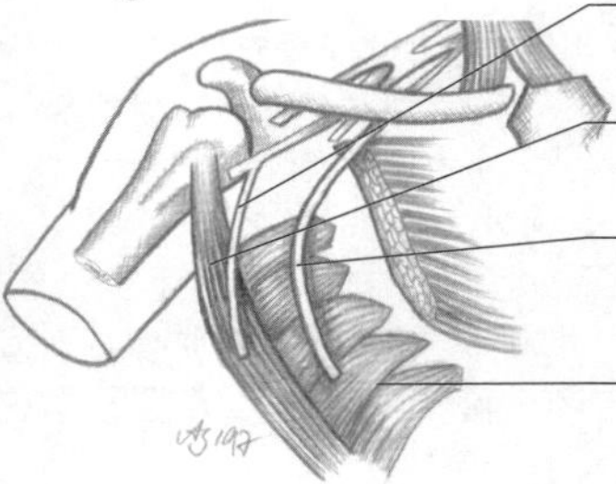

9 N. thoracodorsalis
aus Plexus brachialis (→ 227), innerviert M. latissimus dorsi

10 M. latissimus dorsi (→ 131)
(Ansatz an Crista tuberculi minoris)

11 N. thoracicus longus
aus Plexus brachialis, innerviert den M. serratus anterior

12 M. serratus anterior (→ 134)

11.2.6 Plexus brachialis in situ

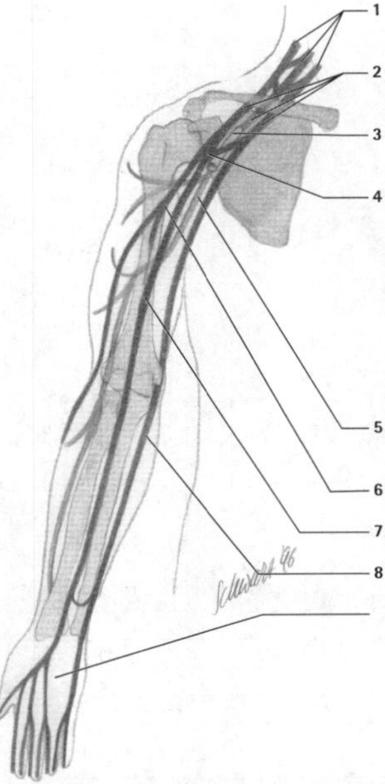

1 **Trunci superior, medius et inferior**

2 **Fasciculi lateralis, posterior et medialis**

3 **A. brachialis**, die **über** dem Fasciculus posterior liegt

4 **„Medianusgabel" (M-förmig!)** Um die einzelnen Nerven am Präparat identifizieren und benennen zu können, verfolgt man einen der peripheren Nerven (Nr. 6–8) nach proximal; in der Mitte des „M" entspringt der N. medianus, lateral liegt der N. musculocutaneus und medial der N. ulnaris.

5 **N. radialis** (→ 242) dorsal unter dem M. triceps brachii

6 **N. musculocutaneus**

7 **N. medianus** (→ 242)

8 **N. ulnaris** (→ 242)

Beachte die auf dieser Zeichnung angedeuteten Innervationsgebiete der einzelnen Nerven an der Hand.

Oberarmmuskel		Innervation
M. deltoideus	(→ 232)	N. axillaris
M. biceps brachii	(→ 220)	N. musculocutaneus
M. coracobrachialis	(→ 233)	N. musculocutaneus
M. brachialis	(→ 220)	N. musculocutaneus
M. triceps brachii	(→ 232)	N. radialis

11.2.7 Plexus brachialis im Schema

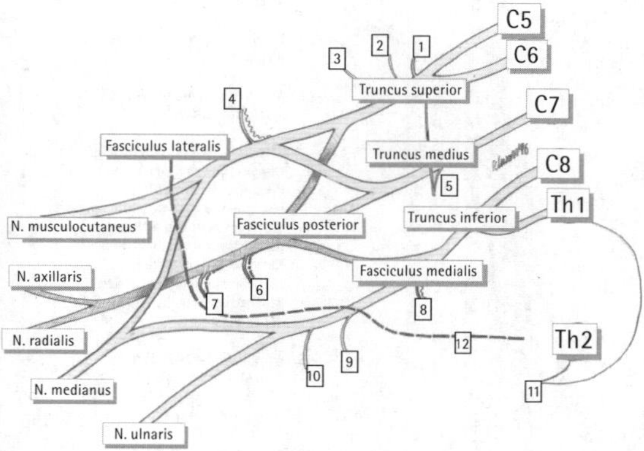

Folgende Nerven sind mit den Nummern 1-11 bezeichnet	
1	N. dorsalis scapulae
2	N. suprascapularis
3	N. subclavius
4	N. pectoralis lateralis
5	N. thoracicus longus
6	N. subscapularis
7	N. thoracodorsalis
8	N. pectoralis medialis
9	N. cutaneus brachii medialis
10	N. cutaneus brachii lateralis
11	N. intercostobrachialis
(12)	(Grenzlinie zwischen supra- u. infraklavikulärem Anteil)

11.2.8 Gefäße der seitl. Rumpfwand, Armquerschnitt

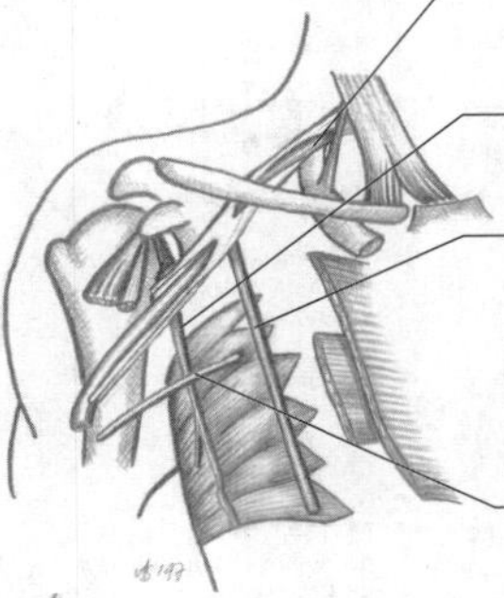

1 **A. subclavia** (→ 32)
verläuft durch die Skalenuslücke, die nicht eingezeichnete V. subclavia verläuft vor dem M. scalenus anterior

2 **A. thoracodorsalis**
verläuft zusammen mit der gleichnamigen Vene und dem Nerven

3 **A. thoracica lateralis**
verläuft zusammen mit der gleichnamigen Vene, aber getrennt vom N. thoracicus longus

Zwischen Nr. 2 und 3 verläuft die V. thoraco-epigastrica (→ 124), die in die V. axillaris mündet und zuvor an der Bauchwand mit der V. epigastrica superfialis (→ 124) anastomosiert.

4 **N. intercostobrachialis**
dieser Nerv entspringt aus Interkostalnerven und mündet in den N. cutaneus brachii medialis

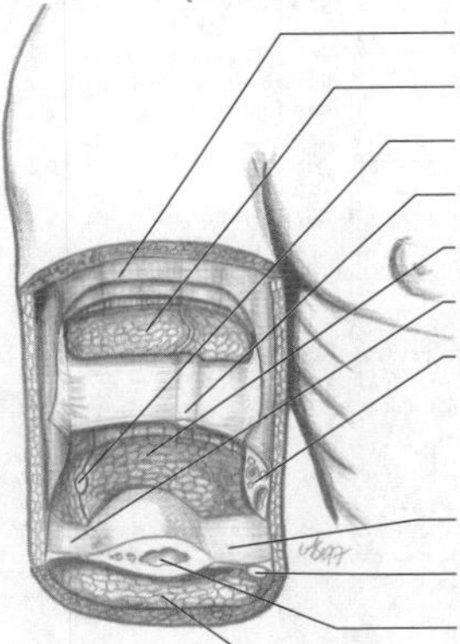

5 **Fascia brachialis**

6 **M. biceps brachii**

7 **N. radialis** (→ 227)

8 **N. musculocutaneus** (→ 227)

9 **M. brachialis**

10 **Septum intermusculare laterale**

11 **Sulcus bicipitalis medialis**
darin verlaufen:
- V. basilica
- A. brachialis
- N. medianus

12 **Septum intermusculare mediale**

13 **N. ulnaris** (→ 227)

14 **Humerus**

15 **M. triceps brachii**

11.2.9 Lymphabflusswege der weiblichen Brust

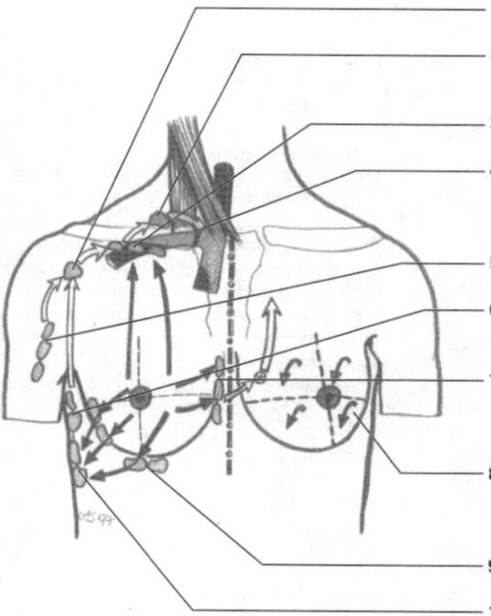

1 **Nll. axillares**

2 **Nll. (cervicales lat.) supraclaviculares** (→ 116)

3 **Nll. infraclaviculares** (→ 116)

4 **Mündungsstelle des Ductus lymphaticus dexter in den rechten Venenwinkel**

5 **Nll. brachiales**

6 **Nll. axillares pectorales** („Nl. Sorgius")

7 **Nll. parasternales** der Abfluss erfolgt auch über die Gegenseite!

8 Der Abfluss erfolgt zudem in die Tiefe (Truncus bronchomediastinalis)

9 Nll. submammarii

10 **Nll. paramammarii**

Die **Abflussrichtungen** sind auf der Zeichnung mit Pfeilen dargestellt. Die Endstrecke auf der linken Seite mündet mit dem Ductus thoracicus (→ 196) in den linken Venenwinkel.
Ca. 75% des Lymphabflusses der weiblichen Brust erfolgen über Nr. 6 und 1 in die Achselhöhle. Ein geringer Teil fließt über Nr. 7 ab.

Klinischer Hinweis

Die klinische Relevanz der Lymphabflusswege der weiblichen Brust liegt in der lymphogenen Metastasierung des Mammakarzinoms. Dieses ist die häufigste Karzinomform der Frau. Die linke Brust ist öfter betroffen, meist (ca. 60%) ist die Lokalisation im oberen äußeren Quadranten. Aufgrund des Metastasierungsweges ist bei entsprechendem Stadium die Entfernung der axillären Lymphknoten indiziert.

11.3 Oberarm

11.3.1 Muskelursprünge und -ansätze des Humerus

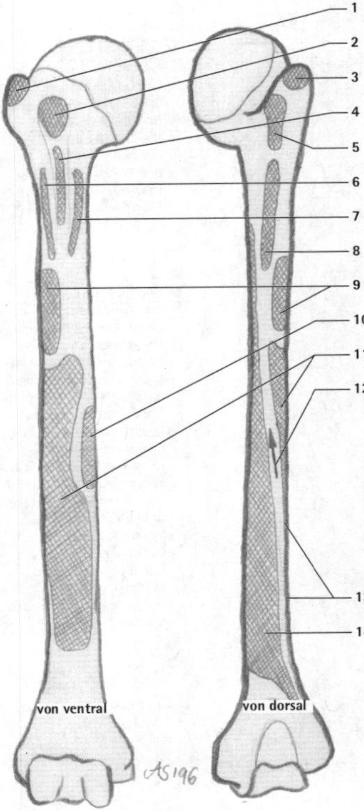

11.3.2 Muskeln des Oberarms von dorsal und lateral

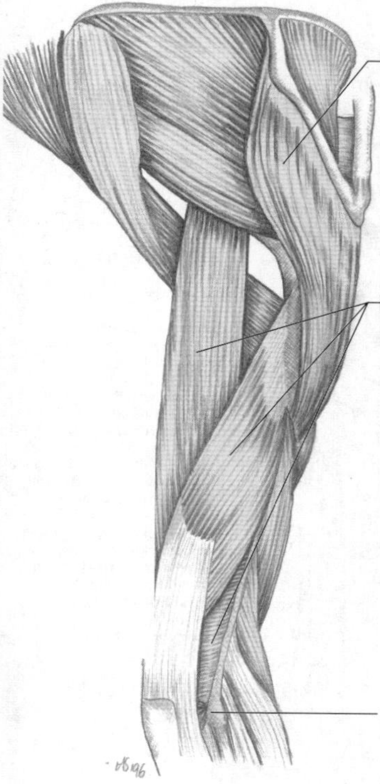

1 M. deltoideus (→ 131)
I: N. axillaris
U: Clavicula (lateral), Acromion, Spina scapulae
A: Tuberositas humeri
F: Ab- und Adduktion(!), Innen- und Außenrotation(!) (Grund: zwei Portionen des Muskels, von denen die eine **vor**, die andere **hinter** dem Drehpunkt des Gelenks liegt)

2 M. triceps brachii
I: N. radialis (dieser läuft dorsal spiralig um den Humerus)
U: *Caput longum* (→ 216): am Tuberculum infraglenoidale
Caput laterale: lateral und dorsal am Humerus, Septum intermusculare laterale
Caput mediale: setzt oben schmal am medialen Humerusrand und am Septum musculare mediale an, wird nach unten breiter und reicht dann bis zum Septum intermusculare laterale
A: Olecranon
F: Extension im Ellbogen; das Caput longum, als einziger Teil zweigelenkig, adduziert den Arm

3 Septum intermusculare laterale

11.3.3 M. biceps brachii, M. coracobrachialis

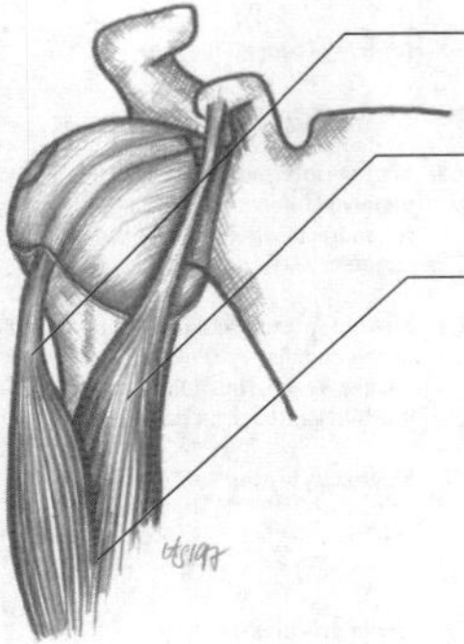

1 Caput longum musculi bicipitis brachii

2 Caput breve musculi bicipitis brachii

3 M. biceps brachii (→ 220)
- I: N. musculocutaneus
- U: Caput breve: Proc. coracoideus
  Caput longum: Tuberculum supraglenoidale
- A: Tuberositas radii, Lacertus fibrosus (eine in die Fascia antebrachii einstrahlende Aponeurose des Bizeps)
- F: Ab- und Adduktion, Anteversion und Innenrotation im Schultergelenk;
  im Ellbogengelenk Flexion und Supination

Merke: Die Sehne des Caput longum zieht ventral des Caput humeri frei durch das Schultergelenk; dieser Verlauf ist einzigartig im menschlichen Körper!

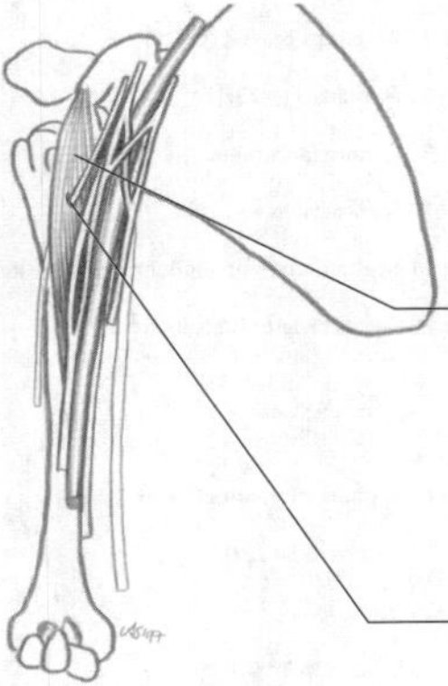

4 M. coracobrachialis
- I: N. musculocutaneus (der Nerv durchbohrt den Muskel!)
- U: Proc. coracoideus
- A: ventral und medial am Humerusschaft
- F: Anteversion, Adduktion und Innenrotation im Schultergelenk

5 N. musculocutaneus (CV–VII)

11.3.4 Muskelsepten des Oberarms

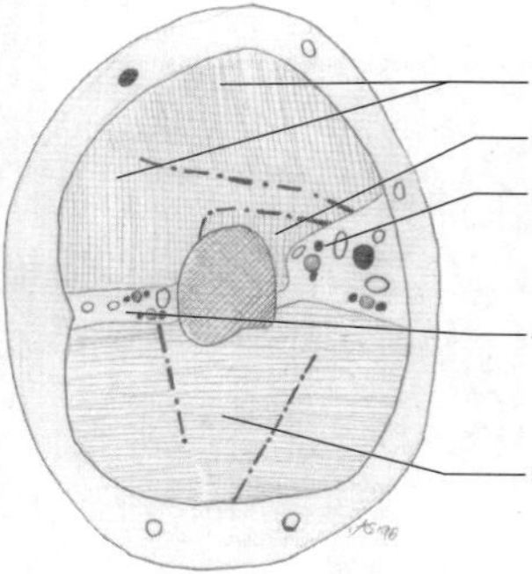

1 **M. biceps brachii** (→ 220)

2 **M. coracobrachialis** (→ 233)

3 **Septum intermusculare brachii mediale;** darin verlaufend: A. brachialis, V. basilica, Nn. musculocutaneus, medianus, ulnaris et cutaneus antebrachii medialis

4 **Septum intermusculare brachii laterale;** darin verlaufen: Aa. collaterales medialis et radialis, Venen, Nn. radialis et cutanei brachii et antebrachii posteriores

5 **M. triceps brachii** (→ 232)

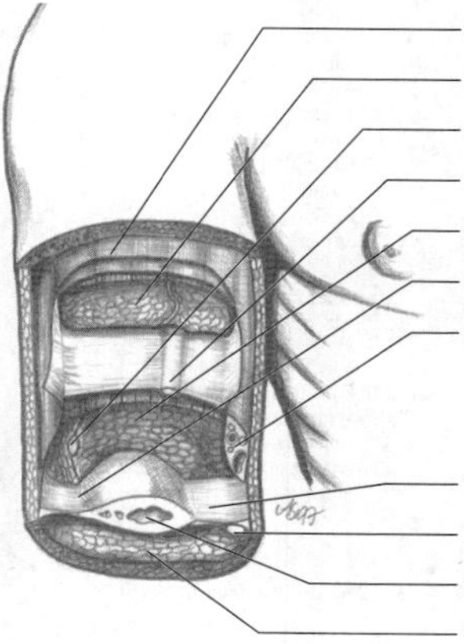

6 **Fascia brachialis**

7 **M. biceps brachii** (→ 220)

8 **N. radialis** (→ 227)

9 **N. musculocutaneus** (→ 227)

10 **M. brachialis** (→ 220)

11 **Septum intermusculare brachii laterale**

12 **Sulcus bicipitalis medialis**
darin verlaufen:
- V. basilica (→ 235)
- A. brachialis (→ 225)
- N. medianus (→ 227)

13 **Septum intermusculare mediale**

14 **N. ulnaris** (→ 227)

15 **Humerus**

16 **M. triceps brachii** (→ 232)

11.3.5 Oberflächliche Venen des Arms

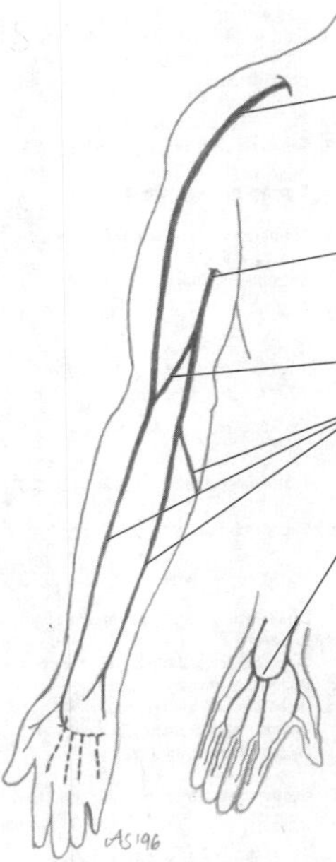

1 **V. cephalica** (→ 124)
Sie zieht am radialen Rand des Arms nach oben, dann zwischen den Mm. deltoideus und pectoralis in die Mohrenheimsche Grube. Sie führt Blut aus Handrücken und Daumen.

2 **V. basilica**
Sie zieht im Sulcus bicipitalis medialis aufwärts und führt Blut der ulnaren Handseite und des Handrückens.

3 **V. intermedia cubiti**

4 Hier verlaufen z.B. die V. intermedia cephalica, V. intermedia basilica und V. intermedia antebrachii

5 **Rete venosum dorsale manus**

Die tiefen Venen des Arms sind zumindest bis zum Ellbogengelenk paarig angelegt, verlaufen mit den Arterien in gemeinsamen Gefäß-Nerven-Straßen und werden entsprechend benannt. Sie münden in die unpaare V. axillaris.

11.4 Unterarm

11.4.1 Bänder der Articulatio cubiti

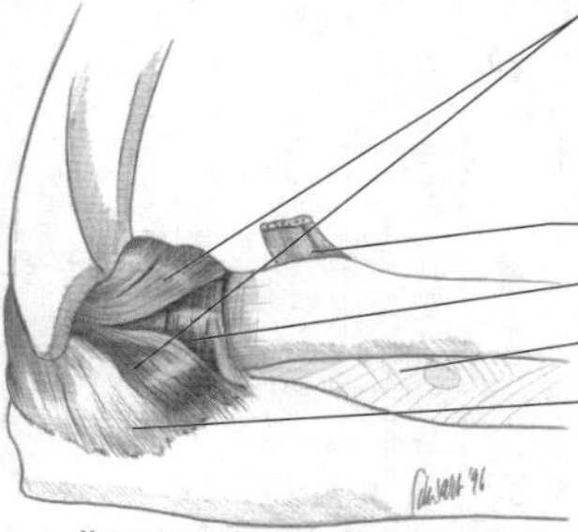

1 Ligamentum collaterale laterale (radiale)
zieht vom Epicondylus lateralis zum Ligamentum anulare radii. Es hindert den Radius nicht in seiner Beweglichkeit

2 Tendo musculi bicipitis brachii (→ 220)

3 Ligamentum anulare radii

4 Membrana interossea antebrachii

5 Capsula articularis

Unterarm von lateral, in Pronationsstellung

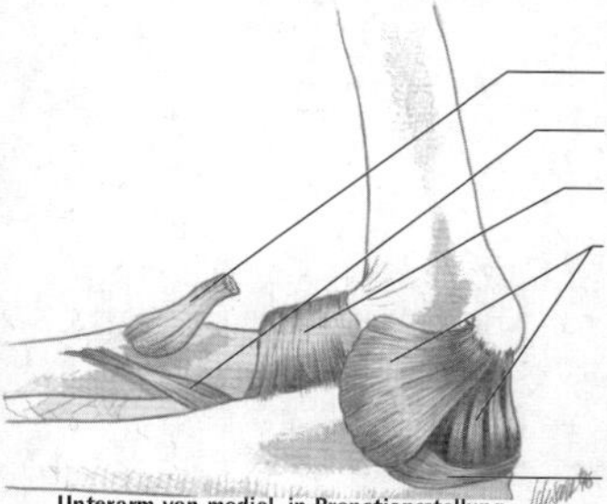

2 Tendo musculi bicipitis brachii (→ 233)

6 Chorda obliqua

3 Ligamentum anulare radii

7 Ligamentum collaterale mediale (ulnare)
Dieses Seitenband hat die Form eines Dreiecks; somit ist in jeder Gelenkstellung ein Teil dieses Ligamentes angespannt. Es zieht vom Epicondylus laterale zur Ulna.

8 Cooperscher Streifen

Unterarm von medial, in Pronationsstellung

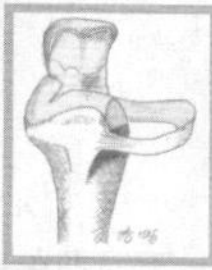

Das **Ligamentum anulare radii** umgreift den Radiuskopf; es entspringt und inseriert an der Ulna; das Caput radii kann sich so ungehindert um seine Längsachse drehen. Das Ringband ist vollständig in der Gelenkkapsel integriert. Bei der Präparation ist es daher nötig, es künstlich zu begrenzen und darzustellen (die Gelenkkapsel muss sowieso vollständig entfernt werden). Die Bewegungsmöglichkeiten der Knochen sowie des Ellbogengelenks - Flexion, Extension, Pronation und Supination - sind dann gut nachvollziehbar.

11.4.2 Muskelansätze des Unterarms von dorsal

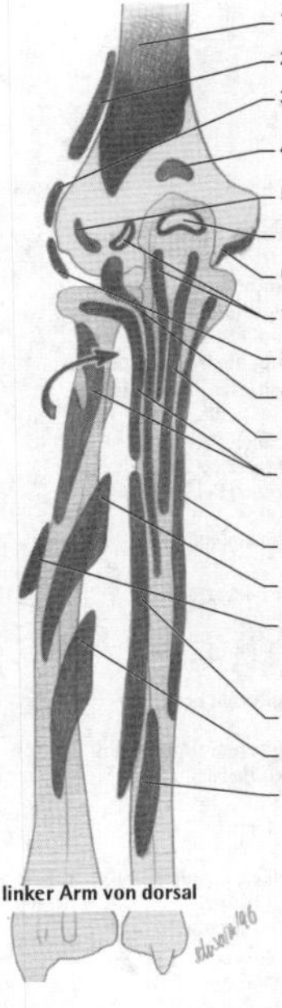

Die Schemata der Muskelansätze und Ursprünge sind als Lernhilfe gedacht, um sich die Ursprünge und Ansätze der einzelnen Muskeln auch grafisch zu veranschaulichen. Die **Flexoren** des Unterarms entspringen eher auf der **ulnaren und volaren**, die **Extensoren** eher auf der **radialen und dorsalen** Seite.

11.4.3 Muskelansätze des Unterarms von ventral

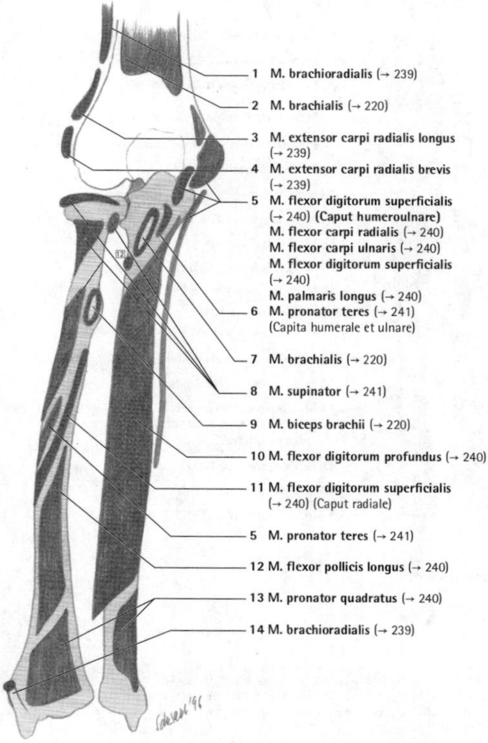

11.4.4 Muskeln des Unterarms von dorsal

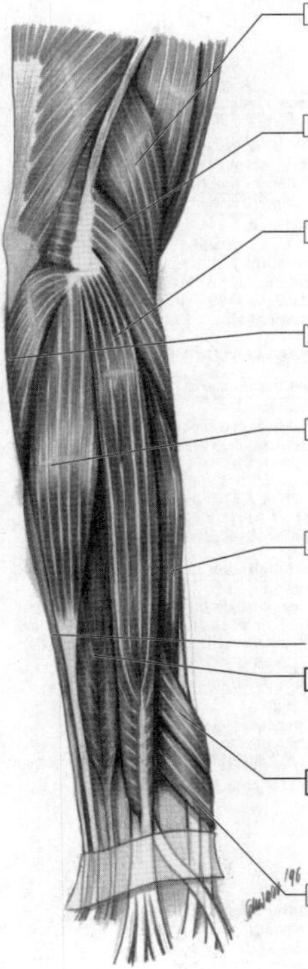

1 M. brachioradialis
- I: N. radialis
- U: Margo lateralis humeri und Septum intermusculare
- A: Processus styloideus radii
- F: Im Ellbogengelenk Flexion, je nach Stellung Unterstützung der Supination oder der Pronation

2 M. extensor carpi radialis longus
- I: N. radialis
- U: Margo et Epicondylus lateralis humeri
- A: Os metacarpale II
- F: wie 1 u. im Handgelenk Dorsalflexion u. Abduktion

3 M. extensor digitorum
- I: N. radialis
- U: Epicondylus lateralis
- A: Dorsalaponeurose der Finger II-V
- F: in Ellbogen-, Hand- und Fingergelenken Extension

4 M. anconeus
- I: N. radialis
- U: Epicondylus lateralis
- A: Facies posterior ulnae
- F: Extension im Ellbogengelenk

5 M. extensor carpi ulnaris
- I: N. radialis
- U: Epicondylus lateralis
- A: Os metacarpale V
- F: Ell- und Handgelenk Extension, im Handgelenk Abduktion nach ulnar

6 M. extensor carpi radialis brevis
- I: N. radialis
- U: Epicondylus lateralis humeri
- A: Os metacarpale III
- F: wie 1 u. im Handgelenk Dorsalflexion u. Abduktion

7 M. flexor carpi ulnaris (→ 240)

8 M. extensor digiti minimi
- I: N. radialis
- U: Epicondylus lateralis
- A: Dorsalaponeurose des kleinen Fingers
- F: in Ellbogen-, Hand- und Fingergelenken Extension

9 M. abductor pollicis longus
- I: N. radialis
- U: Facies posterior ulnae, Membrana interossea
- A: Os metacarpale pollicis
- F: Flexion und Abduktion im Handgelenk, Extension und Abduktion im Daumengrundgelenk

10 M. extensor pollicis brevis
- I: N. radialis
- U: Facies posterior radii, Membrana interossea
- A: Endglied des Daumens
- F: im Handgelenk Palmarflexion und Abduktion, im Daumen Abduktion und Extension

11.4.5 Muskeln des Unterarms von volar (Flexoren)

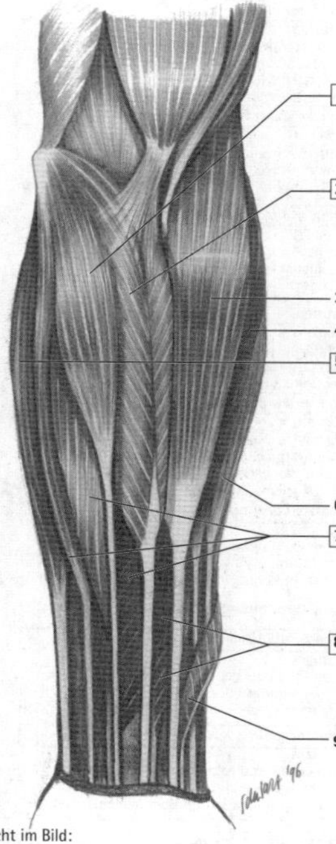

1 M. palmaris longus
I: N. medianus
U: Epicondylus medialis
A: Aponeurosis plantaris
F: im Ellbogen- und Handgelenk Flexion

2 M. flexor carpi radialis
I: N. medianus
U: Epicondylus medialis
A: Os metacarpale II
F: im Ellbogengelenk Flexion und Pronation, im Handgelenk Palmarflexion

3 M. brachioradialis (→ 239)

4 M. extensor carpi radialis brevis (→ 239)

5 M. flexor carpi ulnaris
I: N. ulnaris
U: Epicondylus medialis, am stärksten von allen Beugern mit der Faszie verwachsen
A: Ossa metacarpale V et pisiforme
F: in Ellbogen- und Handgelenk Flexion, Abduktion der Hand nach ulnar; bildet für den N. ulnaris den Kubitaltunnel

6 M. extensor carpi radialis longus (→ 239)

7 M. flexor digitorum superficialis
I: N. medianus
U: Epicond. medialis und Processus coronoideus (Caput humeroulnare), Radius (Caput radiale)
A: Mittelglieder der Finger II-V
F: Flexion von Ellbogen, Hand und Fingern

8 M. flexor pollicis longus
I: N. medianus
U: Epicondylus medialis, Radius
A: Endglied des Daumens
F: Flexion, Adduktion u. Opposition des Daumens

9 M. abductor pollicis longus (→ 239)

Nicht im Bild:

10 M. flexor digitorum profundus
I: N. ulnaris (ulnar), N. medianus (radial)
U: Ulna, Membrana interossea
A: Endglieder der Finger
F: Flexion

11 M. pronator quadratus
I: N. medianus
U: Ulna (Margo anterior)
A: Radius (Margo anterior)
F: Pronation

11.4.6 Muskeln des Arms / Pronator und Supinator

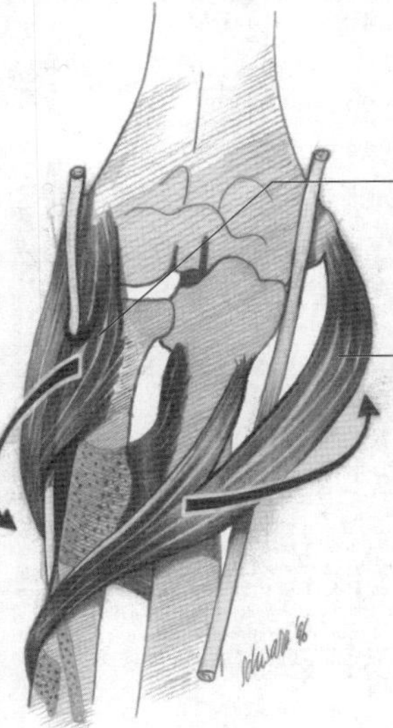

1 M. supinator
I: N. radialis, der den Muskel auch durchbohrt
U: Epicondylus lateralis, Crista musculi supinatoris ulnae
A: Radius
F: Supination

2 M. pronator teres
I: N. medianus, von dem er auch durchbohrt wird
U: Epicondylus medialis, Ulna
A: lateral und dorsal am Radius
F: Pronation

Nicht im Bild folgende tiefe dorsale Muskeln:

3 M. extensor indicis
I: N. radialis
U: Facies posterior ulnae
A: Dorsalaponeurose Finger II
F: Extension in Hand- und Fingergelenken

4 M. extensor pollicis longus
I: N. radialis
U: Facies posterior ulnae
A: Endglied des Daumens
F: Extension im Handgelenk, Extension und Adduktion des Daumens

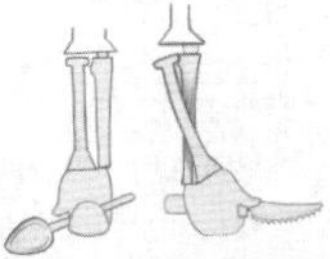

Supination- „Suppe essen"   **Pronation- „B(P)rotschneiden"**

mit den hier gezeigten Eselsbrücken kann man sich die jeweiligen Stellungen gut merken

11.4.7 Nervi medianus, radialis et ulnaris

Im folgenden werden die **Nn. medianus, radialis und ulnaris** sowie die von ihnen innervierten Muskeln und die jeweiligen Folgen einer Parese (= unvollständige Lähmung) eines der Nerven zusammengefasst aufgeführt.

N. medianus		(→ 220)
Innervierte Muskeln	- Mm. flexores carpi radialis, digitorum superficialis, digitorum profundus (radial), pollicis longus et pollicis brevis - Mm. pronatores teres et quadratus - Mm. palmares longus et brevis - M. opponens pollicis - M. abductor pollicis brevis - Mm. lumbricales (I und/oder II)	(→ 240) (→ 241) (→ 240) (→ 247) (→ 246) (→ 246)
Parese	Die Medianusparese hat das klinische Bild der **Schwurhand** zur Folge. Dies ist die Folge der fehlenden Innervierung der Mm. flexores digitorum superficialis et profundus (da der ulnare Teil des M. flexor digitorum profundus vom N. ulnaris versorgt wird, können Ringfinger und kleiner Finger flektiert werden).	
N. ulnaris		(→ 220)
Innervierte Muskeln	- Mm. flexores carpi ulnaris, digitorum profundus (ulnar), digiti minimi brevis et pollicis brevis - Mm. opponentes digiti minimi et pollicis - M. abductor digiti minimi - M. adductor pollicis - Mm. lumbricales (III und V) - Mm. interossei dorsales et palmares	(→ 240) (→ 247) (→ 246) (→ 247) (→ 246) (→ 248)
Parese	Die Ulnarisparese hat das klinische Bild der **Krallenhand** zur Folge. Dieses resultiert aus dem Ausfall der Mm. lumbricales et interossei. Diese würden normalerweise in den Fingergrundgelenken beugen, in den beiden distalen Fingergelenken strecken. Bei Parese entsteht genau gegenteilige Stellung: Beugung der End- und Mittelglieder bei gleichzeitiger Streckung in den Grundgelenken.	
N. radialis		(→ 219)
Innervierte Muskeln	- alle Extensoren des Unterarms !! - M. supinator - M. brachioradialis - M. anconeus - M. triceps brachii	(→ 239) (→ 241) (→ 239) (→ 239) (→ 232)
Parese	Die Radialisparese hat das klinische Bild der **Fallhand** zur Folge. Da der N. radialis alle Extensoren des Unterarms innerviert, können weder das Handgelenk noch die Fingergelenke gestreckt werden. Das Handgelenk befindet sich in der Stellung der Palmarflexion.	

Als Merkhilfe für die Paresen gilt folgender Spruch:
„Ich **schwöre** dir beim heiligen **Medianus**, dass ich dir mit der Ulna die Augen **auskratze**, wenn du vom **Rad fällst**."

11.5 Hand

11.5.1 Bänder der Hand von dorsal

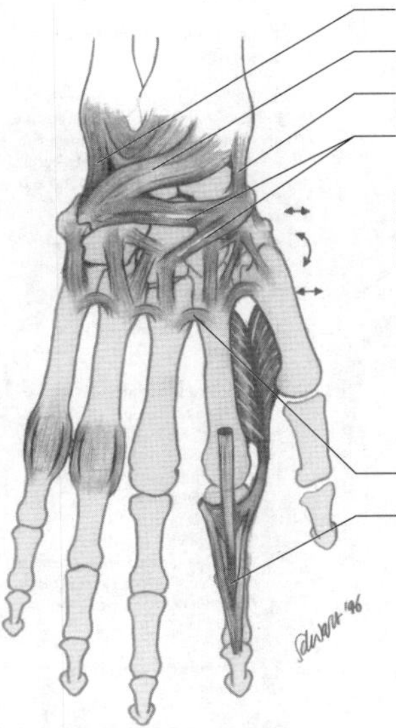

1 Ligamentum collaterale carpi ulnare

2 Ligamentum radiocarpeum dorsale

3 Ligamentum collaterale carpi radiale

4 Ligamenta intercarpea dorsalia

Lernhinweis:
Die Bänder von Unterarm und Hand können auf den ersten Blick verwirren.
Darum folgende Aufteilung in 4 Gruppen:
- Bänder zwischen Unterarm und Handwurzelknochen
- Bänder zwischen den Handwurzelknochen
- Bänder zwischen den Handwurzelknochen und den Mittelhandknochen
- Bänder zwischen den Mittelhandknochen

5 Ligamenta metacarpea dorsalia

6 Dorsalaponeurose
In die Dorsalponeurose strahlen folgende Muskeln sehnig ein:
- Mm. interossei (→ 248)
- Mm. lumbricales (→ 246)
- M. extensor digitorum (→ 239)
- M. extensor digiti minimi (→ 239)

Hand von dorsal

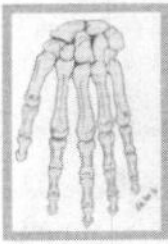

An dieser Stelle: die **Handwurzelknochen** nochmals mit dem folgenden Merkspruch:

„Es fährt ein Kahn im Mondenschein im Dreieck um das Erbsenbein. Vieleck groß und Vieleck klein, der Kopf muss bei dem Haken sein."

(Ossa scaphoideum, lunatum, triquetrum, pisiforme, trapezium, trapezoideum, capitatum und hamatum)

11.5.2 Bänder der Hand, Sehnenverläufe

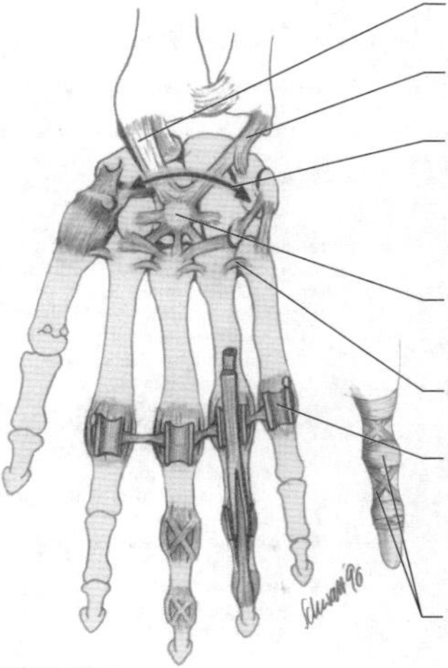

Hand von palmar

1 **Ligamentum ulnocarpem palmare**

2 **Ligamentum radiocarpeum palmare**

3 Dieser Pfeil stellt schematisch die Verlaufsrichtung des **Retinaculum flexorum** dar, das zusammen mit den Ossa carpi den **Canalis carpi** bildet (seine Verengung führt zum sog. Karpaltunnelsyndrom)

4 **Ligamentum carpi radiatum,** eines der Bänder zwischen den Handwurzelknochen

5 **Ligamenta metacarpea palmaria**

6 **Ligamenta palmaria**, die als Verstärkung der Sehnenscheiden „Röhren" für die Flexorensehnen bilden und durch die Ligamenta metacarpea transversa profunda verbunden sind.

7 Oberflächliche ringförmige Bandzüge, die die Sehnen umgeben und führen, gehören zum **Stratum fibrosum** der Sehnenscheiden

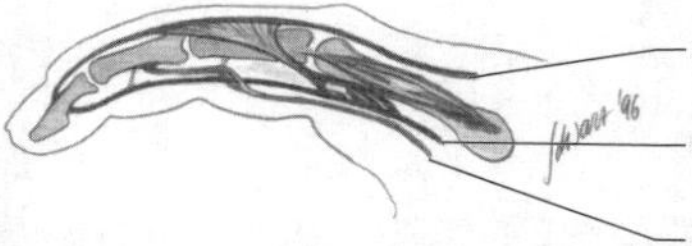

8 **Tendo musculi extensoris digitorum** (→ 239)

9 **Tendo musculi flexoris digitorum profundi** (→ 240)

10 **Tendo musculi flexoris digitorum superficialis** (→ 240)

Die Sehne des M. flexor digitorum profundus (→ 240) **durchbohrt** in Höhe der Grundphalanx die Sehne des M. flexor digitorum superficialis (→ 240) von unten. Außerdem entspringen von ihr die Mm. lumbricales, die dann zur Dorsalaponeurose ziehen. Die Flexorsehnen sind mit kleinen Bandzügen an den Phalangen fixiert.

11.5.3 Muskeln und Sehnenansätze der Hand von dorsal

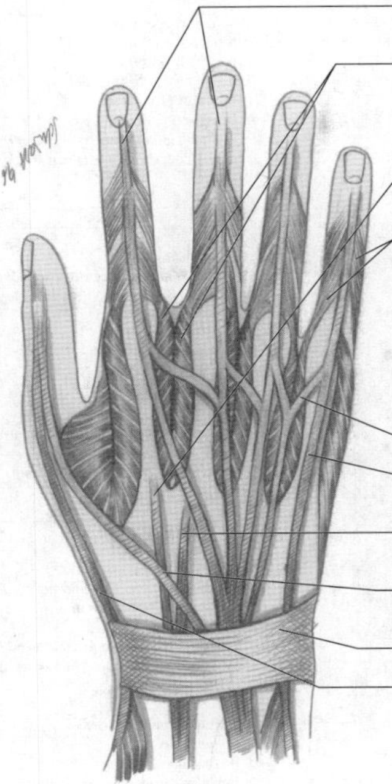

1 **Tendines musculi extensoris digitorum** (→ 239)

2 **Mm. interossei** (→ 248)
(Sie sind hier nur schematisch angedeutet, die Mm. interossei dorsales entspringen in Wirklichkeit zweiköpfig!)

3 **Tendo musculi extensoris carpi radialis longi** (→ 239)

4 **Dorsalaponeurose der Finger:** in sie strahlen die Sehnen mehrerer Muskeln ein:
- Mm. interossei (→ 248)
- Mm. lumbricales (→ 246)
- M. abductor digiti minimi (→ 246)
- Mm. extensores digitorum et digiti minimi (→ 239)
- M. extensor indicis (→ 241)

5 **Connexus intertendinei**

6 **Tendo musculi extensoris digiti minimi** (→ 239)

7 **Tendo musculi extensoris carpi radialis brevis** (→ 239)

8 **Tendo musculi extensoris pollicis longi** (→ 241)

9 **Retinaculum extensorum**

10 **Tendo musculi extensoris pollicis brevis** (→ 239)

Hand von dorsal

11.5.4 Kurze Flexoren der Hand (oberflächliche Schicht)

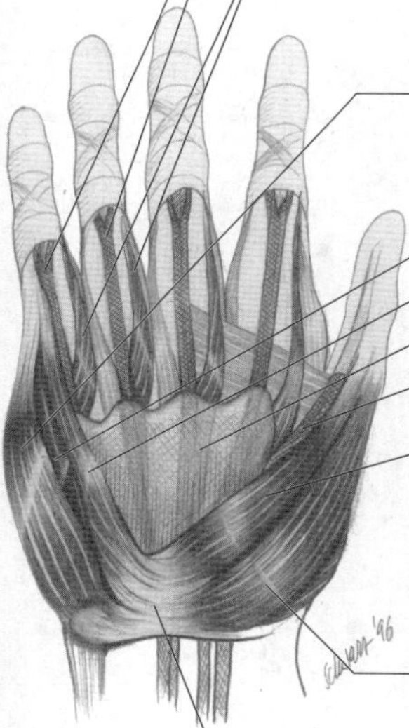

Hand von palmar

1 Tendines musculi flexoris digitorum superficialis (→ 240)

2 Mm. lumbricales I–IV
- I: N. medianus (I und/oder II), N. ulnaris (III–IV)
- U: Radial an den Sehnen des M. flexor profundus
- A: Dorsalaponeurose der Finger II–V
- F: Beugung in den Fingergrundgelenken, in den Endgelenken dagegen strecken sie

3 M. abductor digiti minimi
- I: N. ulnaris
- U: Erbsenbein
- A: Dorsalaponeurose des kleinen Fingers
- F: Opposition und Abduktion, die Gelenke des Fingers streckt er!

4 M. opponens digiti minimi (→ 247)

5 M. flexor digiti minimi (→ 247)

6 Vagina communis musculorum flexorum

7 Tendo musculi flexoris pollicis longi (→ 247)

8 M. flexor pollicis brevis
- I: N. medianus (Caput superficiale) N. ulnaris (Caput profundum)
- U: Retinaculum flexorum und tief zwischen Os trapezium und Os capitatum
- A: radial am Grundglied des Daumens
- F: Flexion, Opposition und Adduktion des Daumens

9 M. abductor pollicis brevis
- I: N. medianus
- U: Retinaculum flexorum
- A: radial am Grundglied des Daumens
- F: Flexion, Opposition und Abduktion des Daumens

10 Retinaculum flexorum (→ 244)

11.5.5 Kurze Muskeln der Hand (tiefe Schicht)

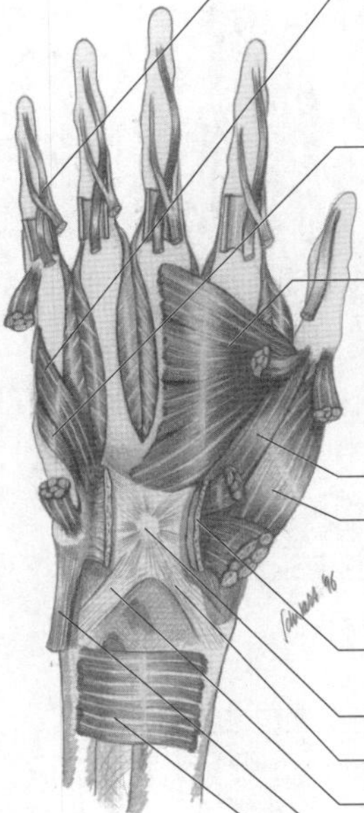

Hand von palmar

1 **Durchtritt der Sehne des M. flexor digitorum profundus durch die Sehne des M. flexor digitorum superficialis**

2 **M. flexor digiti minimi brevis (variabel)**
- I: N. ulnaris
- U: Retinaculum flexorum und Os hamatum
- A: Grundglied des 5. Fingers
- F: Flexion, aber auch Abduktion und Opposition

3 **M. opponens digiti minimi**
- I: N. ulnaris
- U: Retinaculum flexorum und Os hamatum
- A: Os metacarpale V
- F: Opposition

4 **M. adductor pollicis**
- I: N. ulnaris
- U: Os capitatum und Os hamatum (Caput obliquum) Os metacarpale III (Caput transversum)
- A: Grundglied des Daumens (ulnar)
- F: Adduktion, aber auch Opposition; flektiert den Daumen

5 **M. flexor pollicis brevis** (Caput profundum)

6 **M. opponens pollicis**
- I: N. medianus und N. ulnaris
- U: Retinaculum flexorum, Os trapezium
- A: Os metacarpale I von radial
- F: Oppostition und Adduktion

7 **Retinaculum flexorum** (aufgeschnitten; zieht über den Carpaltunnel)

8 **Ligamentum carpi radiatum** (→ 244)

9 **Ligamentum radiocarpeum palmare** (→ 244)

10 **Ligamentum ulnocarpeum palmare** (→ 244)

11 **Tendo musculi flexoris carpi ulnaris** (→ 240)

12 **M. pronator quadratus** (→ 240)

11.5.6 Mm. interossei

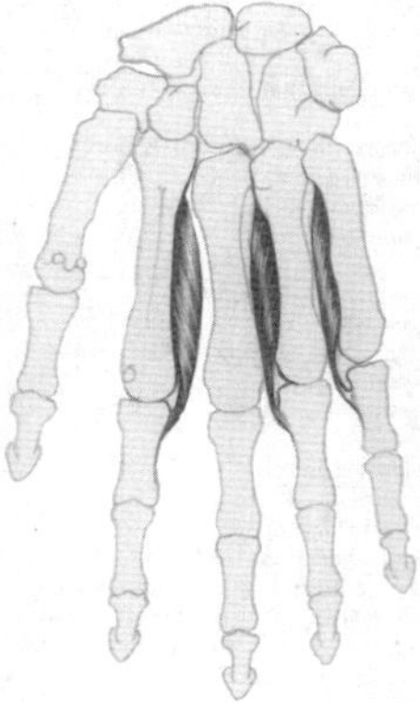

Mm. interossei palmares

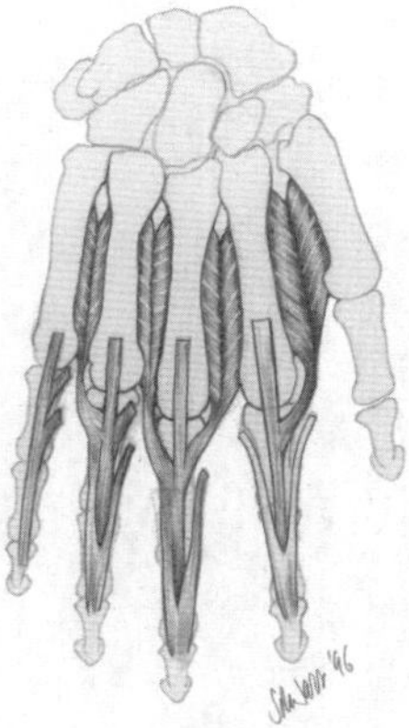

Mm. interossei dorsales

Mm. interossei palmares (orientieren sich vom Mittelfinger weg!)
I: N. ulnaris
U: einköpfig an den Ossa metacarpalia II-V
A: Dorsalaponeurose der Finger II-V
F: Flexion und Adduktion an den Fingergrundgelenken II-IV;
Extension der Fingergelenke II-IV

Mm. interossei dorsales (orientieren sich zum Mittelfinger hin!)
I: N. ulnaris
U: zweiköpfig an den einander gegenüberliegenden Seiten der Ossa metacarpi I-IV
A: Dorsalaponeurose der Finger II-IV
F: Flexion und Abduktion an den Fingergrundgelenken II-IV;
Extension der Fingergelenke II-V

11.5.7 Muskelansätze der Hand von palmar

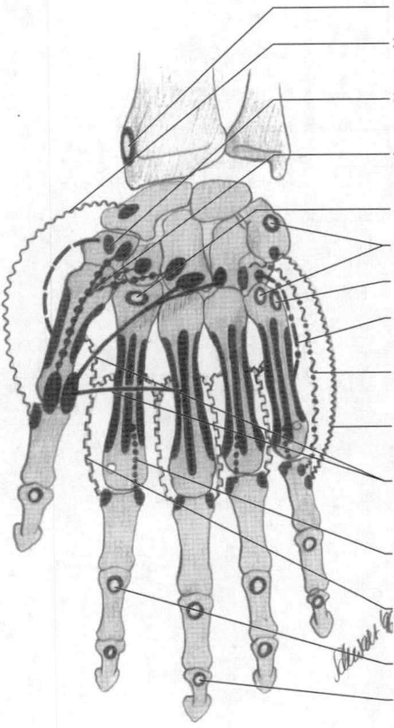

11.5.8 Arterien der Hand

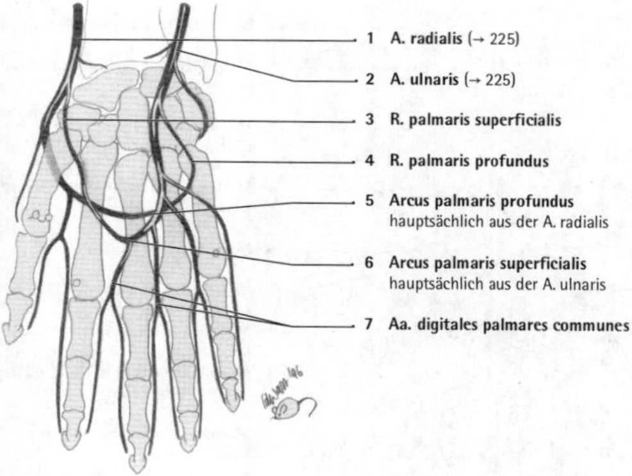

11.6 Hautnerven, Dermatome

11.6.1 Hautnerven und Dermatome des Arms

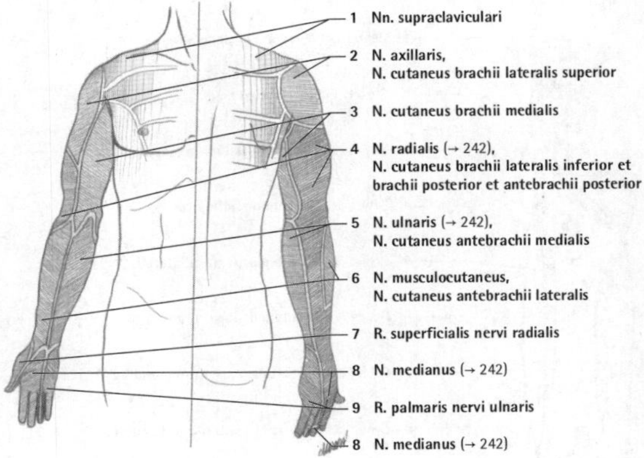

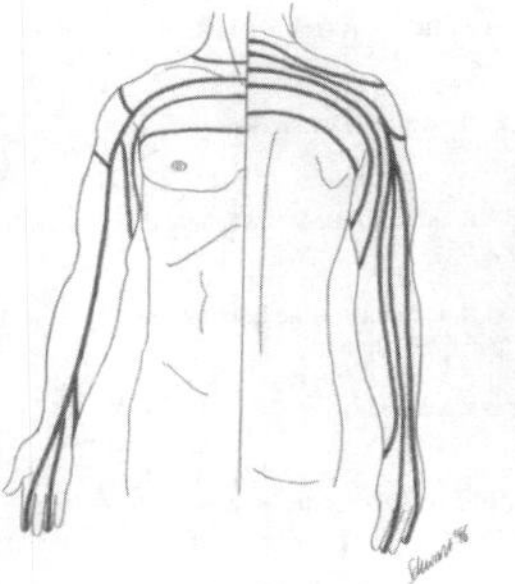

Die Dermatome des Arms werden von den Segmenten C4 bis Th3 versorgt.

Klinische Relevanz besitzen die Dermatome u.a. wegen des Phänomens der Schmerzausstrahlung. So werden z.B. Schmerzen der inneren Organe auf entsprechende Dermatome der Körperoberfläche projiziert (Headsche Zonen).

11.6.2 Hautnerven

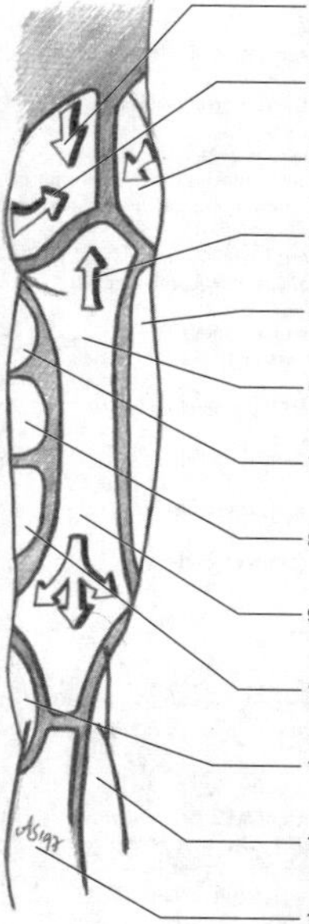

1 **Gebiet der Nn. clunium superiores**

2 Gebiet der **Nn. clunium medii**

3 Gebiet eines Astes des **N. iliohypogastricus**

4 Gebiet der **Nn. clunium inferiores**

5 Gebiet des **N. cutaneus femoris lateralis**

6 Gebiet des **N. cutaneus femoris posterior**

7 Gebiet des **R. genitalis n. genitofemoralis**

8 Gebiet des **R. cutaneus anterior n. femoralis**

9 Gebiet des **N. cutaneus femoris posterior**

10 Gebiet des **R. cutaneus n. obturatorii**

11 Gebiet des **R. infrapatellaris n. sapheni**

12 Gebiet des **N. cutaneus surae lateralis** aus dem N. fibularis communis

13 Gebiet des **N. saphenus**

Zu den Nerven des Plexus lumbosacralis: (→ 207)

12 Untere Extremität

12.1 Becken

12.1.1 Knochen und Bänder des Beckens

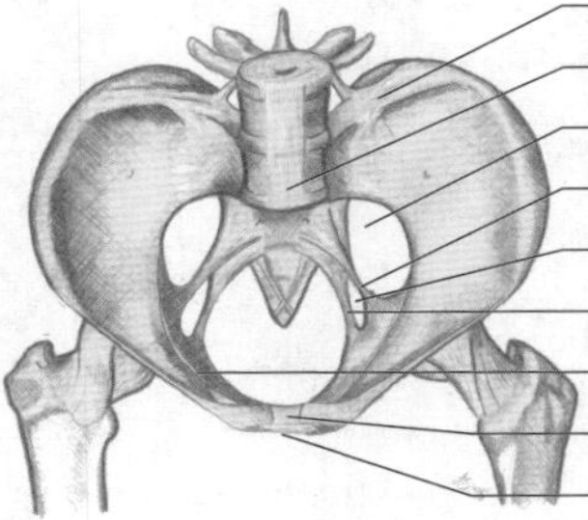

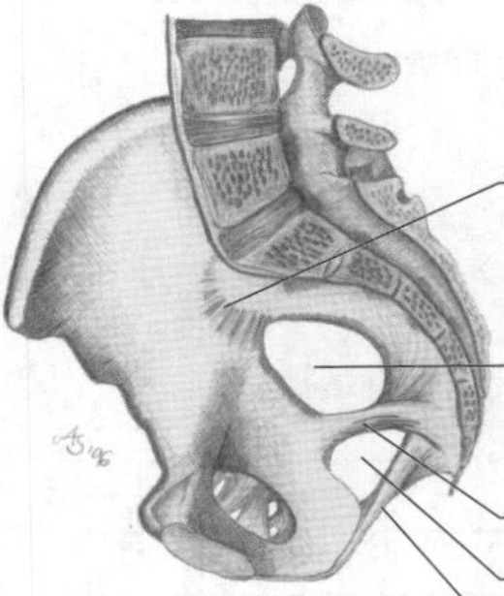

12.1.2 Bänder der Hüfte

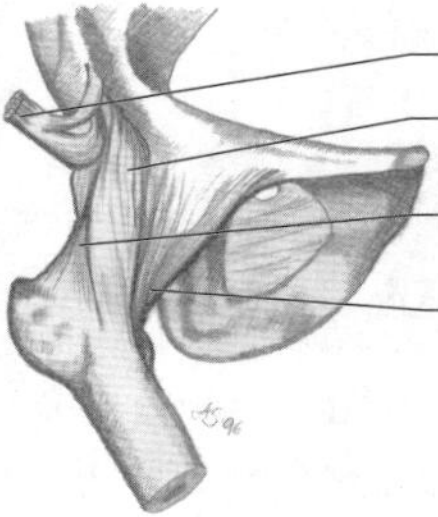

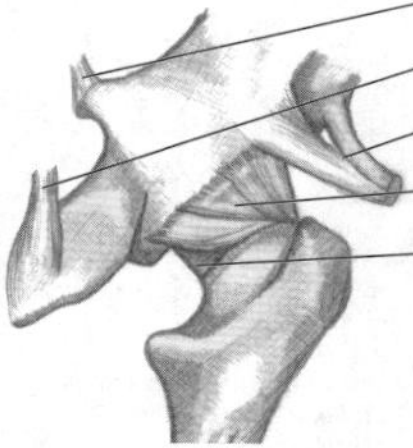

Band	Verlauf	Adduktion	Abdduktion	Retro-version	Ante-version	Außen-rotation	Innen-rotation
Lig. iliofemorale	von Spina iliaca ant. inf. zur Linea intertrochanterica						
Pars transversa		↓		↓		↓	
Pars descendens			↓	↓			↓
Lig. pubofemorale	vom oberen Schambeinast zur Linea intertrochanterica		↓	↓		↓	
Lig. ischiofemorale	vom Sitzbein zur Fossa trochanterica		↓	↓			↓
Lig. orbicularis	an keinem Knochen fixiert	↓: Hemmung					

12.1.3 Bänder der Articulatio coxae

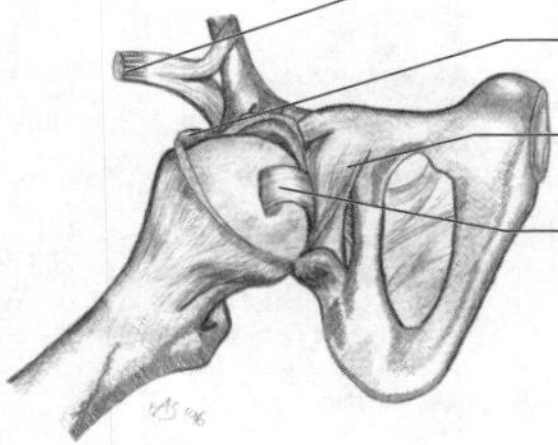

1 **Tendo musculi recti femoris** (→ 268)

2 **Ligamentum iliofemorale**

3 **Ligamentum pubofemorale**

4 **Ligamentum capitis femoris**
Dieses Band liegt in dem Fettgewebe, das die Fossa acetabuli ausfüllt. Es verläuft von der Incisura acetabuli und dem Ligamentum transversum acetabuli zur Fovea capitis femoris. Es führt kleine Arterienäste, die im Alter obliterieren, aber beim Kind für die Ernährung des Femurkopfes essentiell sind.

Das **Hüftgelenk, Articulatio coxae**, ist ein Nussgelenk (d.h. dass der Kopf über den Äquator hinaus von der Pfanne umschlossen wird). Es besitzt drei Freiheitsgrade. Nur im Bereich der Facies lunata haben die beteiligten Knochen Kontakt miteinander.

Das Hüfgelenk ist ein ausgeprägt bandgeführtes Gelenk. Die anatomische Verlaufsrichtung der Bänder definiert den möglichen Bewegungsraum (Anteversion, Retroversion, Innenrotation, Außenrotation, Abduktion, Adduktion).

Klinischer Hinweis

Eine aseptische Knochennekrose des Femurkopfes beim Jugendlichen wird als Morbus Perthes bezeichnet.

12.1.4 Regio glutaealis von Mann und Frau

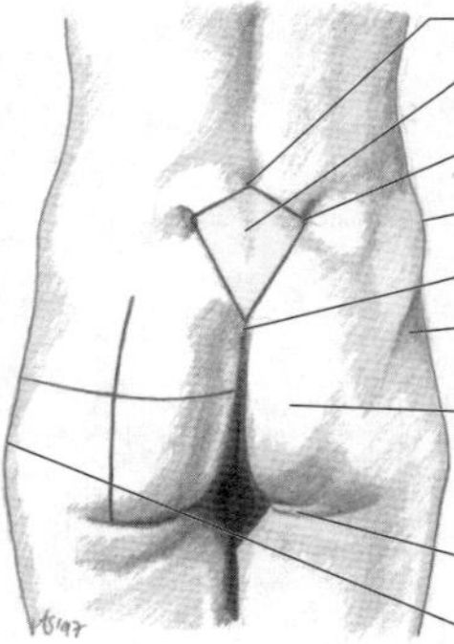

1 **Processus spinosus L5**

2 **Michaelis-Raute** (weibl. Regio glutaea)

3 Spina iliaca posterior superior

4 Crista iliaca

5 **Crena ani** (Anfang)

6 Kranialer Ansatzbereich des M. glutaeus maximus (→ 257)

7 **Gesäßbacken, Nates** oder **Clunes**; die Form erhalten sie durch den M. glutaeus maximus (→ 257) und das darunterliegende Fettpolster

8 **Sulcus glutaeus**

9 Trochanter major des Femurs

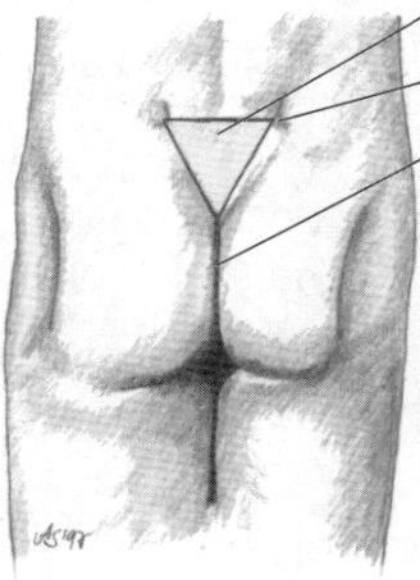

10 **Sakraldreieck** (männl. Regio glutaea)

11 Spina iliaca posterior superior

12 **Crena ani**

Die Gesäßregion wird begrenzt nach kranial hin von der Crista iliaca, nach kaudal vom Sulcus glutaeus, nach lateral von einer gedachten vertikalen Linie durch die Spina iliaca anterior superior und nach medial vom Damm.

Den überwiegenden Teil (neben Weichteilen und Nerven ...) der Regio glutaea bilden die Glutaealmuskeln, Mm. glutaeales maximus, medius et minimus.

12.1.5 Musculi glutaei von dorsal

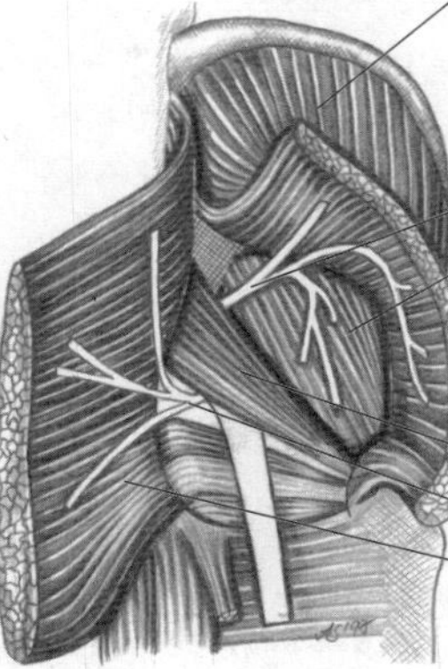

1 M. glutaeus medius
(durchtrennt)
I: N. glutaeus superior
U: Ala ossis ilii
A: Trochanter major
F: Innen- und Außenrotation sowie Abduktion im Becken

2 N. glutaeus superior

3 M. glutaeus minimus
I: N. glutaeus superior
U: Ala ossis ilii
A: Trochanter major
F: Innenrotation und Abduktion in der Hüfte

4 M. piriformis (→ 258)

5 N. glutaeus inferior

6 M. glutaeus maximus
(durchtrennt)
I: N. glutaeus inferior
U: Ala ossis ilii, Os sacrum, Fascia thoracolumbalis, Faszie des M. glutaeus medius
A: Tuberositas glutaea, Fascia lata, Tractus iliotibialis
F: Extension (Treppensteigen), Ab- und Adduktion sowie Außenrotation im Hüftgelenk

Foramen	durchtretende Strukturen
Foramen suprapiriforme	A., V. und N. glutaeus superior
Foramen infrapiriforme	A., V. und N. glutaeus inferior A., V. und N. pudendus internus N. ischiadicus und N. cutaneus femoris posterior
Foramen ischiadicum minus (→ 209)	A., V. und N. pudendus internus (→ 285); sie ziehen hier wieder in das Becken und verlaufen im Alcockschen Kanal (→ 286)

Die obige Darstellung zeigt anschaulich, welche Muskeln von den Nn. glutaei superior et inferior versorgt werden.

12.1.6 Muskeln der Regio glutaealis von dorsal

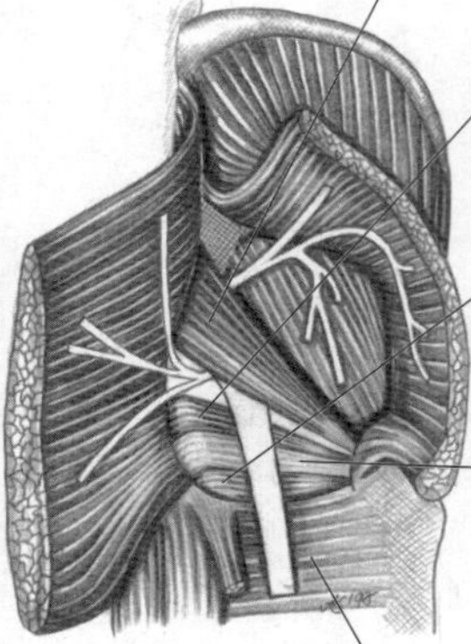

1 M. piriformis (→ 214)
- I: N. ischiadicus
- U: Facies pelvica ossis sacri
- A: Trochanter major
- F: Außenrotation, Abduktion im Hüftgelenk

2 M. gemellus superior
- I: Plexus sacralis
- U: Spina ischiadica
- A: Fossa trochanterica
- F: Außenrotation im Hüftgelenk

3 M. gemellus inferior
- I: Plexus sacralis
- U: Tuber ischiadicum
- A: Fossa trochanterica
- F: Außenrotation im Hüftgelenk

4 M. obturatorius internus (→ 214)
- I: Plexus sacralis
- U: innere Seite des Foramen obturatum
- A: Fossa trochanterica; die Sehnen der beiden Mm. gemelli strahlen in die Sehne des Muskels ein
- F: Außenrotation im Hüftgelenk; die Duplikatur seiner Faszie bildet den Canalis pudendalis, Alcockscher Kanal (→ 286)

5 M. quadratus femoris
- I: Plexus sacralis
- U: Tuber ischiadicum
- A: Crista intertrochanterica
- F: Außenrotation und Adduktion im Hüftgelenk

12.1.7 Muskelansätze und -ursprünge des Beckens

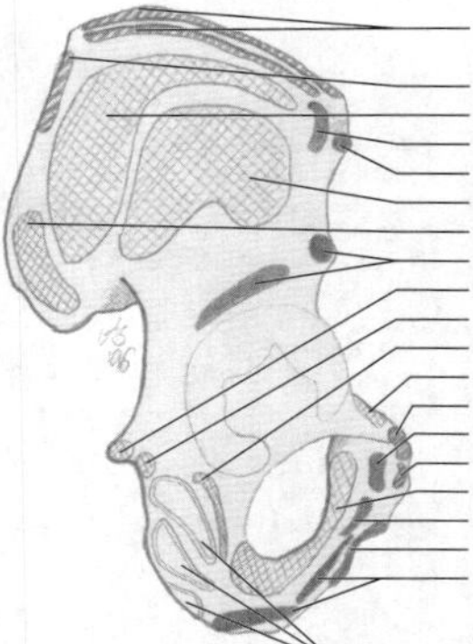

1 **Mm. obliquus internus abdominis et externus abdominis** (→ 118)
2 M. latissimus dorsi (→ 131)
3 M. glutaeus medius (→ 281)
4 M. tensor fasciae latae (→ 267)
5 M. sartorius (→ 267)
6 M. glutaeus minimus (→ 282)
7 M. glutaeus maximus (→ 268)
8 M. rectus femoris (→ 273)
9 M. gemellus superior (→ 282)
10 M. gemellus inferior (→ 282)
11 M. quadratus femoris (→ 282)
12 M. pectineus (→ 267)
13 M. rectus abdominis (→ 119)
14 M. adductor longus (→ 272)
15 M. pyramidalis
16 M. obturatorius externus
17 M. adductor brevis (→ 271)
18 M. gracilis (→ 267)
19 M. adductor magnus (→ 272)
von oben nach unten:
20 M. semimembranosus (→ 281)
21 M. biceps femoris (→ 281)
22 M. semitendinosus (→ 281)

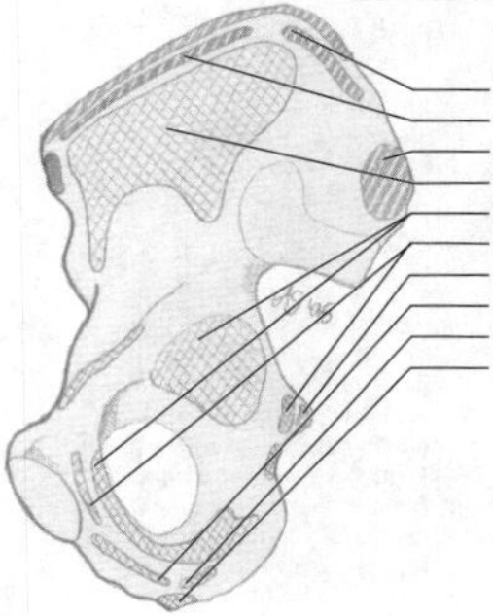

23 M. quadratus lumborum (→ 206)
24 M. transversus abdominis (→ 120)
25 M. erector spinae (→ 136)
26 M. iliacus (→ 206)
27 M. obturatorius internus (→ 282)
28 M. levator ani (→ 210)
29 M. coccygeus (→ 210)
30 M. transversus perinei profundus (→ 211)
31 M. transversus perinei superficialis und
32 M. ischiocavernosus (→ 211)

Diese beiden Schemata der Muskelansätze und -ursprünge sind als Lernhilfe gedacht, um sich die einzelnen Muskelverläufe besser einprägen zu können.

12.1.8 Trendelenburgsches Zeichen

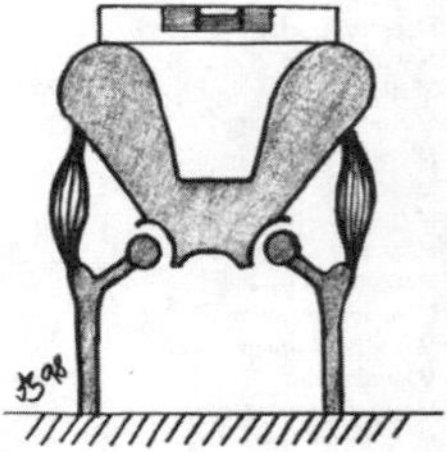

Klinischer Hinweis

Die Mm. glutaei fixieren die Stellung des Beckens gegenüber dem Standbein (also dem Bein, auf dem das Körpergewicht ruht). In diesem Beispiel seien die **rechten** Mm. glutaei geschädigt.
Ruht das Körpergewicht auf beiden Beinen, so brauchen die Mm. glutaei nicht in Aktion zu treten, um das Becken in seiner horizontalen Stellung zu halten, der Funktionsausfall der Glutäusgruppe tritt nicht in Erscheinung.

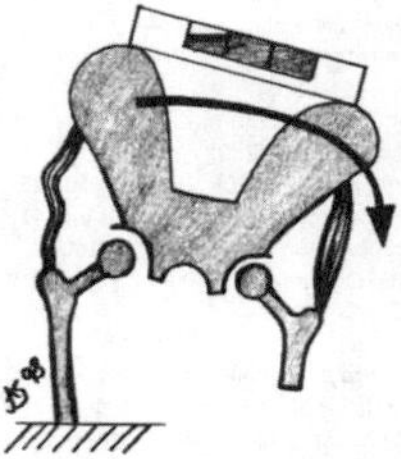

Ist nun das rechte Bein das Standbein und das linke das Spielbein, so bewirken die rechten Mm. glutaei, dass das Becken in seiner horizontalen Stellung bleibt. Tritt eine **Schwäche oder Lähmung** der rechten **Mm. glutaei** auf, so sind sie nicht mehr fähig, das Becken zu fixieren. Es kippt zur gesunden Seite ab. Der Kliniker bezeichnet dies als **positives Trendelenburgsches Zeichen.** Ebenfalls einen positiven Befund kann man bei einer Hüftgelenksluxation erheben.

12.1.9 Intramuskuläre Injektion (i.m.)

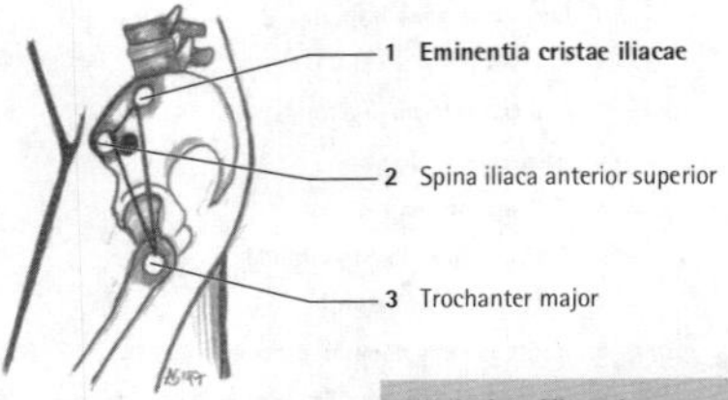

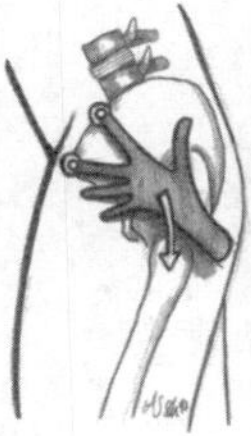

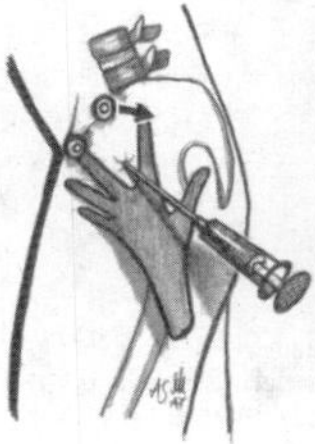

Klinischer Hinweis

Um eine i.m. Injektion richtig zu plazieren und die Verletzung von Nerven und Gefäßen zu vermeiden, ist bei der **Methode nach von Hochstetter** wie folgt vorzugehen:

Der Patient liegt mit angezogenen Beinen auf der Seite. Man sucht mit Zeige- und Mittelfinger die Spina iliaca anterior superior und die Eminentia cristae iliacae auf. Der Handballen muss auf dem Trochanter major liegen, weswegen die Hand unter Beibehaltung des Winkels zwischen Zeige- und Mittelfinger ca. 2 cm in der auf der Zeichnung angegebenen Richtung verschoben wird. Der Mittelfinger bleibt dabei auf der Spina iliaca anterior superior liegen. Zwischen den gespreizten Fingern befindet sich nun die Fläche, in die der Einstich erfolgt.

Die Nadel zeigt nicht direkt auf die Körperachse, sondern etwas nach ventral und kranial. Um die Punktion eines Blutgefäßes auszuschließen, aspiriert man zur Kontrolle, wobei keine Blutspuren in der Spritze zu sehen sein dürfen. Klinische Studien haben gezeigt, daß ein hoher Prozentsatz der i.m. Injektionen fälschlich nicht im M. glutaeus medius, sondern im subkutanen Fettgewebe instilliert werden. Wichtig ist daher eine nicht zu geringe Einstichtiefe.

Eine weitere Vorgehensweise ist die **Cristamethode nach Sachtleben**. Die Injektionsstelle liegt 3 Querfinger unterhalb des Beckenkamms auf einer gedachten Linie zwischen Trochanter major und Eminentia cristae iliacae.

12.1.10 Arterien des Beins

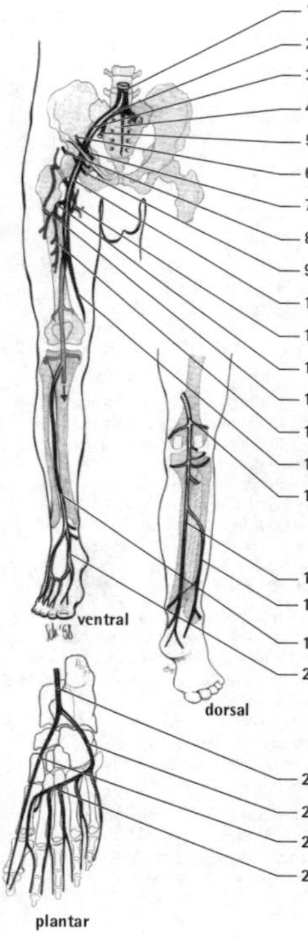

12.1.11 Oberflächliche Venen des Beins

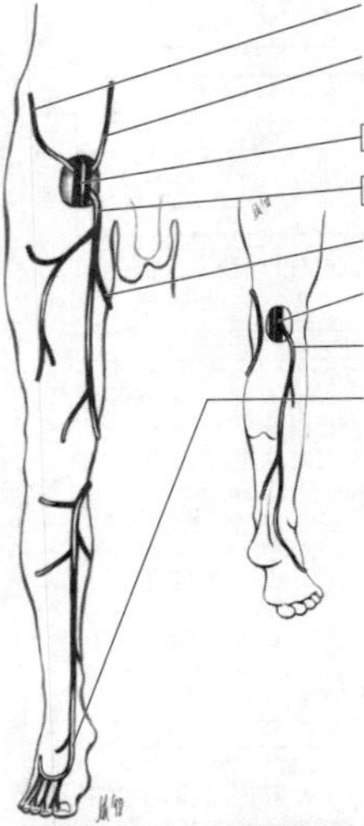

Die **tiefen Beinvenen** verlaufen parallel mit den Arterien und tragen die entsprechenden Namen. Sie liegen distal der Kniegegend stets paarig vor (strickleiterartige Struktur).
Die **Vv. superficiales** kommunizieren mit den **Vv. profundae** über **Vv. perforantes.**

An dieser Stelle sei nochmals an die **portokavalen Anastomosen** erinnert. Es handelt sich dabei um Verbindungen zwischen der V. portae hepatis einerseits und den Vv. cavae superior et inferior andererseits. Sie umgehen bei einer portalen Abflussstörung die Leber. Folgende Wege sind möglich:
- über Venen der kleinen Magenkurvatur und Ösophagusvenen zur V. azygos und dann in die V. cava,
- über Rectumvenen und den Plexus venosus rectalis in die V. iliaca int. weiter in die V. cava inferior,
- über Paraumbilikalvenen zu Hautvenen wie der V. epigastrica superficialis (Caput medusae) und dann über die V. femoralis in die V. cava inferior.

Klinischer Hinweis

Krankhafte Erweiterungen des oberflächlichen Venensystems werden **Varizen** (Krampfadern) genannt. Dieses Krankheitsbild resultiert aus einer Insuffizienz der Venenklappen mit konsekutiver Abflussstörung. Die V. saphena magna wird oft bei Bypass-Operationen verwendet, um insuffiziente Koronargefäße zu umgehen.

12.1.12 Nerven des Beins

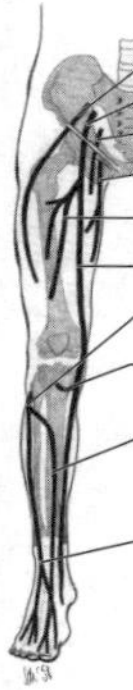

ventral

1 **N. cutaneus femoris lateralis** (→ 266)

2 **N. femoralis** (→ 207)

3 **N. genitofemoralis**, R. genitalis (→ 280)

4 **N. obturatorius** (→ 206)

5 **Rami cutanei anteriores**

6 **N. saphenus** (→ 208)

7 **N. peronaeus (fibularis) communis** (→ 287)

8 **R. infrapatellaris**

9 **N. peronaeus (fibularis) profundus**
Er tritt am Fußrücken wieder aus und innerviert die laterale Seite der Großzehe und die mediale Seite der zweiten Zehe.

10 **N. peronaeus (fibularis) superficialis**
Er teilt sich in die Nn. cutanei dorsales medialis et intermedius auf und innerviert Fußrücken und Zehen. (Ein kleiner Teil wird lateral vom N. cutaneus dorsalis lateralis versorgt.)

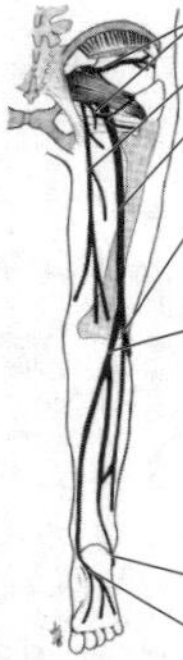

dorsal

11 **Nn. glutaei superior et inferior**

12 **N. cutaneus femoris posterior**

13 **N. ischiadicus** (→ 283)

14 **N. peronaeus (fibularis) communis**
Er schlingt sich unterhalb des Fibulakopfes nach vorn und teilt sich in die Nn. peronaei profundus und superficialis auf. Zudem gibt er den N. cutaneus surae lateralis ab.

15 **N. tibialis** (→ 287)
Er gibt im weiteren Verlauf den N. cutaneus surae medialis ab. Dieser vereinigt sich mit dem N. cutaneus surae lateralis zum N. suralis, der dann zum N. cutaneus dorsalis lateralis wird.
Der N. tibialis zieht hinter dem Malleolus medialis nach unten und teilt sich in die Nn. plantaris medialis und lateralis auf.

16 **N. plantaris lateralis**

17 **N. plantaris medialis**

12.1.13 Plexus lumbosacralis

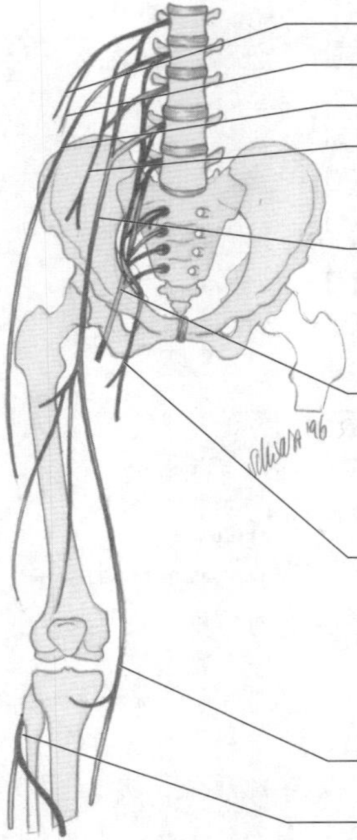

1 **N. iliohypogastricus**

2 **N. ilioinguinalis**

3 **N. cutaneus femoris lateralis**

4 **N. genitofemoralis**; er teilt sich auf in die **Rami genitalis et femoralis**

5 **N. femoralis**
entstammt den Segmenten L2–L4, tritt durch die Lacuna musculorum und läuft in den N. saphenus aus

6 **N. ischiadicus** (→ 285)
entstammt den Segmenten L4–S3, tritt durch das Foramen infrapiriforme und läuft aus in die Nn. fibularis communis et tibialis

7 **N. obturatorius**
entstammt den Segmenten L2–L4, läuft unter den A. et V. iliacae communes entlang, tritt durch den Canalis obturatorius der Membrana obturatoria und teilt sich in seine Äste auf

8 **N. saphenus**

9 **N. fibularis communis** (→ 285)

12.1.14 Plexus lumbosacralis im Schema

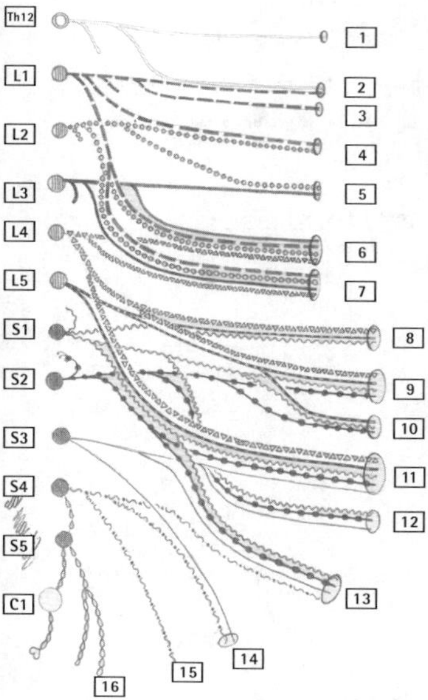

1 **N. subcostalis**

2 **N. iliohypogastricus**

3 **N. ilioinguinalis**

4 **N. cutaneus femoris lateralis**

5 **N. genitofemoralis;** sein R. femoralis zieht durch die Lacuna vasorum; sein R. genitalis durch den Leistenkanal

6 **N. femoralis**

7 **N. obturatorius;** er zieht durch den Canalis obturatorius

8 **N. glutaeus superior**

9 **N. peronaeus**

10 **N. glutaeus inferior**

11 **N. tibialis**

12 **N. cutaneus femoris posterior**

13 **N. pudendus**

14, 15, 16 zu Muskeln des Beckens

Auf jeden Fall wichtig zu merken sind die hier mit den Nummern 2-7 bezeichneten Nerven. Aus den Anfangsbuchstaben dieser Nerven lässt sich folgender Merkspruch ableiten:

„**I**n **I**ndien **g**ibt´s k(**c**)ein **f**risches **O**bst."

Manche Autoren unterteilen den Plexus lumbosacralis (→ 207) in die Plexus lumbalis und sacralis. Obengenannter Merkspruch gilt für die Nerven des Plexus lumbalis.

12.2 Regio femoris anterior

12.2.1 Oberschenkelmuskulatur von ventral

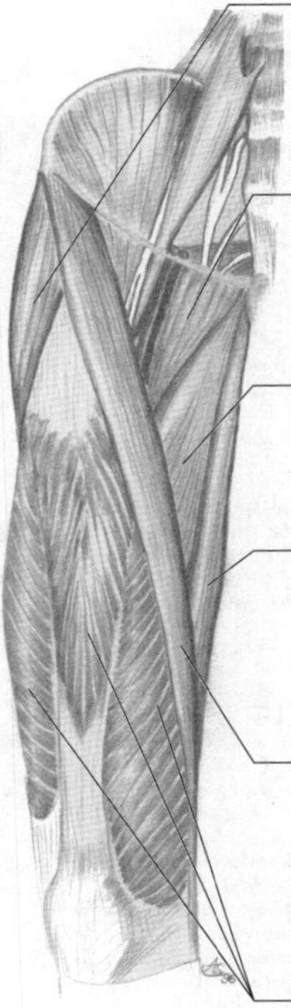

1 M. tensor fasciae latae
I: Nervus glutaeus superior
U: Spina iliaca anterior superior
A: Tractus iliotibialis
F: Spannen der Fascia lata, Flexion im Hüftgelenk, Extension im Kniegelenk

2 M. pectineus
I: Nervus femoralis und Nervus obturatorius
U: Pecten ossis pubis
A: Linea pectinea femoris
F: Adduktion, Flexion, Außenrotation

3 M. adductor longus (→ 272)
I: Nervus obturatorius
U: Os pubis
A: in der Mitte der Linea aspera
F: Adduktion, Flexion im Hüftgelenk

4 M. gracilis
I: Nervus obturatorius
U: Ramus inferior ossis pubis
A: mediale Seite der Tuberositas tibiae
F: Adduktion im Hüftgelenk, Flexion und Innenrotation im Knie

5 M. sartorius
I: Nervus femoralis
U: Spina iliaca anterior superior
A: med. Seite der Tuberositas tibiae
F: Flexion, Abduktion und Außenrotation des Oberschenkels; Flexion und Innenrotation (nur wenn gebeugt) im Knie

6 M. quadriceps femoris

12.2.2 Oberschenkelmuskulatur von lateral

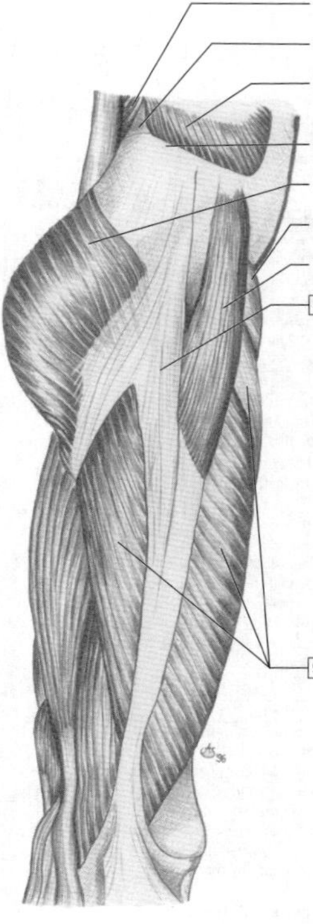

1 **M. latissimus dorsi** (→ 131)

2 Trigonum lumbale

3 M. obliquus externus abdominis (→ 118)

4 Crista iliaca

5 **M. glutaeus maximus** (→ 257)

6 **M. sartorius** (→ 267)

7 **M. tensor fasciae latae** (→ 267)

8 Tractus iliotibialis

Er zieht als Verstärkung der Fascia lata von der Crista iliaca und der Spina iliaca anterior superior über Hüft- und Kniegelenk zum Tuberculum tractus iliotibialis tibiae. Er ist aber auch über das Septum intermusculare laterale mit dem Femur, mit dem Caput fibulae und dem Retinaculum patellae laterale verbunden.
Er entspringt aus Sehnenfasern des M. tensor fasciae latae und der Musculi glutaei maximus et medius. Er dient der Zuggurtung des Femurs.

9 M. quadriceps femoris

I: Nervus femoralis
U: **M. rectus femoris** an der Spina iliaca anterior inferior
M. vastus medialis am Labium mediale lineae asperae
M. vastus lateralis am Labium laterale lineae asperae
M. vastus intermedius an der Femurvorderseite
A: gemeinsam über das Ligamentum patellae an der Tuberositas tibiae
F: Extension im Kniegelenk

12.2.3 Lacunae vasorum et musculorum

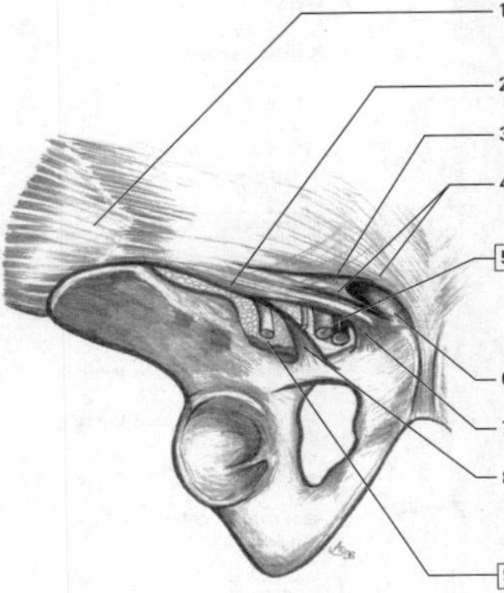

Wichtige Strukturen, die durch die Lakunen treten:
Lacuna vasorum (medial gelegen):
- V. und A. femoralis - N. genitofemoralis, Ramus femoralis - Lymphbahnen
Lacuna musculorum (lateral gelegen):
- M. iliopsoas (= M. iliacus et M. psoas major) - N. femoralis - N. cutaneus femoris lateralis

12.2.4 Nerven und Gefäße der Oberschenkelvorderseite

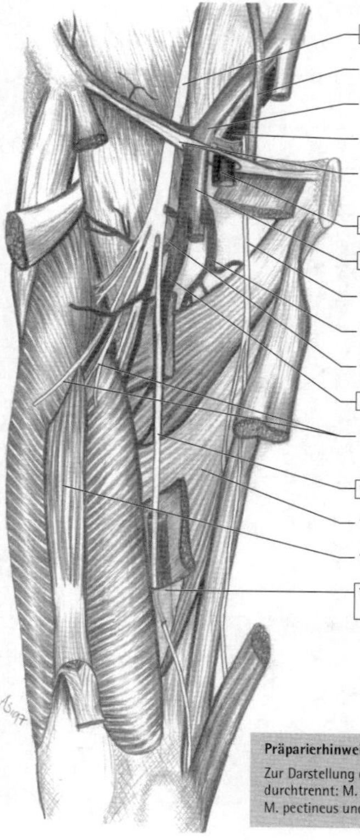

1 **N. femoralis**

2 Ureter

3 **A. iliaca externa**

4 **V. iliaca externa**

5 Leistenband; hier deutlich zu sehen; Lacuna vasorum, „IVAN" (→ 276)

6 **V. femoralis**

7 **A. femoralis**

8 **N. obturatorius**

9 **A. circumflexa femoris medialis**

10 **A. circumflexa femoris lateralis**

11 **A. profunda femoris**

12 **Rami cutanei anteriores nervi femoralis** (→ 280)

13 **N. saphenus**

14 M. adductor magnus (→ 272)

15 M. vastus intermedius (→ 268)

16 **Hiatus tendineus** (→ 285) **des Canalis adductorius**
wird vom M. adductor magnus gebildet; durchziehende Strukturen:
- A. und V. femoralis
- N. saphenus; tritt etwa in der Mitte des Kanals durch dessen Wand, die Membrana vastoadductoria

Präparierhinweis

Zur Darstellung der Gefäße und Nerven wurden durchtrennt: M. sartorius, M. rectus femoris, M. pectineus und M. adductor longus.

12.2.5 Adduktoren des Oberschenkels I

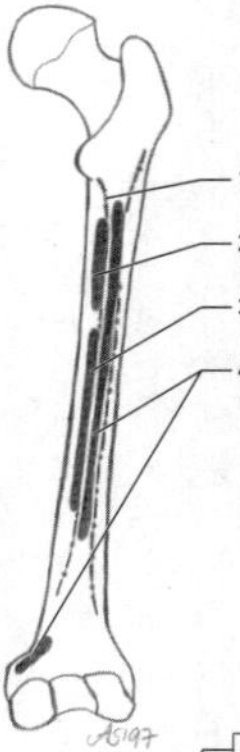

1 **M. adductor minimus**

2 **M. adductor brevis**

3 **M. adductor longus** (→ 272)

4 **M. adductor magnus** (→ 272)
Gut zu sehen ist die Lücke in der Ansatzlinie (hier als schwarze Flächen!). Durch diese Lücke verläuft der Canalis adductorius.

Beachte: Dieses Schema der Muskelansätze zeigt den Femur von **hinten**!

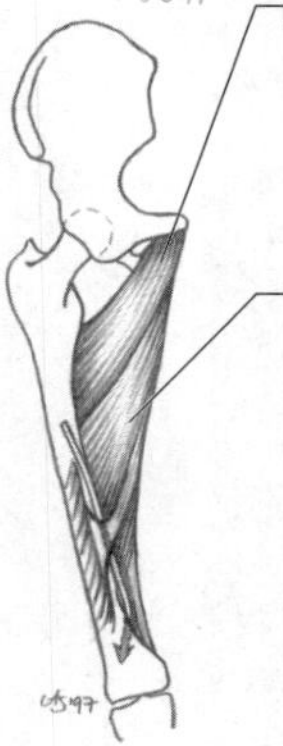

5 **M. adductor brevis**
I: N. obturatorius
U: Os pubis, Ramus inferior
A: Labium mediale lineae asperae, relativ proximal
F: Adduktion des Beins, Streckungen und Außenrotation im Hüftgelenk, Stabilisierung des Beckens im Stand und bei der Fortbewegung

6 **M. adductor magnus, Canalis adductorius** (→ 272)

Ventral und etwas unterhalb des M. adductor brevis wäre der M. adductor longus gelegen; der M. adductor magnus verläuft weiter distal als der M. adductor longus und etwas dorsal von diesem.
Im Bereich der Leiste liegen die Mm. adductores wie folgt: der M. adductor magnus verläuft am weitesten dorsal; vor ihm verlaufen die restlichen Adduktoren von der Oberschenkelinnenseite zum Femur hin in nachstehender Reihenfolge:
M. adductor longus, M. adductor brevis, M. adductor minimus

12.2.6 Adduktoren des Oberschenkels II

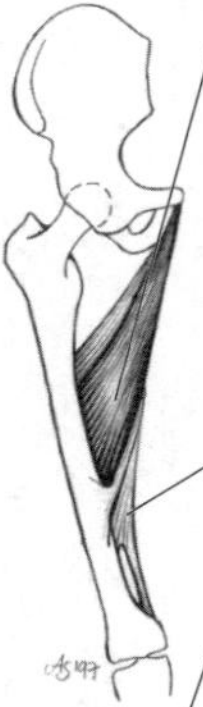

1 M. adductor longus
- I: N. obturatorius
- U: Os pubis, Rami superior et inferior
- A: Labium mediale lineae asperae (etwa in der Mitte des Femurs), Membrana vastoadductoria (begrenzt den Hiatus tendineus)
- F: Adduktion und Flexion im Hüftgelenk, Stabilisierung des Beckens im Stand und bei der Fortbewegung

2 M. adductor magnus

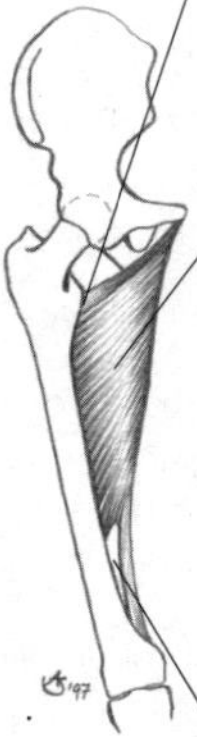

3 M. adductor minimus
- I: N. obturatorius
- U: Os pubis, Ramus inferior
- A: Labium mediale lineae asperae, weit proximal
- F: Adduktion des Oberschenkels, Außenrotation und Beugung im Hüftgelenk

4 M. adductor magnus
- I: N. obturatorius und N. ischiadicus
- U: Os pubis, Ramus inferior; Ramus ossis ischii
- A: Labium mediale lineae asperae, Epicondylus medialis femoris (Tuberculum adductorium); dazwischen: Hiatus tendineus
- F: Adduktion des Oberschenkels, Außenrotation und Extension im Hüftgelenk, Stabilisierung des Beckens im Stand und bei der Fortbewegung

5 Hiatus tendineus

12.2.7 Muskelursprünge und -ansätze des OS

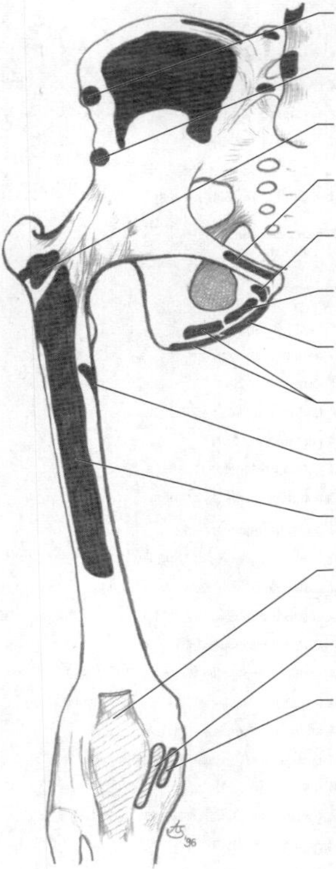

Dieses Schema ist natürlich nicht zum Auswendiglernen gedacht, sondern lediglich als Anschauungs- und Lernhilfe!
Muskelursprünge sind als schwarze Flächen, **Muskelansätze** als umrandete, hellere Flächen dargestellt.

12.2.8 Muskelansätze und -ursprünge am Femur

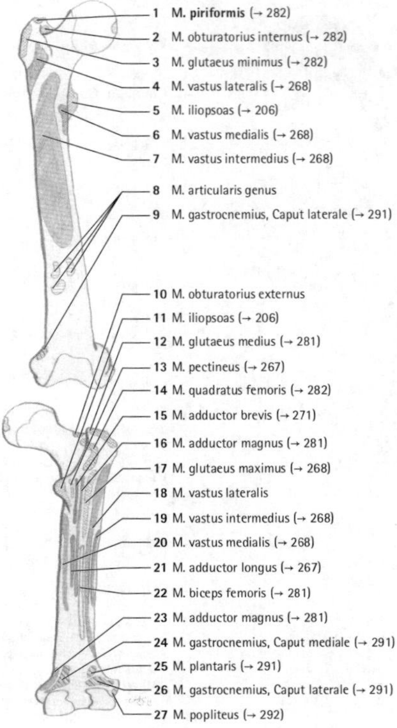

12.2.9 Lymphknoten der Leistengegend

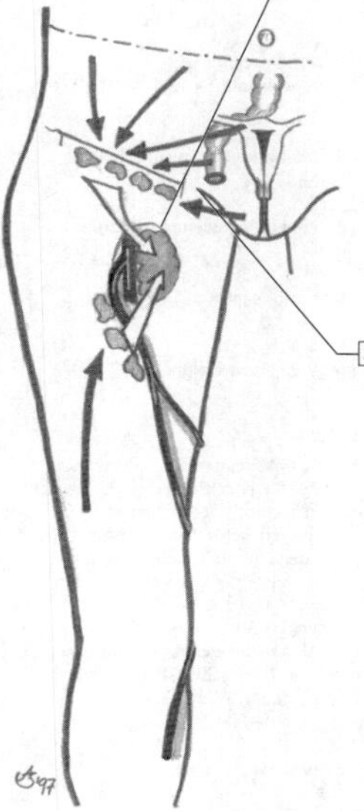

1 Nll. inguinales superficiales
Sie sind entlang des Leistenbandes und der V. saphena magna (→ 263) gelegen. Sie erhalten Lymphe aus:
- Rumpfwand unterhalb des Nabels
- Haut von äußeren Geschlechtsorganen, Damm, Gesäß, Anus und Vaginaanteilen
- Tubenwinkel, Fundus uteri
- Haut des Beins
- einem dichten Lymphgefäßnetz am Bein, das in etwa mit der V. saphena magna verläuft.

Der Abfluss erfolgt über Nr. 2.

2 Nll. inguinales profundi
(Rosenmüllerscher Lymphknoten)
Der Zufluss erfolgt aus tiefen Lymphgefäßen und Nr. 1.

Der Abfluss geschieht über die **Nll. iliaci externi** (→ 196).

Zudem existieren **Nll. popliteales superficiales**, die Lymphe vom lateralen Fußrand und der Ferse empfangen und in der Kniebeuge (Poplitea) in der Nähe der V. saphena parva zu finden sind, und **Nll. popliteales profundi**, deren Zufluss von der Rückseite des Unterschenkels erfolgt. Auch zu erwähnen sind die variablen Nll. tibiales anteriores et posteriores und die Nll. peronei

12.2.10 Oberflächliche Gefäße

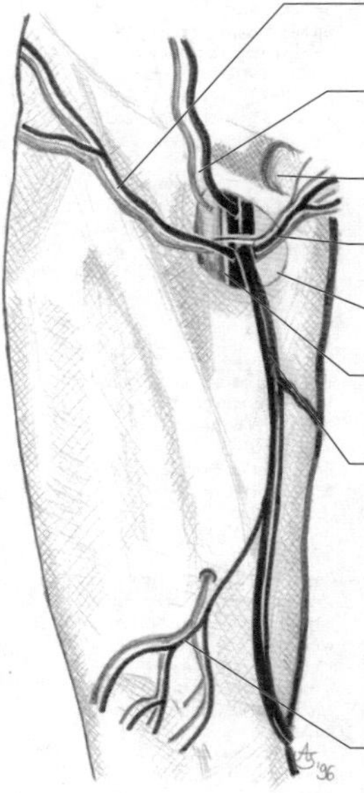

1 A. et V. circumflexa ilium superficialis (→ 124)

2 A. et V. epigastrica superficialis (→ 124)

3 Anulus inguinalis superficialis (→ 127)

4 Aa. et Vv. pudendae externae

5 Hiatus saphenus

6 V. saphena magna (→ 263)

7 A. et V. femoralis
Auf dieser Zeichnung nicht ersichtlich, aber wichtig zu merken: der N. femoralis liegt lateral der A. femoralis. Von innen nach außen ergibt sich somit die Reihenfolge:
Vene – **A**rterie – **N**erv
Als Merkhilfe ergibt sich aus den obigen fettgedruckten Buchstaben der Name: **IVAN**.

8 Rete patellare

12.2.11 Bänder und Sehnen des Kniegelenks

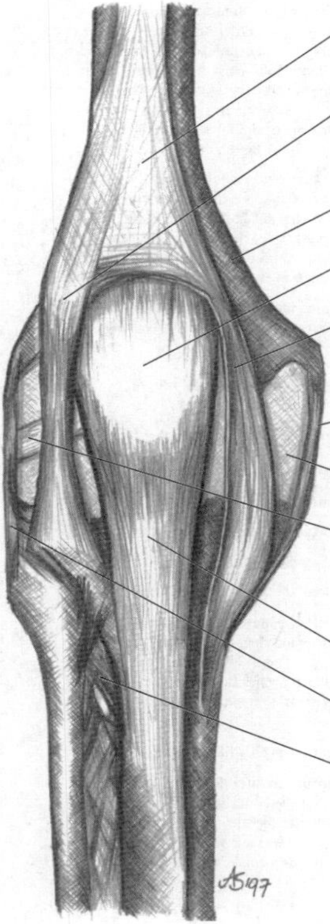

12.2.12 Bänder des Kniegelenks

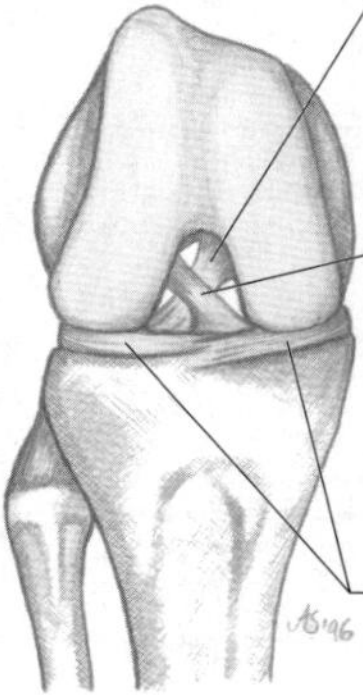

1 **Ligamentum cruciatum posterius**
Es verläuft zwischen der **Area intercondylaris** der Tibia und der **Fossa intercondylaris** des Femurs **von medial oben nach lateral unten**. Es verhindert mit dem Ligamentum cruciatum anterius das Auseinandergleiten der Gelenkflächen beider Knochen und sorgt für eine Führung der Bewegung.

2 **Ligamentum cruciatum anterius**
Es verläuft ebenfalls zwischen der Area intercondylaris der Tibia und der Fossa intercondylaris des Femurs, aber vor dem Ligamentum cruciatum posterius und **von lateral oben nach medial unten**. Funktion: s.o.

Die Kreuzbänder umwickeln sich bei der Innenrotation, bei der Außenrotation weichen sie auseinander.

3 **Menisci medialis et lateralis** (→ 279)

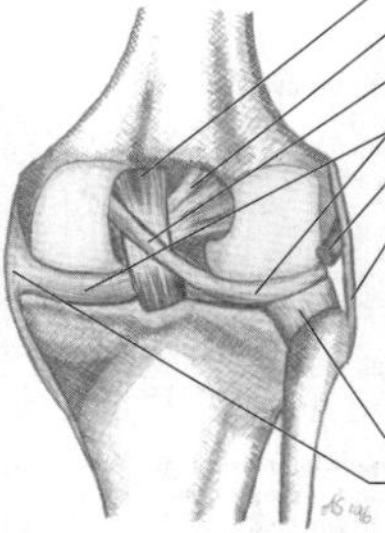

4 **Ligamentum cruciatum posterius**

5 **Ligamentum cruciatum anterius**

6 **Ligamentum meniscofemorale posterius**

7 **Menisci medialis et lateralis**

8 **Tendo musculi poplitei** (→ 292)

9 **Ligamentum collaterale fibulare** (→ 277)
Das Außenband zieht vom Epicondylus lateralis femoris zum Caput fibulae als ein gut abgrenzbarer Strang. Die Seitenbänder hemmen Ab- und Adduktion und stabilisieren das Kniegelenk.

10 **Ligamentum capitis fibulae posterius**

11 **Ligamentum collaterale tibiale** (→ 277)
Es zieht vom Epicondylus medialis und einem Teil der Femurrolle zum medialen Tibiaende und -schaft. Es ist fest mit der Gelenkkapsel und dem Meniscus medialis verwachsen.

Klinischer Hinweis

Bei Bänderrissen ist vorwiegend das Innenband betroffen.

12.2.13 Kniegelenk und Menisci

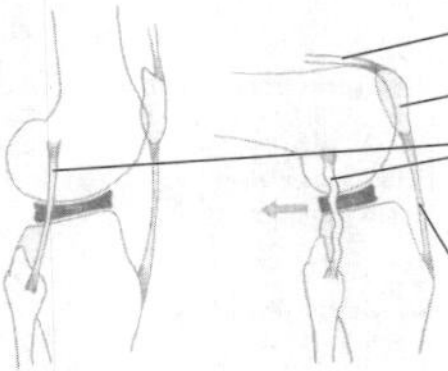

Streckstellung Flexion

1 **Tendo musculi quadricipitis femoris**

2 **Patella**

3 **Ligamentum collaterale fibulare**
In Streckstellung befinden sich die Menisci im **vorderen Teil** der Facies articularis superior tibiae und das Ligamentum collaterale fibulare ist gespannt. In Beugestellung rutschen die Menisci **nach dorsal**, das Außenband ist relativ locker.

4 **Ligamentum patellae**

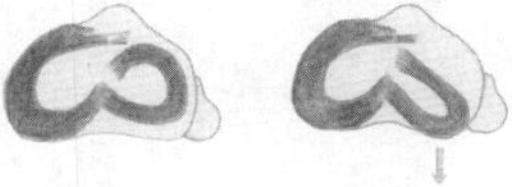

Streckstellung Flexion

An dieser Zeichnung wird die Verlagerung der Menisci verdeutlicht. Die Beweglichkeit resultiert daraus, dass die Menisci nur mit ihren Vorder- und Hinterhörnern an den Areae intercondylares der Tibia befestigt sind. Der **Meniscus medialis** ist zudem mit dem Ligamentum collaterale tibiale verbunden, weshalb er **nicht so beweglich** ist wie der **Meniscus lateralis**.

Das Kniegelenk, **Articulatio genus**, ist eine Kombination aus Scharnier- und Radgelenk (bei gebeugtem Knie sind Rotationsbewegungen möglich!). Die Fibula ist an dieser Articulatio nicht beteiligt.

Die **Menisci** sind C-förmige Gebilde aus **Faserknorpel**. Man unterscheidet den halbkreisförmigen **Meniscus medialis** und den **Meniscus lateralis**, der einen fast geschlossenen Kreis bildet. Beide Menisci inserieren einerseits in der Area intercondylaris anterior, andererseits in der Area intercondylaris posterior der Tibia. Sie werden bei Bewegungen im Kniegelenk verschoben (s.o.).

Ihre Funktion besteht in einer Gewährleistung einer ausgewogenen **Druckverteilung** auf die Facies articularis superior tibiae (die Gelenkfläche der Tibia ist größer als die der Femurkondylen!). Zudem unterteilen sie die Gelenkhöhle unvollständig.

Klinischer Hinweis

Für die Klinik außerordentlich relevant ist die Tatsache, dass der mediale Meniskus über die Gelenkkapsel mit dem medialen Seitenband verbunden ist. Er ist häufiger von Verletzungen betroffen, da bei Bänderrissen vorwiegend das Innenband betroffen ist.

12.2.14 Hautnerven der Regio femoris anterior

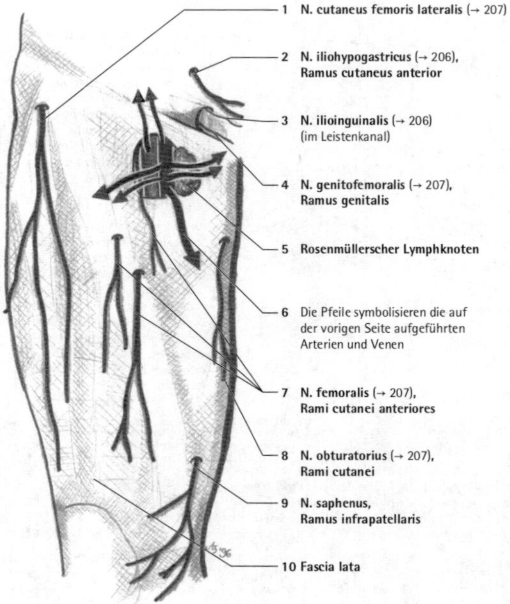

12.3 Regio femoris posterior

12.3.1 Oberschenkelmuskulatur von dorsal I

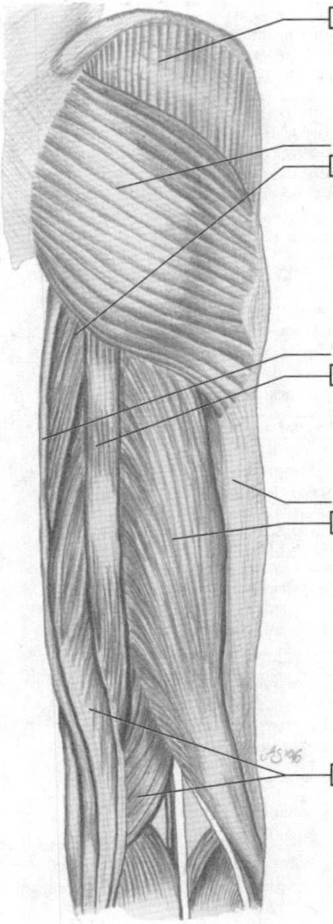

1 M. glutaeus medius
- I: N. glutaeus superior
- U: Darmbeinschaufel
- A: Trochanter major
- F: Abduktion und je nach Portion Innen- oder Außenrotation im Hüftgelenk

2 M. glutaeus maximus (→ 257)

3 M. adductor magnus
- I: N. obturatorius und N. ischiadicus
- U: R. ossis ischii
- A: Linea aspera bis zum Epicondylus medialis femoris und dem Tuberculum adductorium; zwischen den beiden letztgenannten Ansatzgebieten liegt der Hiatus tendineus (Adduktorenkanal)
- F: Adduktion

4 M. gracilis (→ 267)

5 M. semitendinosus
- I: N. tibialis
- U: Tuber ischiadicum
- A: Tuberositas tibiae (medial)
- F: Flexion und Innenrotation im Kniegelenk, Hüftgelenksstreckung

6 Tractus iliotibialis (→ 268)

7 M. biceps femoris

Caput longum
- I: N. tibialis
- U: Tuber ischiadicum
- A: Caput fibulae
- F: Flexion und Außenrotation im Kniegelenk, Hüftgelenksstreckung

Caput breve
- I: N. fibularis communis
- U: Linea aspera, Labium laterale
- A: Caput fibulae
- F: wie Caput longum

8 M. semimembranosus
- I: N. tibialis
- U: Tuber ischiadicum
- A: Condylus medialis tibiae, Ligamentum popliteum obliquum; bildet mit seiner Ansatzsehne den Pes anserinus profundus
- F: Flexion und Innenrotation im Knie, Hüftgelenksstreckung

12.3.2 Oberschenkelmuskulatur von dorsal II

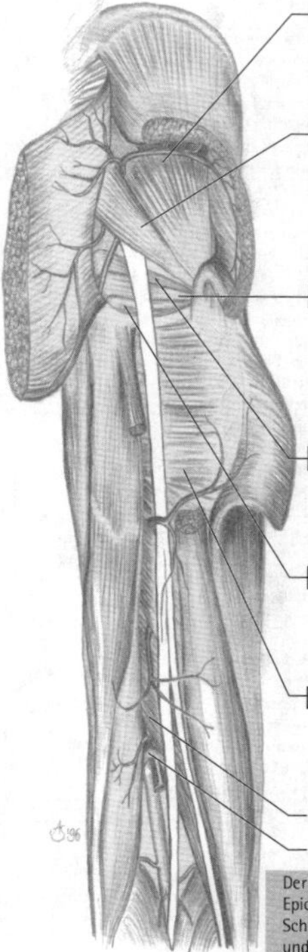

1 M. glutaeus minimus
I: N. glutaeus superior
U: Darmbeinschaufel
A: Trochanter major
F: Abduktion und Innenrotation im Hüftgelenk

2 M. piriformis
I: N. ischiadicus
U: Facies pelvica ossis sacri
A: Trochanter major (der Muskel zieht dorsal über das Corpus ossis ischii, die Sehne schlingt sich von hinten um das Collum femoris)
F: Abduktion und Außenrotation im Hüftgelenk

3 M. obturatorius internus
I: Plexus sacralis
U: Rand des Foramen obturatum
A: Fossa trochanterica
F: Außenrotation
Hinweis: die Duplikatur seiner Faszie bildet den **Alcockschen Kanal** (→ 286)

4 M. gemellus superior
I: Plexus sacralis
U: Spina ischiadica
A: Fossa trochanterica
F: Außenrotation

5 M. gemellus inferior
I: Plexus sacralis
U: Tuber ischiadicum
A: Fossa trochanterica
F: Außenrotation

6 M. quadratus femoris
I: Plexus sacralis
U: Tuber ischiadicum
A: Crista intertrochanterica
F: Außenrotation, auch Adduktion

7 M. adductor magnus (→ 272)

8 Hiatus tendineus (→ 285)

Der M. adductor magnus inseriert an der Linea aspera und am Epicondylus medialis femoris. Dazwischen ist ein länglicher Schlitz, der Hiatus tendineus. Durch den M. vastus medialis und die Membrana vastoadductoria wird er zum **Adduktorenkanal**, durch den Gefäße und Nerven ziehen.

12.3.3 Regio femoris posterior

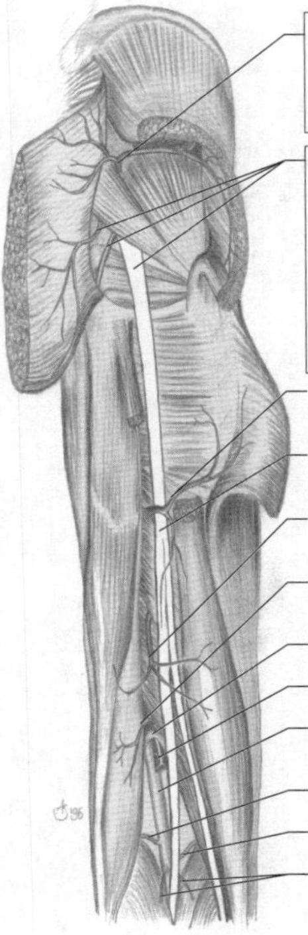

1 **durch das Foramen suprapiriforme** (→ 257) **treten hindurch:**
- A. glutaea superior (hier zu sehen)
- V. glutaea superior
- N. glutaeus superior

2 durch das **Foramen infrapiriforme** (→ 257) treten hindurch:
- A. glutaea inferior
- V. glutaea inferior
- N. glutaeus inferior
- A. pudenda interna
- V. pudenda interna
- N. pudendus internus
- N. ischiadicus
- N. cutaneus femoris posterior

3 **A. perforans I** (→ 262) (aus der A. profunda femoris)

4 Aufteilung des **N. ischiadicus** (→ 264) in den **N. tibialis** und **N. fibularis communis**

5 **A. perforans II** (aus der A. profunda femoris)

6 **A. perforans III** (aus der A. profunda femoris)

7 **Hiatus tendineus** (→ 285)

8 **V. poplitea**

9 **A. poplitea** (→ 262) (Fortsetzung der A. femoralis)

10 **A. genus superior medialis** (→ 262)

11 **A. genus superior lateralis**

12 **A. suralis**

12.3.4 Muskeln der Regio femoris posterior

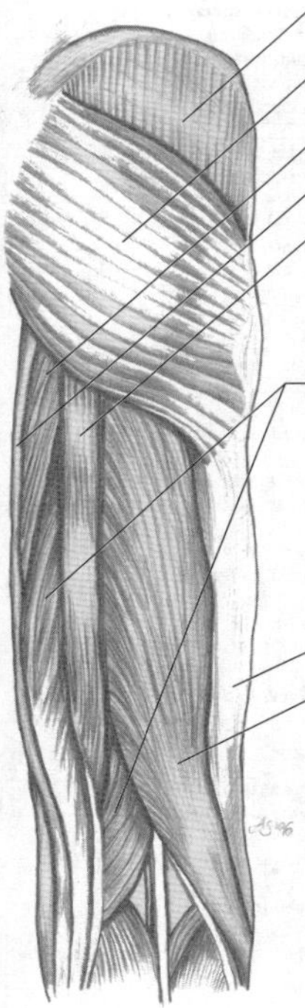

1 **M. glutaeus medius**

2 M. glutaeus maximus

3 M. adductor magnus (→ 272)

4 M. gracilis (→ 267)

5 M. semitendinosus
I: N. tibialis
U: Tuber ischiadicum
A: Tuberositas tibiae (medial)
F: Flexion und Innenrotation im Kniegelenk, Hüftgelenksstreckung

6 M. semimembranosus
I: N. tibialis
U: Tuber ischiadicum
A: Condylus med. tibiae, Lig. popliteum obliquum; bildet mit seiner Ansatzsehne den Pes anserinus profundus (→ 287)
F: Flexion u. Innenrotation im Knie, Hüftgelenksstreckung

7 Tractus iliotibialis (→ 268)

8 M. biceps femoris

Caput longum
I: N. tibialis
U: Tuber ischiadicum
A: Caput fibulae
F: Flexion und Außenrotation im Kniegelenk, Hüftgelenksstreckung

Caput breve
I: N. fibularis communis
U: Linea aspera, Labium laterale
A: Caput fibulae
F: wie Caput longum

12.3.5 Topographie der Regio femoris posterior

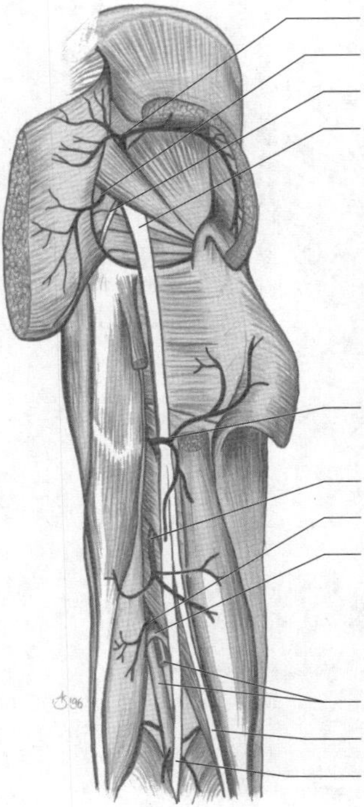

1 **A. glutaea superior** (→ 215)

2 A. glutaea inferior (→ 215)

3 N. pudendus internus

4 **N. ischiadicus** (→ 207)
Der dickste Nerv des Menschen entstammt den Segmenten L4-S3. Er teilt sich in die Nn. fibularis communis (= peronaeus communis) und tibialis. Der N. fibularis communis innerviert die Extensoren an Unterschenkel u. Fuß, die Wadenbeinmuskeln und die Haut darüber.
Der N. tibialis versorgt die Flexoren an Unterschenkel und Fuß sowie Hautareale in diesen Bereichen.

5 **A. perforans I**, die Aa. perforantes entspringen aus der A. profunda femoris (→ 262)

6 **A. perforans II**

7 **A. perforans III**

8 **Hiatus tendineus** (→ 270)
Er ist das untere Ende des Adduktorenkanals, der vom M. adductor magnus gebildet wird. Die Gefäße der Oberschenkelvorderseite treten hier auf der Rückseite in die Kniekehle ein.

9 **A. et V. poplitea** (→ 262)

10 **N. fibularis communis** (→ 207)

11 **N. tibialis**

12.3.6 Alcockscher Kanal

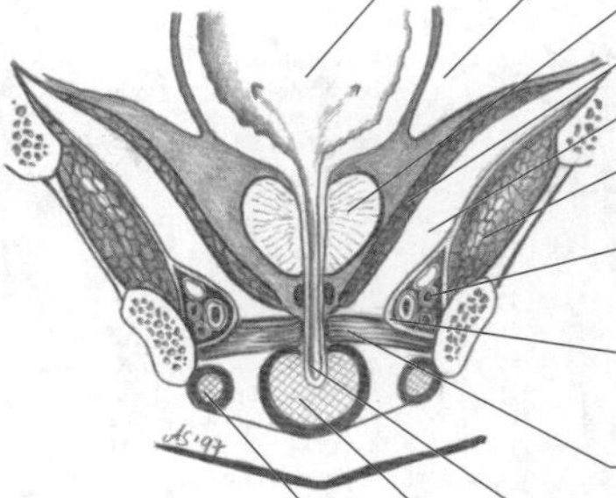

Der **Canalis pudendalis (Alcockscher Kanal)** ist eine Faszienduplikatur des M. obturatorius internus und liegt in der Fossa ischioanalis. Durch ihn ziehen die Vasa pudenda interna und der N. pudendus entlang des Sitzbeinhöckers.

Zu bemerken ist, daß die A., V. und N. pudendus internus das Becken durch das Foramen infrapiriforme (→ 257) verlassen und nach Umschlingung des Lig. sacrospinale durch das Foramen ischiadicum minus wieder in den Beckenraum und damit in den Alcockschen Kanal eintreten. In der Fossa ischioanalis liegt das Corpus adiposum fossae ischioanalis.

Der **N. pudendus**, der unterste Ast des Plexus sacralis, innerviert sensibel die Haut von Anus, Damm und Geschlechtsorganen, motorisch die Beckenbodenmuskulatur und die Mm. sphincteres urethrae et ani externus und vegetativ die Geschlechtsorgane.

12.3.7 Fossa poplitea

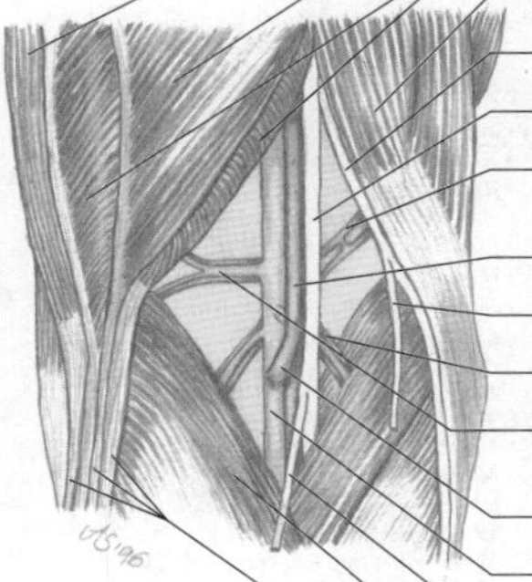

Die **Fossa poplitea** ist ein durch die Mm. biceps femoris, semimembranosus und gastrocnemius begrenztes rautenförmiges Areal. In ihr liegt ein Fettkörper, der bei gestrecktem Gelenk als Vorwölbung sichtbar wird. Durch die Kniekehle verlaufen ober- und unterschenkelverbindende Leitungsbahnen: die Nn. fibularis communis und tibialis, die A. und V. poplitea, Lymphgefäße und auch kleinere Nerven und Blutgefäße.

Der **Pes anserinus** ist die Zusammenfassung der Sehnen der Mm. sartorius, gracilis und semitendinosus, die zusammen proximal und medial an der Tibia inserieren. Da diese Struktur an einen Gänsefuß erinnert, hat sie diesen Namen erhalten.

12.4 Unterschenkel

12.4.1 Osteofibröse Röhren des Unterschenkels

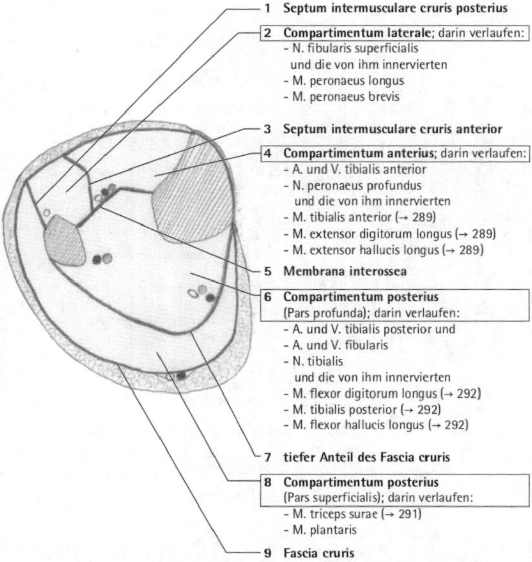

Klinischer Hinweis

Beim Kompartmentsyndrom kommt es durch Gewebedruckerhöhung im geschlossenen Muskelkompartiment und die dadurch bedingte Minderdurchblutung zu neuromuskulären Ausfällen und Muskelnekrosen. Dies kann z.B. posttraumatisch (Blutung) oder infolge einer Entzündung (Ödeme) auftreten.
Die **Therapie** besteht in einer frühzeitigen Dekompression durch Faszienspaltung.

12.4.2 Unterschenkelmuskulatur von ventral

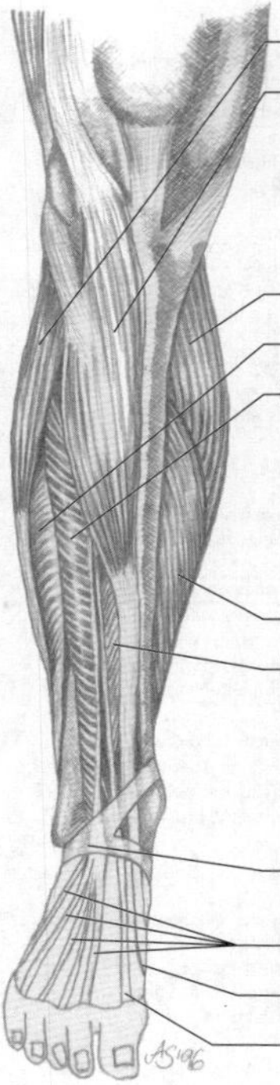

1 **M. peronaeus longus** (→ 290)

2 **M. tibialis anterior**
I: N. fibularis profundus
U: Epicondylus lateralis tibiae, Facies lateralis tibiae
A: Basis ossis metatarsalis I; Os cuneiforme mediale, von medial kommend
F: Dorsalflexion und Supination

3 **M. gastrocnemius** (→ 291)

4 **M. peronaeus brevis** (→ 290)

5 **M. extensor digitorum longus**
I: N. peronaeus profundus
U: Condylus lateralis tibiae und Margo anterior fibulae
A: mit vier Sehnen an den Dorsalaponeurosen der vier lateralen Zehen
F: Extension von Zehen und Fuß, Supination

6 **M. soleus** (→ 291)

7 **M. extensor hallucis longus**
I: N. peronaeus profundus
U: Facies medialis fibulae, Membrana interossea cruris
A: sehnig an der Dorsalaponeurose der großen Zehe
F: Extension der großen Zehe

8 Retinaculum musculorum extensorum inferius (→ 295)

9 Tendines musculi extensoris digitorum longi

10 Tendo musculi tibialis anterioris

11 Tendo musculi extensoris hallucis longi

12.4.3 Unterschenkelmuskulatur von lateral

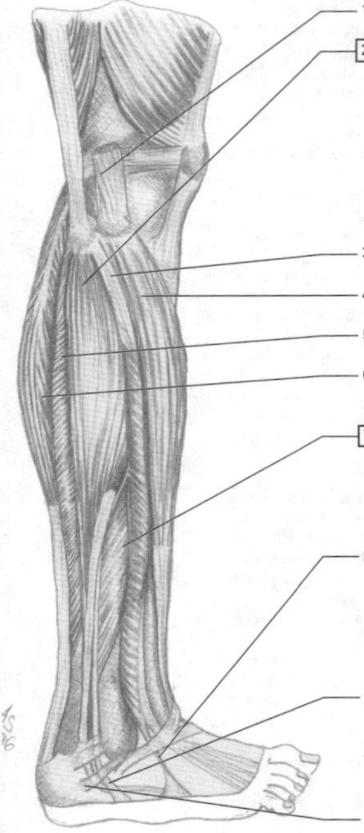

1 **Tractus iliotibialis** (→ 268)

2 **M. peronaeus longus**
I: N. peronaeus superficialis
U: Facies lateralis der Fibula oberhalb des M. peronaeus brevis
A: durch den Sulcus tendinis musculi peronaei longi an der Tuberositas ossis metatarsalis I
F: Pronation und Plantarflexion

3 **M. extensor digitorum longus**

4 **M. tibialis anterior** (→ 289)

5 **M. soleus** (→ 291)

6 **M. gastrocnemius** (→ 291), Caput laterale

7 **M. peronaeus brevis**
I: N. peronaeus superficialis
U: Facies lateralis fibulae
A: Tuberositas ossis metatarsalis V
F: Pronation und Plantarflexion

8 **M. peronaeus tertius**
distale Abspaltung des M. extensor digitorum longus; zieht zum Os metatarsale V; Pronationsfunktion

9 **Überkreuzung der Sehnen** der beiden **Mm. peronaei.**
Der M. peronaeus longus zieht plantar vom lateralen zum medialen Fußrand!

10 Retinacula musculorum peronaeorum superius et inferius

12.4.4 Unterschenkelmuskulatur von dorsal I

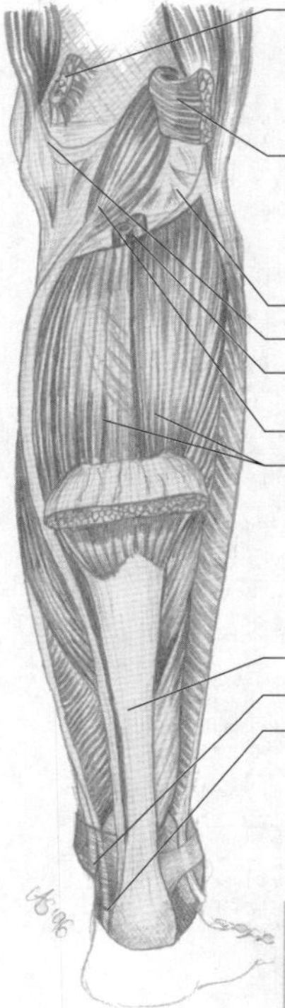

1 M. gastrocnemius, Caput mediale
I: N. tibialis
U: Epicondylus medialis femoris
A: über den Tendo calcaneus am Tuber calcanei
F: Plantarflexion im oberen und Supination im unteren Sprunggelenk, Flexion im Kniegelenk

2 M. gastrocnemius, Caput laterale
I: N. tibialis
U: Epicondylus lateralis femoris
A: über die Tendo calcaneus am Tuber calcanei
F: Plantarflexion im oberen und Supination im unteren Sprunggelenk, Flexion im Kniegelenk

3 Ligamentum popliteum arcuatum

4 Ligamentum popliteum obliquum

5 A. und V. poplitea (→ 287) im Arcus tendineus musculi solei

6 M. plantaris (Variation)

7 M. soleus
I: N. tibialis
U: Caput und Facies posterior fibulae und Linea musculi solei; dazwischen Arcus tendineus musculi solei
A: über die Tendo calcaneus am Tuber calcanei
F: Plantarflexion im oberen und Supination im unteren Sprunggelenk, Flexion im Kniegelenk

8 Tendo calcaneus, Achillessehne (→ 294)

9 Retinaculum musculorum flexorum

10 M. flexor digitorum longus (→ 292)

Der tiefe Anteil der Fascia cruris (→ 288) trennt die oberflächliche von der tiefen Schicht der Unterschenkelflexoren (osteofibröse Röhren).

Klinischer Hinweis

1, 2 und 7 bilden den M. triceps surae. Eine Lähmung des N. tibialis führt zur Entwicklung eines Hackenfußes (Pes calcaneus).

12.4.5 Unterschenkelmuskulatur von dorsal II

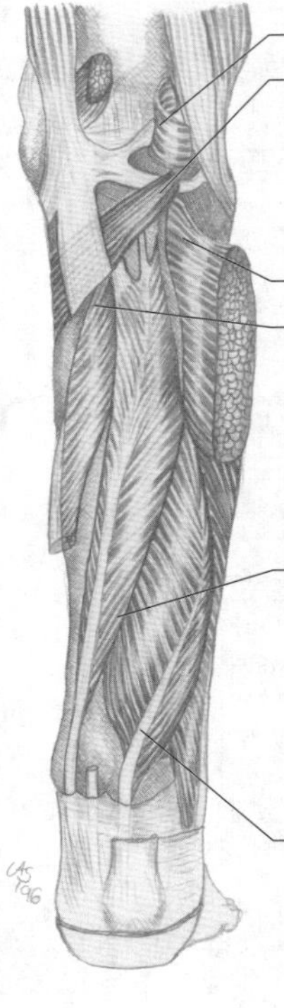

1 **M. plantaris**

2 **M. popliteus**
- I: N. tibialis
- U: Epicondylus lateralis femoris, Meniscus lateralis, Gelenkkapsel
- A: Facies posterior tibiae über dem M. soleus
- F: Beugung und Innenrotation im Kniegelenk

3 **M. soleus** (→ 291)

4 **M. flexor digitorum longus**
- I: N. tibialis
- U: Facies posterior tibiae und distal mit einem Arcus tendineus von der Fibula
- A: Endphalangen der Zehen II-V
- F: Flexion von Zehen und Fuß, Supination

  Der Muskel bildet zusammen mit dem ihn unterkreuzenden M. tibialis posterior das **Chiasma crurale** (→ 293).

5 **M. tibialis posterior**
- I: N. tibialis
- U: Facies posterior tibiae, Membrana interossea cruris und Facies medialis fibulae
- A: am medialen Fußrand an der Tuberositas ossis navicularis, an den Ossa cuneiformia mediale, intermedium et laterale und an den Metatarsalknochen
- F: Supination und Flexion des Fußes

6 **M. flexor hallucis longus**
- I: N. tibialis
- U: Facies posterior fibulae
- A: Endphalanx der Großzehe
- F: Flexion von Zehe und Fuß, Supination

12.4.6 Muskelansätze des Unterschenkels

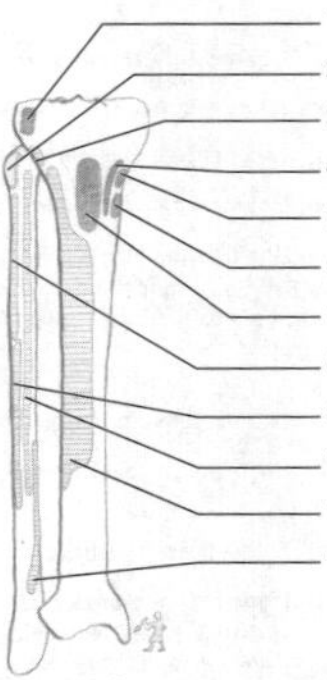

von ventral

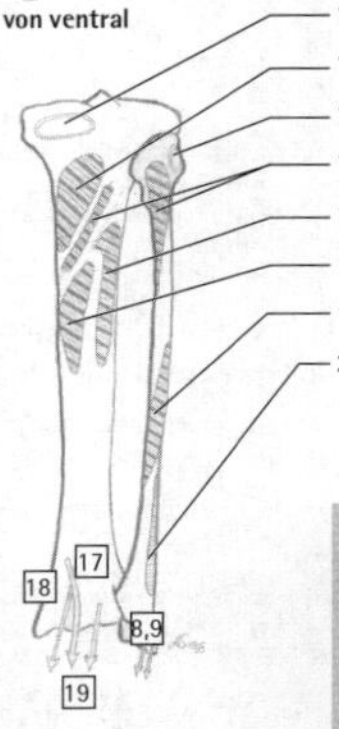

von dorsal

Das **Chiasma crurale** (→ 292) wird vom M. tibialis posterior und vom M. flexor digitorum longus (→ 292) gebildet, wobei der M. tibialis posterior den M. flexor digitorum longus **unterkreuzt**.

Das **Chiasma plantare** wird vom M. flexor hallucis longus und vom M. flexor digitorum longus gebildet, wobei dieser wiederum **unterkreuzt** wird.

12.5 Fuß, Sprunggelenk

12.5.1 Bandapparat des Fußes und Sprunggelenks

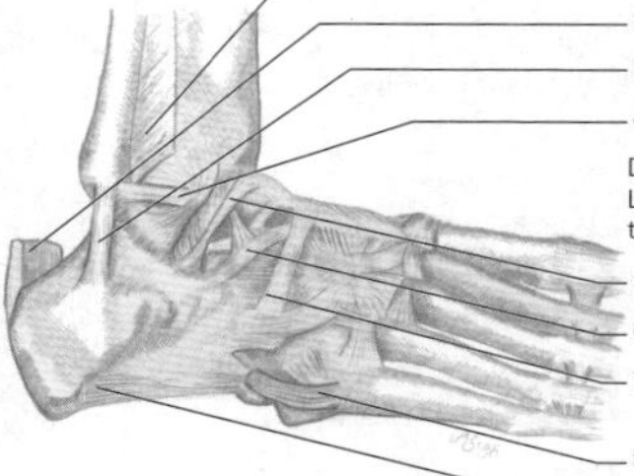

1 **Ligamentum tibiofibulare anterius**

2 Tendo calcaneus (→ 291)

3 **Ligamentum calcaneofibulare**

4 **Ligamentum talofibulare anterius**

Das **Ligamentum laterale** besteht aus den Ligamenta calcaneofibulare und talofibulare anterius et posterior.

5 Ligamentum talocalcaneum laterale

6 Ligamentum bifurcatum

7 Ligamentum cuboideonaviculare dorsale

8 Tendo musculi peronaei brevis (→ 290)

9 **Ligamentum plantare longum**; wichtig für die Längsverspannung des Fußgewölbes (→ 299)

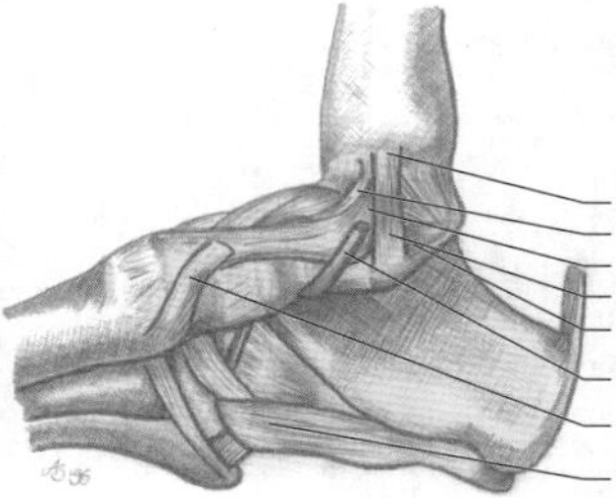

10 **Ligamentum mediale (deltoideum):**
- Pars tibionavicularis
- Pars tibiotalaris anterior
- Pars tibiocalcanea
- Pars tibiotalaris posterior

11 Tendo musculi tibialis posterioris (→ 292)

12 Tendo musculi tibialis anterioris (→ 289)

13 Ligamentum plantare longum (→ 299)

Das Ligamentum laterale stabilisiert wie das Ligamentum mediale das **obere Sprunggelenk**. Beide haben eine fächerförmige Struktur, das laterale Band ist aber nicht so stark wie das mediale. Im oberen Sprunggelenk, Articulatio talocruralis, wird durch die beiden Bänder ein Verkanten des Fußes verhindert. In jeder Stellung (die Articulatio talocruralis lässt eine Flexion und eine Extension zu) sind Teile der Bänder angespannt.
Zur Erinnerung: Das **untere Sprunggelenk** hat als Bewegungsmöglichkeiten die Supination und die Pronation des Fußes.

12.5.2 Muskulatur des Fußrückens I

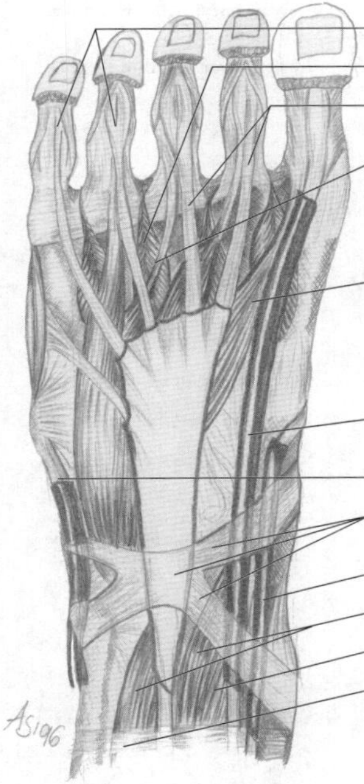

1 **Dorsalaponeurose**

2 **Mm. interossei dorsales** (→ 296)

3 Tendines musculi extensoris digitorum longi (→ 289)

4 **M. extensor digitorum brevis**
I: N. peronaeus profundus
U: Calcaneus
A: Dorsalaponeurose d. Zehen II-IV
F: Extension der Zehen

5 **M. extensor hallucis brevis**
I: N. peronaeus profundus
U: Calcaneus
A: proximale Phalanx der Großzehe
F: Extension der Großzehe

6 Tendo musculi extensoris hallucis longi (→ 289)

7 **Tendo musculi peronaei brevis**

8 Retinaculum musculorum extensorum inferius (→ 289)

9 Tendo musculi tibialis anterioris (→ 289)

10 M. extensor digitorum longus (→ 289)

11 M. extensor hallucis longus (→ 289)

12 Retinaculum musculorum extensorum superius = Ligamentum transversum cruris

12.5.3 Muskulatur des Fußrückens II

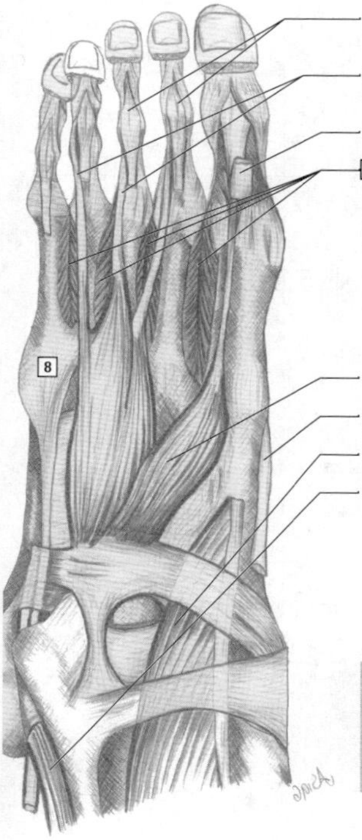

1 **Tendines musculi extensoris digitorum longi** (→ 289)

2 **Tendines musculi extensoris digitorum brevis** (→ 295)

3 **Tendo musculi extensoris hallucis longi**

4 **Mm. interossei dorsales**
- I: N. plantaris lateralis
- U: sie liegen zweiköpfig vor und entspringen von den seitlichen, einander zugewandten Flächen der Mittelfußknochen
- A: Basen der zweiten bis vierten Zehengrundglieder
- F: Beugung in den Grundgelenken und Spreizung der Zehen

5 **M. extensor hallucis brevis** (→ 295)

6 **Tendo musculi tibialis anterioris** (→ 289)

7 **M. extensor hallucis longus** (→ 289)

8 **M. peronaeus brevis** (→ 290)
Auf der Zeichnung ist ersichtlich wie er an der Tuberositas ossis metatarsalis V inseriert

Merkhilfe:

Die **Mm. interossei dorsales** gruppieren sich um die zweite Zehe und laufen auf diese zu!

(Die Mm. interossei plantares (→ 299) dagegen sind von dieser weggerichtet.)

12.5.4 Fußmuskeln von plantar (oberflächliche Schicht)

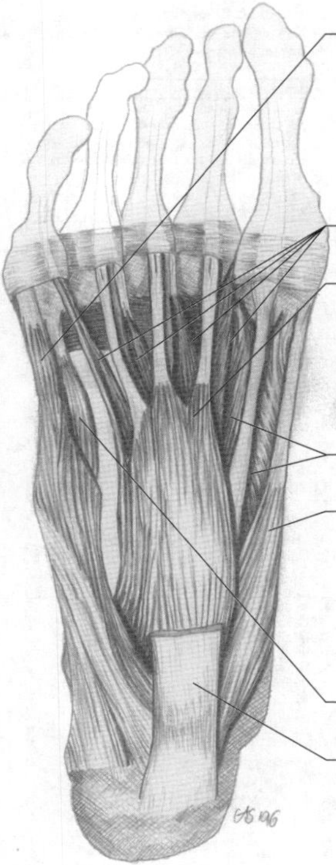

1 M. abductor digiti minimi
- I: N. plantaris lateralis
- U: Processus lateralis tuberis calcanei
- A: seitlich am Grundglied der kleinen Zehe
- F: Abduktion, Opposition und Flexion der kleinen Zehe; er trägt außerdem zur Verspannung des Fußgewölbes bei

2 Mm. lumbricales (→ 298)

3 M. flexor digitorum brevis
- I: N. plantaris medialis
- U: Processus medialis tuberis calcanei
- A: an den Mittelgliedern der Zehen II-IV, die Sehnen werden vom M. flexor digitorum longus (→ 292) durchbohrt
- F: Flexion der Zehen

4 M. flexor hallucis brevis (→ 298)

5 M. abductor hallucis
- I: N. plantaris medialis
- U: Processus medialis tuberis calcanei
- A: medial an der Basis des Grundgliedes der großen Zehe
- F: Flexion und Abduktion der großen Zehe; er verspannt das Längsgewölbe des Fußes

6 M. flexor digiti minimi brevis (→ 298)

7 Aponeurosis plantaris

12.5.5 Fußmuskeln von plantar (mittlere Schicht)

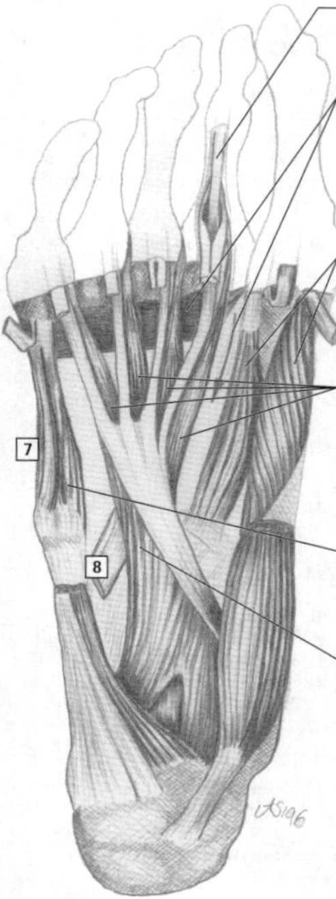

1 Sehne des M. flexor digitorum longus (→ 292), welche die Sehne des M. flexor digitorum brevis (→ 297) durchbohrt.

2 M. adductor hallucis
I: N. plantaris lateralis
U: das Caput obliquum vom Os cuneiforme laterale, das Caput transversum der Gelenkkapseln der 3. bis 5. Zehengrundgelenke
A: lateral am Zehengrundglied
F: Adduktion und Flexion; Verspannung der Fußgewölbe

3 M. flexor hallucis brevis
I: N. plantaris medialis (lateralis)
U: Ossa cuneiformia
A: mit zwei Köpfen über die Ossa sesamoidea am Grundglied der großen Zehe
F: Flexion und Verspannung des Längsgewölbes

4 Mm. lumbricales
I: N. plantaris medialis (die beiden medialen Muskeln) N. plantaris lateralis (die beiden lateralen Muskeln)
U: medial von den Tendines musculi flexoris digitorum longi
A: medial an d. Grundphalangen der Zehen II-IV
F: Flexion in den Grundgelenken, Streckung in den vorderen Gelenken

5 M. flexor digiti minimi brevis
I: N. plantaris medialis
U: Basis ossis metatarsalis V
A: Zehengrundglied der kleinen Zehe
F: Flex. u. Opposition; verspannt Fußgewölbe

6 M. quadratus plantae
I: N. plantaris lateralis
U: Calcaneus, Ligamentum plantare longum
A: lateral an der Tendo musculi flexoris digitorum longi
F: Unterstützung der Funktion des M. flexor digitorum longus (→ 292)

Nummer „7" zeigt als Variation den M. opponens digiti minimi, Nummer „8" die Sehne des M. peronaeus longus.

12.5.6 Fußmuskeln von plantar (tiefe Schicht)

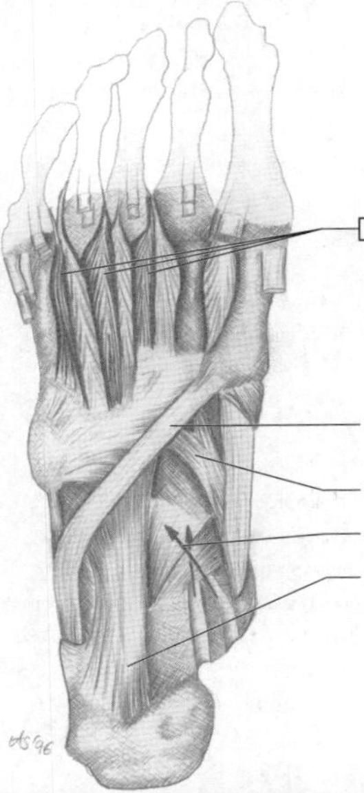

1 Mm. interossei plantares I-III
I: N. plantaris lateralis
U: medial an den Ossa metatarsalia III-V
A: medial an den Basen der Zehengrundglieder III-V
F: Flexion in den Grundgelenken; Extension in den vorderen Gelenken; Adduktion

2 Tendo musculi peronaeus longi (→ 290) **im Sulcus tendinis musculi peronaei longi**

3 Tendo musculi tibialis posterioris (→ 292)

4 Chiasma plantare

5 Ligamentum plantare longum (→ 294) **(Längsverspannung)**

Die **Mm. interossei plantares I-III** orientieren sich von der zweiten Zehe weg! Sie sind auf dieser Zeichnung dunkler dargestellt als die Mm. interossei dorsales.

Fußgewölbe
Von seiner Konstruktion her bildet das Fußskelett einen Winkel, dessen einer Schenkel der Calcaneus und das Corpus tali und der andere Schenkel von den Ossa cuneiforme, navicularis, cuboideum, metatarsalia und den Zehen gebildet wird. Dieser vordere Anteil bildet eine hohle Rinne. Es entstehen ein **Längs-** und ein **Quergewölbe**. Beide werden durch Bänder und Muskeln erhalten. Versagen Elemente dieser Konstruktion, so können sich orthopädische Fehlstellungen, wie Platt- und Spreizfuß, entwickeln.

Pronation und Supination
Als Pronation des Fußes bezeichnet man die Absenkung des medialen Fußrandes zusammen mit einer Abduktion und einer Dorsalflexion. Die Supination besteht im Gegensatz dazu in einem Anheben des medialen Fußrandes bei gleichzeitiger Adduktion und Plantarflexion.
Das **Chiasma plantare** wird gebildet aus den Sehnen der Mm. flexor digitorum longus und flexor hallucis longus, wobei der M. flexor digitorum longus unterkreuzt wird.

12.5.7 Muskelansätze und -ursprünge des Fußes

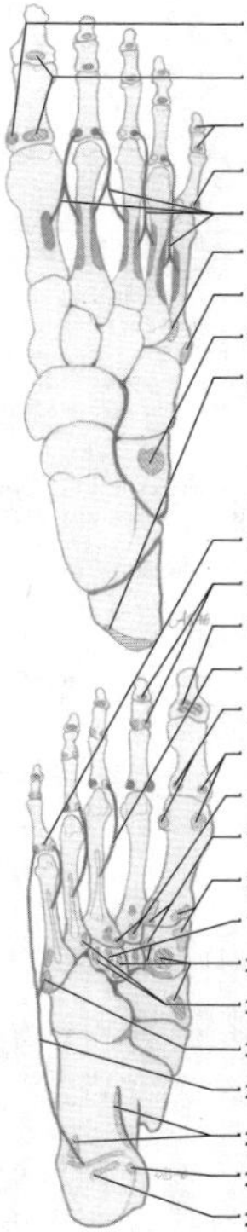

1 **M. abductor hallucis** (→ 297)
2 Mm. extensores hallucis longus (→ 289) et brevis (→ 295)
3 Mm. extensores digitorum longus (→ 289) et brevis (→ 295)
4 M. abductor digiti minimi (→ 297)
5 Mm. interossei dorsales I-IV (→ 296)
6 M. peronaeus tertius (→ 290)
7 M. peronaeus brevis (→ 290)
8 M. extensor digitorum brevis (→ 295), M. ext. hallucis brevis (→ 295)
9 M. triceps surae, Tendo calcaneus (→ 291)

10 M. flexor digiti minimi brevis (→ 298)
11 Mm. flexores digitorum longus et brevis (→ 297)
12 M. flexor hallucis longus (→ 292)
13 Mm. interossei plantares (→ 299)
14 M. adductor hallucis (→ 298), M. flexor hallucis brevis (→ 298)
15 M. flexor hallucis brevis (→ 298), M. abductor hallucis (→ 297)
16 M. tibialis posterior (→ 292)
17 M. peronaeus longus (→ 290)
18 M. tibialis anterior (→ 289)
19 M. flexor hallucis brevis (→ 298)
20 M. tibialis posterior (→ 292)
21 M. adductor hallucis (→ 298)
22 M. flexor digiti minimi brevis (→ 298)
23 M. abductor digiti minimi (→ 297)
24 M. quadratus plantae (→ 298)
25 M. abductor hallucis (→ 297)
26 M. flexor digitorum brevis (→ 297)

12.6 Hautnerven, Dermatome

12.6.1 Hautnerven der unteren Extremität, Dermatome

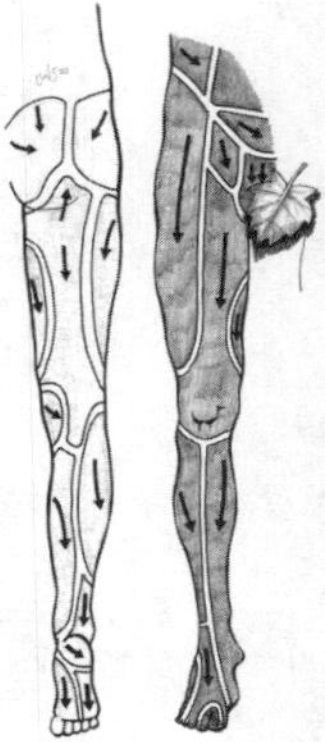

Die Hautnerven des Beines von hinten (→ 252):
Die **Gesäßgegend** wird von oben nach unten von den
- Nn. clunium superiores (Nn. lumbales)
- Nn. clunium medii (Nn. sacrales)
- Nn. clunium inferiores (aus dem N. cutaneus femoris posterior) versorgt.

Die **Gegend unterhalb der Crista iliaca** innerviert der N. iliohypogastricus.
Die **Regio femoris posterior** wird
- am medialen Rand vom N. obturatorius,
- am lateralen Rand vom N. cutaneus femoris lateralis
- und ansonsten vom N. cutaneus femoris posterior übernommen.

Die **Unterschenkelrückseite** wird medial vom N. saphenus und lateral vom N. peronaeus superficialis je mit einem N. cutaneus surae versorgt. Für die **Gegend der Tendo calcaneus und darüber** ist der N. suralis zuständig.

Die Hautnerven des Beines von vorn:
Die **Oberschenkelvorderseite** wird lateral vom N. cutaneus femoris lateralis, medial vom N. femoralis versorgt, die **Adduktorengegend** vom N. obturatorius. Der Bereich des Hiatus saphenus untersteht dem N. genitofemoralis, wie auch die Regio urogenitalis (R. femoralis und R. genitalis). Die **Regio pubica** ist das Gebiet des N. ilioinguinalis.
Die **Unterschenkelvorderseite** ist auf zwei Nerven aufgeteilt: medial ist dies der N. saphenus, lateral der N. peronaeus communis.
Der **Fußrücken** ist das Areal des N. peronaeus superficialis, lateral das des N. suralis.
Die **Fußsohle** gehört noch zum Versorgungsgebiet des N. tibialis.

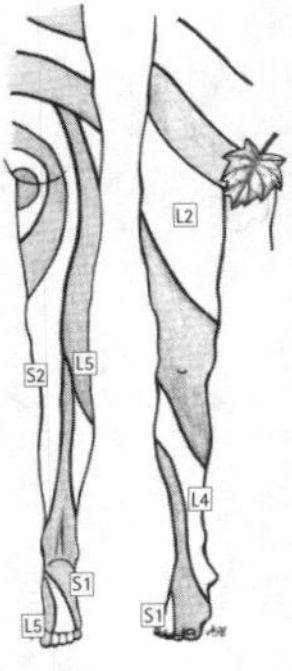

Die Dermatome des Beines werden von den Segmenten L1 (Gegend der Crista iliaca) bis S5 (Crena ani) versorgt. Der Verlauf der Grenzen zwischen den Dermatomen entsteht durch das Aussprossen und das Wachstum während der Embryonalentwicklung.

Kleine Präparieranleitung für Medizinstudenten

Instrumente

Grundsätzlich divergieren die Empfehlungen bezüglich der Anschaffung einzelner Instrumente von Institut zu Institut. Um trotzdem einen Überblick über die üblicherweise verwendeten Instrumente zu geben, sind hier die wesentlichen Messer und Pinzetten dargestellt.

Hautmesser

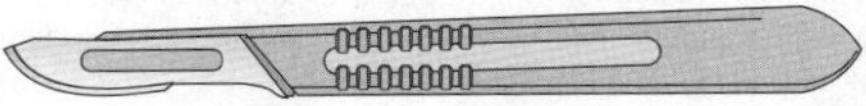

Skalpell

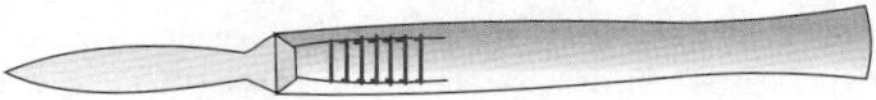

Nervenmesser

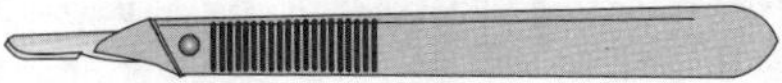

Chirurgische Pinzette

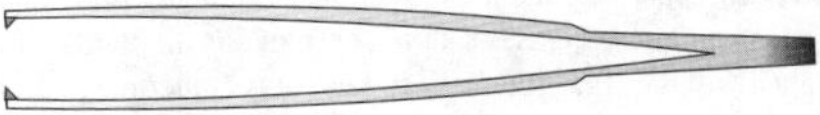

Anatomische Pinzette

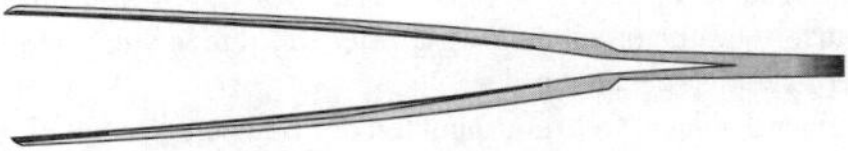

Splitterpinzette

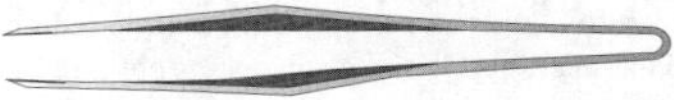

Zusätzlich kann auch eine Doppelknopfsonde und eine Schere (stumpfspitzig) hilfreich sein. Sämtliche, hier aufgeführte Instrumente sind in der Regel in den käuflichen Präparierkästen vorhanden.

Bekleidung und Reinigungsmaterial
Das Tragen von Kittel und Handschuhen während des Kurses sind unbedingte Vorraussetzung. Zusätzlich sind oftmals Plastikärmelschoner und Plastikschürzen sinnvoll. Sicherlich nicht verkehrt ist es Seife, Nagelbürste und Hautcreme zur anschließenden Händereinigung und Pflege mitzubringen.

Technik der Hautpräparation
Vor der eigentlichen Präparation wird mittels Inspektion und Palpation die Lage der wichtigsten Markierungspunkte eruiert. Zu diesen gehören z.B. Knochenpunkte, Muskelrelief, Mamillen und Bauchnabel. Wichtige Hinweise auf die Grunderkrankung liefern bei der Inspektion Veränderungen der Hautfarbe (z.B. beim Ikterus), die Hautdicke (z.B. nach langjähriger Einnahme von kortisonhaltigen Medikamenten) und auch die geschlechtsspezifische Körperbehaarung (z.B. bei bestimmten Lebererkrankungen). Ebenso liefern Operationsnarben (Lokalisation und Schnittführung) wertvolle Hinweise bezüglich einer operativ behandelten Erkrankung.
Hautschnitte werden grundsätzlich nur von den Betreuern vorgenommen. Genauso bleibt ihnen die Durchtrennung von Muskeln, Sehnen, Bändern und das Durchsägen von Knochen vorbehalten.
Bei Hautschnitten werden Regionen wie Augenlider, Nasenöffnungen, Mundspalte, Ohr, Mamille, Nabelregion und Genitale umschnitten und somit vorerst noch von der Präparation ausgespart. Nachdem am Stamm ein Medianschnitt und an den Extremitäten Längsschnitte gesetzt worden sind, kann von hier aus die Hautpräparation begonnen werden. Dabei wird die Haut (Cutis: bestehend aus Epidermis und Corium) von der Subcutis (Unterhaut) scharf abpräpariert. Dieses Vorgehen macht es möglich Hautgefässe und -nerven darzustellen. Die Retinaculae, die vom Corium aus durch das Unterhautfettgewebe bis zu den Faszien ziehen, werden durchtrennt. Dabei wird folgendermaßen vorgegangen:
Begonnen wird an den Kreuzungspunkten der Hautschnitte mit einem Winkelschnitt. Anschließend wird mit einer Pinzette der entstandene Hautzipfel angehoben und die Haut mit kleinen Schnitten (niemals stumpf) von der Unterhaut abgetrennt. Dabei ist eine gewisse Zugspannung nötig. Natürlich wird stets nur im Sichtfeld präpariert.
Tipp: Hält man das Skalpell mit der Schneide nach oben, erhält man das sauberste Ergebnis. Die Haut sollte dann frei von Fettgewebe und nicht perforiert sein (kleine Löcher spielen keine Rolle).

Präparation der Faszien
Vor der Präparation der Körperfaszie und der einzelnen Muskelfaszien müssen zuerst Hautnerven, größere Hautvenen und oberflächlich gelegene Arterien dargestellt werden. Erst im Anschluss daran werden die Subcutis und ihre Fettanteile von den Faszien abpräpariert.

Präparation der Sehnen und Bänder
Da Sehnen von lockerem Bindegewebe umgeben sind muss dieses mit Hilfe einer Splitterpinzette vorsichtig entfernt weden. Bänder und Aponeurosen werden durch das Abpräparieren der darüberliegenden Faszie in Faserverlaufsrichtung dargestellt.

Präparation der Muskeln
Hierfür werden ausschließlich Skalpell und Pinzette verwendet. Um einzelne Muskelfasern nicht zu verletzen, muss der Muskel einerseits unter leichter Spannung gehalten werden, andererseits die darüberliegende Faszie in Faserverlaufsrichtung abpräpariert werden. Dabei wird ein Faszieneinschnitt in Längsrichtung zu den Fasern vorgenommen und diese sorgfältig von den einzelnen Muskelfasern abgetrennt.

Präparation von Gefäßen und Nerven
Möglicherweise sind Gefäße und Nerven bei gering adipösen Körpern im subcutanen Fettgewebe erkennbar und können sofort präpariert werden. Bei mangelnder Sicht wird mit dem Skalpell das Fettgewebe in der mutmaßlichen Verlaufsrichtung der Gefäße/ Nerven gespalten und Gefäße und Nerven bis zum Durchtritt durch die Faszie zurückverfolgt. Vorsicht ist bei der Präparation von Hautvenen geboten, die meist aufgrund ihrer dünnen Muskelschicht kollabieren und somit leicht verletzbar sind. Präparierte Nervenbahnen werden ausschließlich mit der Pinzette gefasst.
Tipp: Umfasst man Gefäße und Nerven mit einer stumpfen Pinzette und bewegt diese leicht hin und her, ist ihr Verlauf gut zu verfolgen.

Allgemeine Hinweise
Es sollte stets darauf geachtet werden, keine Skalpellklingen und sonstige Instrumente nach Beendigung des Kurses im Bereich der Leiche oder auf den Tischen liegen zu lassen. Skalpellklingen sind sehr scharf und können schwere Verletzungen verursachen. Verletzungen müssen sofort den Betreuern mittgeteilt werden.

Skelettmuskulatur

Kopfmuskulatur

Kaumuskulatur

M. masseter
U Arcus zygomaticus
A Tuberositas masseterica
F hebt Mandibula, kräftiger Schliesser
I N. massetericus
B oberfl. Teil u. kräftigerer tiefer Teil

M. temporalis
U Planum temporale
A Proc. coronoideus mandibulae
F stärkster Mandibulaheber
I Nn. temporales prof.

M. pterygoideus lateralis
U Lamina lat. proc. pterygoidei, Facies infratemporalis der Ala major o. sphenoidalis
A Fovea pterygoidea; Discus articularis
F Bei allen Mandibulabewegungen; Beginn Mundöffnung
I N. pterygoideus lat.

M. pterygoideus medialis
U Fossa pterygoidea
A Tuberositas pterygoidea
F Mandibula: Heben, Vorschieben, Lateral- und Drehbewegung
I N. pterygoideus med.

Infrahyale Muskulatur
F Heben des Kehlkopfes, Mundöffnung: Fixation Zungenbein, Kopf: FLX
I Ansa cervicalis profunda, R. thyrohyoideus (C1-3)

M. sternohyoideus
U Hinterfläche Manubrium sterni
A lat. Corpus o. hyoidei

M. omohyoideus
U Venter inf.: Margo sup. scapulae
A Venter sup.: lat. am Corpus ossis hyoidei
F hält V. jug. interna offen

M. sternothyroideus
U Hinterfläche manubrium sterni
A Linea obliqua d. Cartilago thyroidea

M. thyrohyoideus
U Linea obliqua d. Cartilago thyroidea
A lat. am Corpus ossi hyoidei

Autochthone o. Genuine Rückenmuskulatur syn. M. erector spinae
F beidseitige Kontraktion: REK

Medialer Trakt

Spinales System
+F WS: Seitbeugung
B U. caudal, A. cranial

Mm. interspinales
UA 2 benachbarte Procc. spinosi
I Rr. dorsales (C1-Th3, Th11-L5)
B v. a. an HWS und LWS

Mm. spinales
UA 1 od. >1 Procc. spn. überspringend
I Rr. dorsales (C 2-Th10)
B v. a. an BWS

Transversospinales System
U Procc. transversi
A Procc. spinosi
+F WS: Seitbeugung, ROT

Mm. rotatores breves
UA zu nächsthöherem Proc. spn.
I Rr. dorsales (Th1-11)
B v. a. an BWS

Mm. rotatores longi
UA überspringen 1 Segment
I Rr. dorsales (Th1-11)
B v. a. an BWS

M. multifidus
UA überspringt 2-4 Segmente
I Rr. dorsales (C3-S4)
B v. a. an LWS

M. semispinalis
UA überspringt >4 Segmente
I Rr. dorsales (C1-5, C3-6, Th4-6)
B v. a. an HWS

Lateraler Trakt
F WS: Seitneigung

Transversales System

M. iliocostalis :
I Rr. dorsales (C4-L3)

- M. iliocostalis cervicis
U Costa 3-6
A Procc. transversi HW4-6

- M. iliocostalis thoracis
U Costa 7-12
A Costa 1-6

- M. iliocostalis lumborum
U Sacrum, Crista iliaca
A bis Procc. cst. ob. LW u. Costa 4-7

M. longissimus :
I Rr. dorsales (C2-L5)

- M. longissimus capitis
U Procc. trv. HW ca. 5-7, BW1-5
A Proc. mastoideus

- M. longissimus cervicis
U Procc. transversi BW1-5
A Procc. transversi HW2-5

- M. longissimus thoracis
U Os sacrum, Procc. spn. LW, Procc. transversi untere BW
A bis Costa 1 oder 2

Mm. intertransversarii
UA zw. Procc. transversi HW2-7
I Rr. dorsales (C1-6)

Spinotransversales System

Mm. splenii capitis et cervicis
U Procc. spn. 4 untere HW, 3 obere BW
A capitis: Proc. mastoideus, cervicis: Procc. transversi HW1-2
F Kopf: ROT
I Rr. dorsales (C1-8)

Kurze tiefe Nackenmuskeln
F beidseitig: Kopf: REK
I N. suboccipitalis (C1)

M. rectus capitis posterior major
U Proc. spinosus axis
A Os occipitale, Linea nuchae inf.
+F Kopf: ROT

M. rectus capitis posterior minor
U Tuberculum post. atlantis
A medial des Major

M. obliquus capitis inferior
U Proc. spinosus axis
A Proc. transversus atlantis
+F Kopf: ROT

M. obliquus capitis superior
U Proc. transversus atlantis
A Os occipitale
+F Kopf: Seitbeugung

Prävertebrale Muskulatur

M. rectus capitis lateralis
U Proc. transversus atlantis
A Proc. jugularis o. occipitalis
F Kopf: Seitbeugung
I C1

M. rectus capitis anterior
U Massae lat. atlantis
A Pars basilaris o. occipitalis
F Kopf: INK
I Pl. cervicalis (C1)

Mm. longus colli et capitis
U v. a. Corpp. vertebrae, Procc. transversi bis BW3
A v. a. Procc. trv. HWS, Os occipitale
F Kopf: INK, Seitbeugung
I Pl. cervicalis u. brachialis (C1–8)

Mm. scaleni :
U Procc. transversi HWS
F ruhige Inspiration, HWS: Seitbeugung
I Pl. cervicalis u. brachialis (C5–8)

- M. scalenus anterior
A vorne an 1. Rippe

- M. scalenus medius
A weiter hinten an 1. Rippe

- M. scalenus posterior
A weiter hinten an 2. Rippe

M. quadratus lumborum
U Crista iliaca
A Procc. costales LWS, 12. Rippe
F WS: Seitneigung
I Th12, L1–3

Atemmuskulatur

Diaphragma
A Centrum tendineum
F Inspiration, Bauchpresse
I Nn. phrenici (C3–5, haupts. C4)
U P. sternalis: (nur 1): Sternum, P. costalis: Rippenbogen
U P. lumbalis: besteht aus 2 Crura:
U Crus mediale: Lig. arcuatum medianum: U, A: Corpp. LW1–3 rechts+links
U Crus laterale: Lig. arcuatum mediale (Psoasarkade): U: Corpus LW1–2, A: Procc. cost. LW1 sowie: Lig. arcuatum laterale (Quadratusarkade): U: Procc. cst. LW1, A: Costa 12

Mm. serrati posteriores :

- M. serratus posterior superior
U Procc. spinosi HW6–7, BW1–2
A bis Costa 2–5
F Rippen: heben
I Nn. intercostales (Th1–4)

- M. serratus posterior inferior
U Fascia thoracolumbalis, Bereich BW12 / LW1–3
A bis Costa 9–12
F Rippen: senken
I Nn. intercostales (Th9–12)

M. sternocleidomastoideus
U Sternum, Clavicula
A Proc. mastoideus
F Kopf: ROT, Seitneigung, REK, Clavicula: Heben = Inspirationshilfe
I N. accessorius, Pl. cerv. (C1–2)

M. transversus thoracis
U Proc. xiphoideus sterni
A Knorpel Costae 2–6
F Exspiration
I Nn. intercostales 2–6

Intercostalmuskulatur
I Nn. intercostales 1–11

Mm. intercostales externi
U vertebralwärts oben
A sternalwärts unten
F Rippen: heben

Mm. intercostales interni
U vertebralwärts unten
A sternalwärts oben
F Rippen: senken

Bauchmuskulatur
F aller: Bauchpresse, Ableitung nach: oben: forciertes Ausatmen, Husten, unten: Urinieren, Defäkation, Gebären ohne Ableitung: Rumpfstabilisation (Lastenheben)

M. obliquus externus abdominis
U Costa 5–12
A Rectusscheide, Lig. inguinale, Crista iliaca
+F Rumpf: ROT, Seitbeugung
I Nn. intercostales (Th5–12)

M. obliquus internus abdominis
U Fascia thoracolumb., Lig. inguinale, Crista iliaca
A lat. Rippenbogen, Rectusscheide
+F Rumpf: ROT, Seitbeugung
I Nn. intercostales (Th10–12), L1

M. transversus abdominis
U Costae 7–12, Lig. inguinale, Crista iliaca
A Linea semilunaris der Rectusscheide
I Nn. intercostales (Th7–12), L1

M. rectus abdominis
U paramedian an Aussenfläche des Rippenbogens
A Os pubis, Symphyse
+F Rumpf: Beginn des Beugens
I Nn. intercostales (Th5–12)
B 3–4 Intersectiones tendineae

M. pyramidalis
U Os pubis
A Linea alba
F nur: strafft Linea alba
I Th12, L1

Schultergürtelmuskulatur

Muskeln zw. Rumpf und Schultergürtel

M. trapezius
U P. desc.: Linea nuchalis sup., Lig. nuchae; P. horiz.: HW7–BW3; P. asc.: BW3–12
A P. desc.: lat. Drittel der Clavicula; P. horiz.: Acromion; P. asc.: Spina scapulae
F Scapula: Halten, ADD, ROT, beteiligt beim Armheben (ABD)
I N. accessorius, R. trapezius (C2–4)

M. levator scapulae
U Procc. transversi HW1–4
A Angulus superior scapulae
F Scapula: Halten, Heben, drehen des Angulus inf. gegen med.
I N. dorsalis scapulae (C4–5)

Mm. rhomboidei
U Procc. spinosi HW6–7 und BW1–4
A Margo med. scapulae
F Scapula Richtung Thorax und WS
I N. dorsalis scapulae (C4–5)

M. serratus anterior
U Costae 1–9
A Margo med. scapulae
F Scapula: Halten, Heben, drehen des Angulus inf. gegen lat.
B F ist Voraussetzung für Arm-Elevation; Inspirationshilfe
I N. thoracicus longus (C5–7)

M. pectoralis minor
U Costae 3–5
A Proc. coracoideus
F Scapula: Senken, ROT, Inspirationshilfe
I Nn. pectorales (C6–8)

M. subclavius
U ventr. Knorpelanteil der Costa 1
A Unterfläche Clavicula
F Schutz der Art. sternoclavicularis
I N. sublavius (C5–6)

Muskeln zwischen Rumpf und Oberarm

M. latissimus dorsi
- U BW7–12, lat. an Costa 10–12, hinteres Drittel der Crista iliaca, Os sacrum, Procc. spinosi LWS
- A Crista tuberculi minoris
- F Art. humeri: RV, ADD; Schultern: nach hinten unten (forcierte Exspiration)
- I N. thoracodorsalis (C6–8)

M. pectoralis major
- U P. clavicularis: med. an Clavicula P. sternocostalis: Sternum, Costae 1–6 P. abdominalis: vorderes Blatt der Rectusscheide
- A Crista tuberculi majoris: P. c.: dist., P. s.: Mitte, P. a.: prox.
- F Arm erhoben: Senkung, ADD, IR; Arm abduziert: P. c., P. s.: AV; Inspirationshilfsmuskel
- I Nn. pectorales (C5–Th1)

Schultermuskulatur

M. deltoideus
- U P. clavicularis, P. acromialis, P. spinalis (Spina scapulae)
- A Tuberositas deltoidea
- F Art. humeri: nicht: ADD bei ABD>60° P. clavicularis: AV, IR, ADD, ABD P. acromialis: ABD P. spinalis: RV, AR, ADD, ABD
- I N. axillaris (C4–6); P. clav.: + Rr. pectorales (C4–5)

Rotatorenmanschette

Außenroller

M. supraspinatus
- U Fossa supraspinata
- A Tuberculum majus
- F Art. humeri: Beginn d. ABD, wenig AR
- I N. suprascapularis (C4–6)

M. infraspinatus
- U Fossa infraspinata
- A Tuberculum majus
- F Art. humeri: AR
- I N. suprascapularis C4–6)

M. teres minor
- U Margo lat. scapulae
- A Tuberculum majus
- F Art. humeri: wenig AR
- I N. axillaris (C5–6)

Innenroller
- A Tuberculum minus, Crista tuberculi minoris

M. subscapularis
- U ventr. an Fossa subscapularis
- F Art. humeri: IR
- I N. subscapularis (C5–8)

M. teres major
- U Angulus inf. scapulae
- F Art. humeri: IR, ADD, RV
- I N. thoracodorsalis (C6–7)

Oberarmmuskulatur

Beuger

M. biceps brachii
- U C. longum: Tuberculum supraglenoidale; C. breve: Proc. coracoideus
- A Tuberositas radii, ulnar an Unterarmfaszie (Lacertus fibrosus)
- F Art. humeri: AV; C. longum: ABD, IR; C. breve: ADD; Art. cubiti: FLX, SUP
- I N. musculocutaneus (C5–6)

M. coracobrachialis
- U Proc. coracoideus
- A dist. von Crista tuberculi minoris
- F Art. humeri: AV
- I N. musculocutaneus (C6–7)

M. brachialis
- U dist. Hälfte der Vorderfläche des Humerus
- A Tuberositas ulnae
- F Art. cubiti: FLX
- I N. musculocutaneus (C5–6)

Strecker

M. triceps brachii
- U C. long.: Tuberculum infraglenoidale scapulae; C. med.: dist. Dorsalfläche Humerus; C. lat.: dist. des Sulcus n. radialis
- A Olecranon
- F Art. humeri: RV; Art. cubiti: EXT
- I N. radialis (C6–8)

Unterarmmuskulatur

Beuger

oberflächliche Schicht
- U Epicondylus med. humeri

M. pronator teres
- U C. humerale: Epicond. med. humeri C. ulnare: Proc. coronoideus ulnae
- A Tuberositas pronatoria des Radius
- F PRO, Art. cubiti: FLX
- I N. medianus (C6–7)

M. flexor carpi radialis
- A Basis o. metacarpalis 2
- F Art. cubiti: wenig FLX, PRO; Hand: pFLX, rABD
- I N. medianus (C6–7)

M. palmaris longus
- A Aponeurosis palmaris
- F Handgelenke: FLX
- I N. medianus (C7–Th1)
- B kann fehlen

M. flexor carpi ulnaris
- U C. humerale: Epicond. med. humeri, C. ulnare: Olecranon, prox. Ulna
- A Os pisiforme, Os metacarpale 5, Hamulus o. hamati
- F Handgelenke: pFLX, uABD
- I N. ulnaris (C7–8)

mittlere Schicht

M. flexor digitorum superficialis
- U C. humeroulnare: Epicond. med. humeri, Proc. coronoideus ulnae C. radiale: Radius palmar
- A Phalanges med.
- F Art. cubiti: wenig FLX, Handgel./PIP: FLX
- I N. medianus (C7–Th1)
- B Sehnenspalten für Durchtritt des Profundus

tiefe Schicht

M. flexor pollicis longus
- U Radius (palmar), Membrana interossea
- A Phalanx dist. des Pollux
- F Pollux: FLX, rABD
- I N. medianus (C7–8)

M. flexor digitorum profundus
- U Ulna (palmar), Membrana interossea
- A Phalanges dist. 2–5
- F Hand-, Fingergelenke: FLX
- I N. medianus und N. ulnaris (C7–Th1)
- B Sehnen durch Superficialis-Sehnen

M. pronator quadratus
- U palmar dist. an Ulna
- A palmar dist. an Radius
- F PRO
- I N. medianus (C8–Th1)

Strecker

oberflächliche (ulnare) Schicht

U Caput commune: Epicondylus lat., Lig. collat. lat., Lig. anulare radii, Ulna

M. extensor digitorum communis

A Dorsalaponeurosen 2–5
F Handgelenke: dEXT, uABD, Digiti: EXT, Spreizen
I N. radialis, R. prof. (C6–8)
B 3 Connexus intertendinei verbinden seine Sehnen

M. extensor digiti minimi

A Dorsalaponeurose 5
F Handgelelenk: dEXT, uABD, Digitus minimus: EXT
I N. radialis, R. prof. (C6–8)

M. extensor carpi ulnaris

A Basis o. metacarpalis 5
F Handgelenke: nur uABD!
I N. radialis, R. prof. (C7–8)

tiefe (radiale) Schicht

U Reihenfolge der Muskeln entspricht dieser ihrer U von prox. nach dist.; dors.: Ulna, Membrana interossea, Radius

M. supinator

U Crista m. supinatoris ulnae, C. commune (s.o.)
A Facies ant. radii (palmar)
F SUP
I N. radialis, R. prof. (C5–6)

M. abductor pollicis longus

A Basis metacarpalis 1
F Pollux: ABD, Handgel.: pFLX, rABD
I N. radialis, R. prof. (C7–8)

M. extensor pollicis brevis

A Basis phalangis prox. 1
F Pollux, Handgel.: EXT, rABD
I N. radialis, R. prof. (C7–Th1)

M. extensor pollicis longus

U Mitte Facies dorsalis ulnae
A Basis Endphalanx 1
F Pollux: EXT, Handgel.: dEXT, rABD
I N. radialis, R. prof. (C7–8)

M. extensor indicis

U dist. Dorsalseite Ulna, Membrana interossea
A Dorsalaponeurose Dig. 2
F Index: EXT, Handgel.: dEXT
I N. radialis, R. prof. (C6–8)

radiale Gruppe

M. brachioradialis

U Crista supracondylaris lat. humeri, Septum intermusculare lat.
A Proc. styloideus radii
F Art. cubiti: FLX, Mittelstellung zw. PRO/SUP
I N. radialis (C5–6)

M. extensor carpi radialis longus

U Crista supracondylaris lat. humeri, Septum intermusculare lat.
A Basis o. metacarpalis 2
F Art. cubiti: wenig FLX, Arm gebeugt: PRO, Arm gestreckt: SUP, Hand: dEXT, rABD
I N. radialis, R. prof. (C6–7)

M. extensor carpi radialis brevis

U C. commune (s. Strecker ulnar)
A Basis o. metacarpalis 3
F Art. cubiti: wenig FLX, Handgel.: Mittelstellung ab uABD; dEXT
I N. radialis, R. prof. (C7)

Kurze Handmuskeln

Hohlhand

A Dorsalaponeurosen
F MP: FLX; PIP und DIP: EXT

Mm. lumbricales (4 Stk.)

U radialer Rand der Sehnen d. M. flexor digit.orum profundus
A rad. an Dorsalaponeurosen
I M. lumbr. 2–3: N. medianus, M. lumbr. 4–5: N. ulnaris, R. prof. (C8–Th1)

Mm. interossei dorsales (4 Stk.)

U Zweiköpfig an je 2 Ossa metacarpalia
A Dorsalaponeurosen: Index: rad.; Dig. 3: rad. u. uln.; Dig. 4: uln.
+F ABD
I N. ulnaris, R. prof. (C8–Th1)

Mm. interossei palmares (3 Stk.)

U Einköpfig Ossa metacarpalia 2, 4, 5
A Basis phalangis prox. 2, 4, 5, Dorsalaponeur.
+F ADD
I N. ulnaris, R. prof. (C8–Th1)

Thenar (Daumenballen)

U Retinaculum flexorum
A Phalanx prox. (ausser M. opponens)

M. abductor pollicis brevis

+U Tuberculum o. scaphoidei
+A via rad. Sesambein
F Pollux: pABD
I N. medianus (C8–Th1)

M. opponens pollicis

+U Tuberculum o. trapezii
A rad. Rand Os metacarpale 1
F Pollux: OPP, ADD
I N. medianus (C6–7)

M. flexor pollicis brevis

+U C. superf.: Retinaculum C: prof.: Ossa trapezium, trapezoideum, capitatum
+A via rad. Sesambein
F Pollux: OPP; MP: FLX, ADD
I C. superf: N. medianus C. prof.: N. ulnaris (C8–Th1)

M. adductor pollicis

+U C. transversum: ganze Länge Os metacrp. 3; C. obliquum: Ossa capitatum, trapezoideum
+A via uln. Sesambein
F Pollux: ADD, OPP, MP: FLX
I N. ulnaris, R. prof. (C8–Th1)

Hypothenar (Kleinfingerballen)

I N. ulnaris, R. prof. (C8–Th1), (ausser M. palmaris brevis)

M. palmaris brevis

U Palmaraponeurose, Retinaculum flexorum
A Haut des Kleinfingerballens
F Bildung Hohlhand
I N. ulnaris, R. superf. (C8–Th1)

M. abductor digiti minimi

U Os pisiforme, Retinaculum flexorum
A Basis phalangis prox. dig. 5
F Dig. min.: nur ABD

M. flexor digiti minimi brevis

U Retinaculum flexorum, Hamulus o. hamati
A Basis phalangis prox. dig. 5
F Dig. min.: FLX
B fehlt oft

M. opponens digiti minimi

U Retinaculum flexorum, Hamulus o.h.
A Aussenrand Os metacarpale 5
F Dig. min.: OPP

üftmuskulatur

trecker

1. gluteus maximus
Crista iliaca, Os sacrum, Lig. sacrotuberale
prox. Teil: Tractus iliotibialis dist. Teil: Tuberositas glutea
Art. coxae: prox. Teil: EXT, AR, ABD; dist. Teil: EXT, AR, ADD
N. glutaeus inf. (L5–S2)

euger

/I. iliopsoas :
Trochanter minor
Art. coxae: FLX, AR, INK, LWS: Seitbeugung
Antagonist zu M. erector spinae

M. psoas major
J oberfl. Teil: Corpp. vertebralia BW12, LW1–4 tiefer Teil: Procc. costales LWS
Pl. lumbalis, N. femoralis (L1–3)

M. iliacus
J Fossa iliaca
Pl. lumbalis, N. femoralis (L2–4)

Abduktoren

/I. gluteus medius / minimus
U Facies glutealis der Ala o. ilii
A Trochanter major (Spitze)
F Art. coxae: ventraler Teil: FLX, IR; dorsaler Teil: EXT, AR
N. glutaeus sup. (L4–S1)

/I. tensor fasciae latae
J Spina iliaca ant. sup.
A Tractus iliotibialis
F Art. coxae: FLX, IR, ABD; Tractus iliotibialis: spannen
I N. glutaeus sup. (L4–5)

Adduktoren

B U-Reihenfolge merke "Pe-lo-gra-ma"

M. pectineus
U Pecten o. pubis
A Linea pectinea (bei Trochanter minor)
F Art. coxae: ADD, FLX, wenig IR
I N. femoralis (L2–3), N. obturatorius, R. ant. (L2–4)

M. adductor longus / brevis
B Brevis unter Longus
U R. sup. o. pubis (symphysennah)
A Linea aspera
F Art. coxae: ADD, AR, wenig FLX
I N. obturatorius, R. ant. (L2–4)

M. gracilis
U R. inf. o. pubis (symphysennah)
A Pes anserinus superf.
F Art. coxae: ADD; Art. genus: FLX, IR; med. Kniegelenkssicherung
I N. obturatorius, R. ant. (L2–4)

M. adductor magnus / minimus
U R. inf. o. pubis, R. o. ischii, Tuber ischiadicum
A Linea aspera, Epicond. med.
F Art. coxae: ADD, EXT
I N. obturatorius, R. ant. (L2–4), N. tibialis (L3–5)

Außenroller

M. piriformis
U Facies pelvina (Os sacrum)
A Trochanter major (Innenseite)
F Art. coxae: AR, ABD
I Pl. sacralis (L5–S2)

M. obturator internus
U Os coxae um For. obturatorium, Membrana obturatoria
A Fossa trochanterica
F Art. coxae: AR; ABD im Sitzen
I N. obturatorius (L1–4)

M. obturator externus
U Os coxae um For. obturatorium, Membrana obturatoria
A Fossa trochanterica
F Art. coxae: AR, wenig ABD
I N. obturatorius (L1–4)

Mm. gemelli :
B ober- und unterhalb des M. obturator int.
A Fossa trochanterica
F Art. coxae: AR; im Sitzen: ABD
I N. glutaeus inf., Pl. sacralis (L5–S2)

- M. gemellus superior
U Spina ischiadica

- M. gemellus inferior
U Tuber ischiadicum

M. quadratus femoris
U Tuber ischiadicum
A Crista intertrochanterica
F Art. coxae: AR, ADD
I N. glutaeus inf., Pl. sacralis (L5–S2)

Muskulatur des Oberschenkels

Streckergruppe

M. quadriceps femoris :
A via Patella, Lig. patellae an Tuberositas tibiae
F Art. genus: EXT
I N. femoralis (L2–4)

- M. rectus femoris
U Spina iliaca ant. inf.
F Art. genus: EXT; Art. coxae: FLX

- M. vastus medialis
U Linea aspera

- M. vastus intermedius
U Anteriore und laterale Fläche des Femur

- M. vastus lateralis
U Trochanter major bis Linea aspera

M. sartorius
U Spina iliaca ant. sup.
A Pes anserinus superf.
F Art. coxae: FLX, AR, Art. genus: FLX, IR
I N. femoralis (L1–3)

Beugergruppe = Ischiocrurale Muskulatur

M. semitendinosus
U Tuber ischiadicum
A Pes anserinus superf.
F Art. coxae: EXT; Art. genus: FLX, IR
I N. tibialis (L5–S2)

M. semimembranosus
U Tuber ischiadicum
A Condylus med. tibiae, Fascie, M. popliteus, als Lig. popliteum obliquum in die Kapsel
B A heissen zusammen auch Pes anserinus prof.
F Art. coxae: EXT; Art. genus: FLX, IR
I N. tibialis (L5–S2)

M. biceps femoris
U C. longum: Tuber ischiadicum, C. breve: Linea aspera
A Caput fibulae
F Art. coxae: EXT; Art. genus: FLX, AR, lat. Kniegelenkssicherung
I C. longum: N. tibialis (L5–S2) C. breve: N. peronaeus communis (S1–S2)

Muskulatur des Unterschenkels

Streckergruppe

M. tibialis anterior
U Facies lat. tibiae, Membrana interossea
A Os cuneiforme med., Os metatarsale 1
B Mit M. peronaeus longus: Steigbügel
F OSG: dEXT, USG: pFLX, SUP, ADD
I N. peronaeus prof. (L4–5)

M. extensor digitorum longus
U Cond. lat. tibiae, Membrana interossea, Caput fibulae
A Dorsalaponeurosen Dig. 2–5
F Fuss, Digiti: dEXT
I N. peronaeus prof. (L5–S1)

M. extensor hallucis longus
U Mitte Fibula, Membrana interossea
A Phalanx dist. hallucis
F Fuss, Hallux: dEXT
I N. peronaeus prof. (L4–S1)

Tiefe Beuger

M. tibialis posterior
U Membrana interossea, teilweise Tibia, Fibula
A Tuberositas o. navicularis, Ossa cuneiformia
B unterfängt Lig. calcaneonaviculare
F Fuss: pFLX, SUP
I N. tibialis (L4–5)

M. flexor digitorum longus
U Facies post. tibiae
A Phalanges dist. Zehen 2–5
F Fuss: pFLX, SUP; Digiti: pFLX
B Längsverspannung Fussgewölbe
I N. tibialis (S1–3)

M. flexor hallucis longus
U dist. Hinterfläche Fibula, Membrana interossea
A Phalanx dist. des Hallux
B Verspannung med. Längsbogen, unterfängt Sustentaculum tali
F Hallux: pFLX, SUP
I N. tibialis (S1–3)

Oberflächliche Beuger

M. triceps surae
A Tuber callcanei via Tendo calcanei
F Fuss: pFLX
I N. tibialis (S1–2)

– M. gastrocnemius
U C. med.: Epicond. med. femoris, C. lat.: Epicond. lat. femoris

– M. soleus
U Caput fibulae, Linea m. solei tibiae

M. plantaris
U Cond. lat. femoris
A Tendo calcanei
F Fuss: pFLX
I N. tibialis (S1–2)

M. popliteus
U Epicond. lat. femoris
A Facies post. tibiae
F Art. genus: FLX, IR
I N. tibialis (L4–S1)

Peronaeusgruppe

I N. peronaeus superf. (L5–S1)
B Longus bedeckt Brevis

M. peronaeus longus
U prox. an Fibula
A Tuberositas des Os metatarsale 1, Os cuneiforme med.
F Fuss: PRO, pFLX

M. peronaeus brevis
U lat. an Fibula
A Tuberositas o. metatarsalis 5
F Fuss: PRO, pFLX

Muskulatur des Fusses

Muskeln des Fussrückens

U dorsal an Calcaneus
I N. peronaeus prof. (S1–2)

M. extensor digitorum brevis
A Dorsalaponeurosen Digiti 2–4
F diese Zehen: dEXT

M. extensor hallucis brevis
A Dorsalaponeurose Hallux
F Hallux: dEXT

Muskeln der Fusssohle

Thenar (Großzehenballen)

M. abductor hallucis
U Tuber calcanei
A Os sesamoideum med., Basis Phalanx prox. 1
F Hallux: ABD, wenig FLX; Wölbung haltend
I N. plantaris med. (L5–S1)

M. flexor hallucis brevis
U Os cuneiforme med.
A Ossa sesamoidea d. Phalanx prox. 1
F Hallux: pFLX
I N. plantaris med. (L5–S1)

M. adductor hallucis
U C. obliquum: Os cuboideum, Os cuneiforme lat., Basen Ossa metatarsalia 2 und 3; C. transversum: Grundgelenkkapseln 3–5
A via Os sesamoideum lat. an Phalanx prox. 1
F Hallux: FLX, ADD; Wölbung haltend
I N. plantaris lat., R. prof. (S1–S2)

Hypothenar (Kleinzehenballen)

I N. plantaris lat. (S1–2)

M. abductor digiti minimi
U Proc. lat. des Tuber calcanei
A Phalanx prox. 5
F Dig. min.: pFLX, wenig ABD; Wölbung haltend

M. flexor digiti minimi
U Basis o. metatarsalis 5
A Phalanx prox. 5
F Dig. min.: pFLX

M. opponens digiti minimi
U Sehnenscheide d. M. peronaeus long.
A Basis o. metatarsale 5
F bewegt Os metatarsalis 5 plantarwärts
B fehlt oft

Mittlere Fusssohlenloge

M. flexor digitorum brevis
U plantar am Tuber calcanei
A Phalanx med. 2–4
F Digiti: pFLX
I N. plantaris med. (L5–S1)
B Sehnenspalten für Durchtritt des Longus

M. quadratus plantae
U Zwei Köpfe med. / lat. am Calcaneus
A von lat. an Sehnen des M. flexor digitorum longus
F korrigiert Zugrichtung des M. flexor digitorum longus
I N. plantaris lat. (S1–2)

Mm. lumbricales (4 Stk.)

U med. von Sehnen des M. flexor digitorum longus
A Dorsalaponeurosen 2–5
F Digiti: MP: FLX; ADD Richtung Hallux
I N. plantaris med. zu M. lumbrical. 2–4, N. plantaris lat. zu M. lumbricalis 5

Mm. interossei plantares (3 Stk.)

U Medialfläche. d. Ossa metatarsal. 3–5
A Medialseite Basis phalangis prox. 3–5
F ADD Dig. 3–5 Richtung Dig. 2; pFLX
I N. plantaris lat., R. prof. (S1–2)

Mm. interossei dorsales (4 Stk.)

U einander zugekehrte Flächen aller Metatarsalia
A Basis phalangis prox.: Os metat. 1 und 2: med. und lat. an Digitus 2, Os 3: lat. Digitus 3; Os 4: lat. an Digitus 4
F Dig. 2–4: ABD
I N. plantaris lat., R. prof. (S1–2)

Abkürzungen

A(+A)	Ansatz (Ergänzung zu A)
AB	Abduktion
ADD	Adduktion
ant.	anterior
AR	Aussenrotation
asc.	ascendens
AV	Anteversion
B	Bemerkung
brev.	brevis
BW(S)	Brustwirbel(säule)
C.	Caput
Cond.	Condylus
Corpp.	Corpora, Plural zu Corpus
dEXT	Dorsalextension
Dig.	Digitus, Digiti
DIP	Distales Interphalang.gelenk
dist.	distal
desc.	descendens
dors.	dorsal, dorsalis o. ä.
EXT	Extension
F (+F)	Funktion(en), (Ergänzung zu F)
FLX	Flexion
For.	Foramen
horiz.	horizontalis
HW(S)	Halswirbel(säule)
I	Innervation
inf.	inferior
INK	Inklination
IR	Innenrotation
lat.	lateral, lateralis o. ä.
Lig.	Ligamentum
long.	longus
LW(S)	Lendenwirbel(säule)
M.	Musculus
med.	medial o. ä.
MP	Metacarpo-phalangealgelenk
N.	Nervus
o.	ossis, Genitiv zu Os
OPP	Opposition
OSG	ob. Sprunggelenk
P.	Pars
pABD	Palmarabduktion
pFLX	Plantar-/Palmarflexion
PIP	Proximales Inter-phalangealgelenk
Pl.	Plexus
post.	posterior
prof.	profundus
PRO	Pronation
Proc.	Processus
Proc. cst.	Processus costalis
Proc. spn.	Processus spinosus
Proc. trv.	Processus transversus
prox.	proximal o. ä.
R.	Ramus
rABD	Radialabduktion
REK	Reklination
ROT	Rotation
RV	Retroversion
sup.	superior
SUP	Supination
superf.	superficialis
temp.	temporalis
U (+U)	Ursprung (Ergänzung zu U)
USG	unteres Sprunggelenk
uABD	Ulnarabduktion
ventr.	ventral
WS	Wirbelsäule

Klinisch wichtige Muskeln und ihre Innervation

Obere Extremität (Plexus brachialis C5–Th1)			
Muskeln	Myotom(e)	Nerv(en)	Prüfung
Mm. supra- und infraspinatus	C4–C6	N. suprascapularis	Oberarmaussenrotation
M. serratus anterior	C5–C7	N. thoracicus long.	Armausstrecken nach vorne
M. pectoralis major	C5–Th1	Nn. pectorales	Zusamm.drücken d. Hände vor d. Körper
M. deltoidieus	C5–C6	N. axillaris	Oberarmabduktion
Mm. biceps und brachialis	C5–C6	N. musculocutan.	Armbeugung in Supination
M. brachioradialis	C5–C6	N. radialis	Armbeugung in Mittelstellung
M. triceps brachii	C6–C8	N. radialis	Armstreckung
M. ext. carpi radialis u. ulnaris	C6–C8	N. radialis	Handstreckung (Dorsalflexion)
M. ext. digitorum communis	C6–C8	N. radialis	Fingerstreckung in allen Gelenken
Mm. ext. poll., abd. poll. long.	C7–C8	N. radialis	Daumenstreckung und -abduktion
M. pronator teres	C6–C7	N. medianus	Pronation bei gebeugtem Arm
M. flexor carpi radialis	C6–C7	N. medianus	Palmarflexion und Radialabduktion
M. flexor digitorum superfic.	C7–C8	N. medianus	Fingerbeug. im Grund- u. Mittelgelenk
M. flex. poll. u. dig. II, III, prof.	C7–C8	N. medianus	Beugung der Finger I–III im Endgelenk
M. abductor pollicis brevis	C7–C8	N. medianus	Ungenüg. Abspreizen b. Flaschenzeichen
M. opponens pollicis	C7/C8	N. medianus	Daumenopposition gegen Kleinfinger
M. flexor carpi ulnaris	C7–Th1	N. ulnaris	Palmarflexion und Ulnarabduktion
M. flexor dig. IV, V. prof.	C7–Th1	N. ulnaris	Beugung Dig. IV, V im Endgelenk
Mm. interossei	C8–Th1	N. ulnaris	Fingerspreizen und -adduzieren
M. adductor pollicis	C8–Th1	N. ulnaris	Daumenadduktion (Froment-Zeichen)
Hypothenar (Mm. abductor, oppon., flex. brev. digiti quinti)	C8–Th1	N. ulnaris	Kleinfingerbeugung, -opposition und -abduktion im Grundgelenk
Mm. lumbricales (Dig. I–II) (Dig. III–IV)	C7–Th1	N. medianus N. ulnaris	Fingerbeugung im Grundgelenk und Streckung im Mittel- und Endgelenk
Untere Extremität (Plexus lumbosacralis L1–S3)			
M. iliopsoas	L1–L4	N. femoralis	Hüftbeugung
M. quadriceps femoris	L2–L4	N. femoralis	Kniestreckung
M. add. longus, magnus, brevis und M. gracilis (Adduktoren)	L2–L4	N. obturatorius	Beinadduktion
Mm. glut. medius und minimus	L4–S1	N. glut. superior	Obersch.abdukt. (Trendelenburg-Zeichen)
M. glutaeus maximus	L5–S2	N. glut. inferior	Hüftstreckung
M. biceps femoris	L5–S2	N. isch. (Ca. long.) N. peron. (Ca. brev.)	Kniebeugung
Mm. semitend. u. semimembran.	L4–S2	N. ischiadicus	Kniebeugung
M. tibialis anterior	L4–L5	N. peronaeus. prof.	Fusshebung (Dorsalflexion)
M. ext. hallucis longus	L5	N. peronaeus prof.	Grosszehenhebung
M. ext. digitorum longus	L5–S1	N. peronaeus prof.	Zehenhebung (Dig. II–V)
Mm. peronei	L5–S1	N. peron. superfic.	Heben des lateralen Fussrandes
M. ext. digitum brevis	L5–S1	N. peronaeus prof. (ggf. N. accessorius)	Zehenhebung

Plexus cervicalis

Lage: hinter den Mm scaleni ant. et med.
Hauptbestandteile: Rami ventrales C 1 - 4
Zusätzlich Faseranteile für den N. phrenicus aus C 5

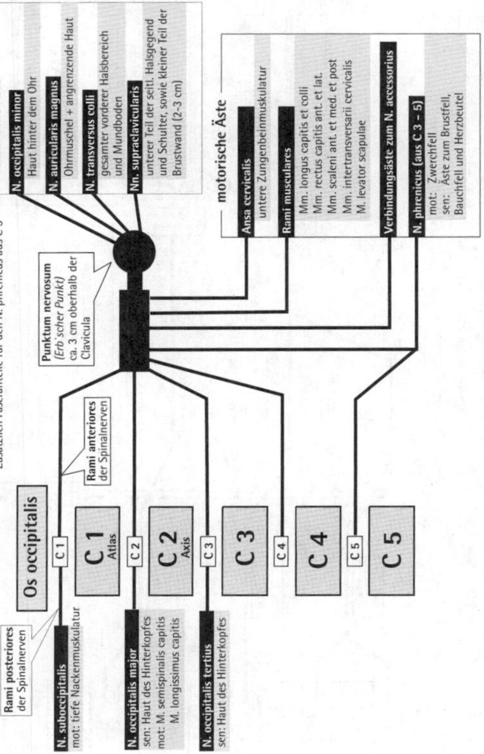

Plexus brachialis

Lage: unterhalb der Fascia clivipectoralis im dorsalen Bereich der A. + V. axillaris
Topographische Region: Trigonum clavipectorale
Bestandteile: Rami ventrales der Spinalnerven C 5 – Th 1

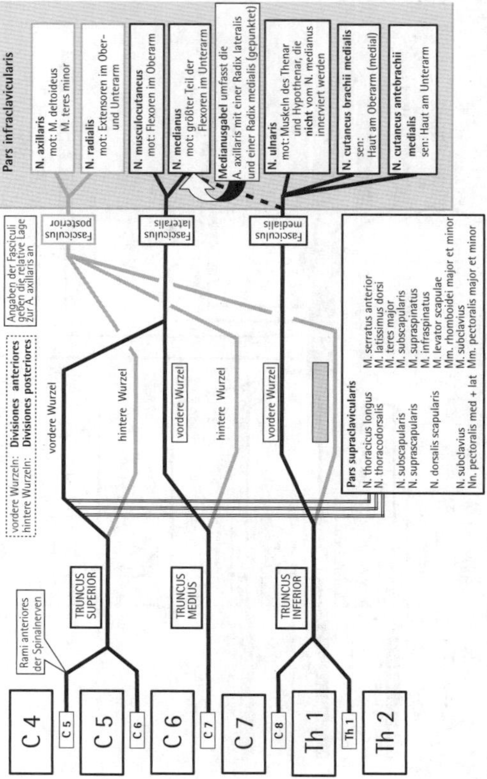

lexus lumbalis

Lage: Innerhalb und hinter dem M. psoas major
Hauptbestandteile: Rami ventrales der Spiralnerven L 1-3
Zusätzlich Faseranteile aus den Spinalnerven Th 12 und L 4

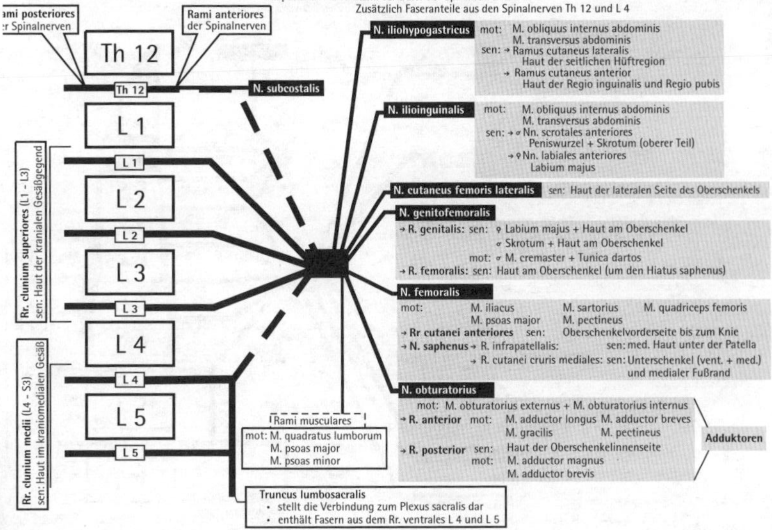

Plexus sacralis

Größtes Nervengeflecht des Körpers

Lage: Im Bereich des Os sacrum (Facies pelvinus) an der Vorderseite des M. piriformis hinter der A. iliaca interna

Hauptbestandteile: Rami ventrales der Spinalnerven L5 - S3
Zusätzlich Faseranteile aus den Rami ventrales der Spiralnerven L 4 und S 4

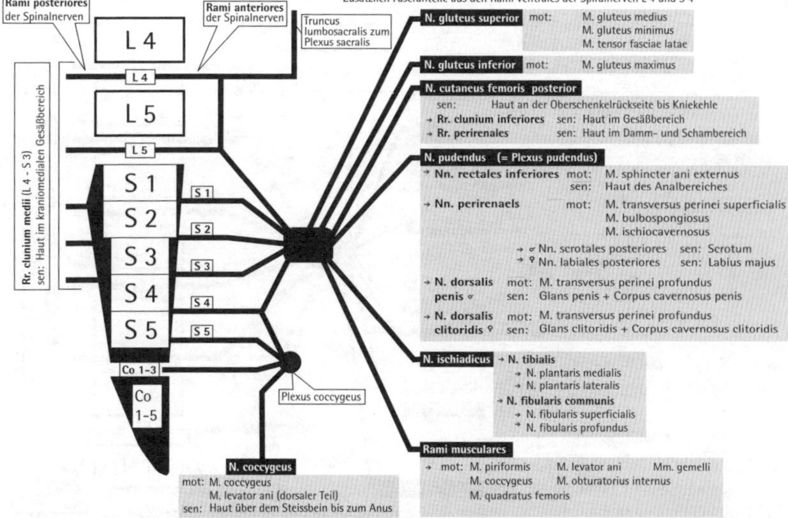

Sensibel innervierte Areale wichtiger Nerven

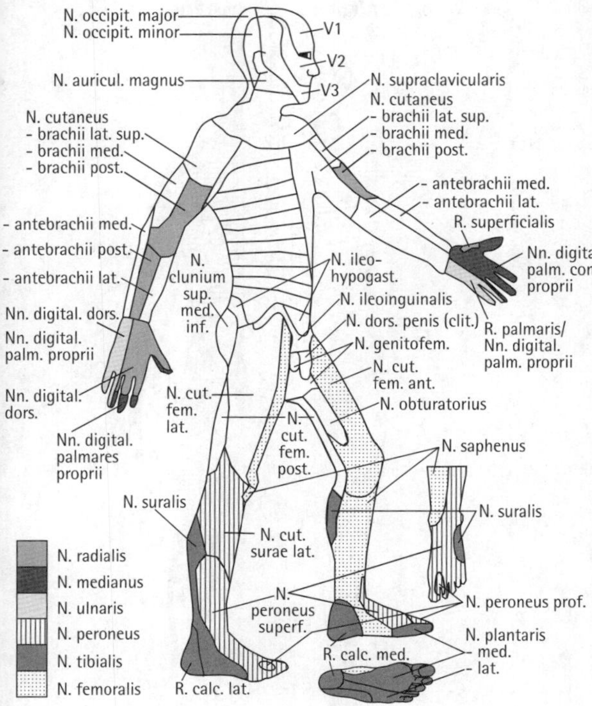

Sensibel innervierte Areale radikulärer Segmente

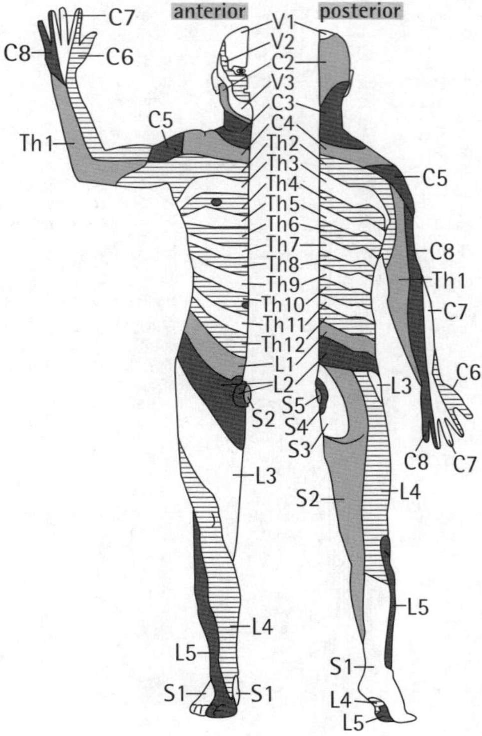

Aorta abdominalis

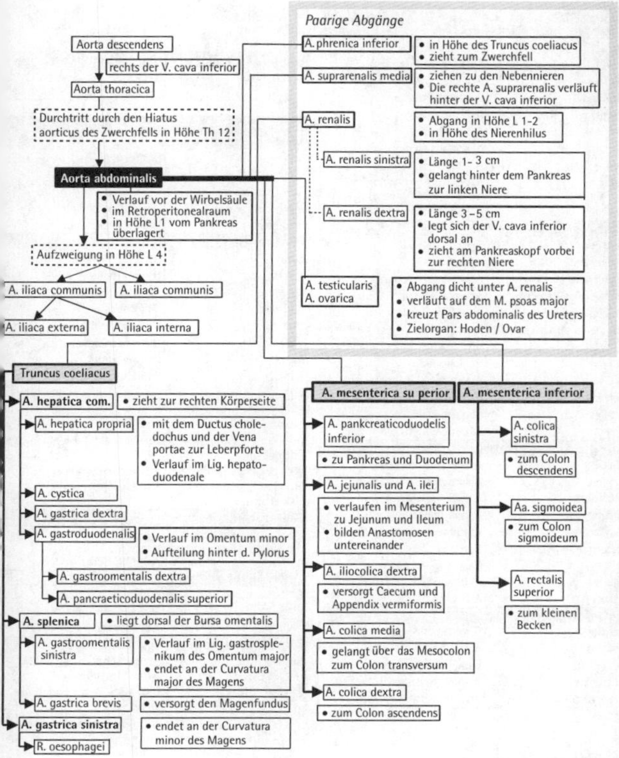

Merkhilfen

Gefäße	
Abgängen der A. iliaca interna (1)	
Ilse	A. iliolumbalis
saß	Aa. sacrales laterales
Glut	A. glutea superior
glühend	A. glutea inferior
oben	A. obturatoria
um	A. umbilicalis
Rectum	A. rectalis media
und	A. uterina
Blase zu	A. vesicalis inferior (untere Blasenarterie)
pudern	A. pudenda interna
Abgängen der A. iliaca interna (2)	
viszeral	
Unwissende	A. umbilicalis
versuchen intensiv	A. vesicalis inferior
rektale Medikamente	A. rectalis media
in Utes	A. unterina
Vagina zu applizieren	A. vaginalis
parietal	
Ich	A. iliolumbalis
saufe	A. sacralis
gerne	A. gluteus sup.
großes	A. gluteus inf.
Pils	A. pudenda interna
Äste der A. carotis externa	
Theo	A. thyroidea Superior
Lingen	A. lingualis
fabriziert	A. facialis
phantastisch	A. pharyngea ascendens
starke	R. sternocleidomastoideus
Ochsenschwanzsuppe	A. occipitalis
aus	A. auricularis posterior
toten	A. temporalis superficialis
Mäusen	A. maxillaris
Hauptäste der A. subclavia	
Veraltete	A. vertebralis,
Toreros	A. thoracica interna
tyrannisieren	Truncus thyrocervicalis
kostenlos	Truncus costocervicali
Transvestiten	[A. transversa cervicis]

Gefäße am Arm	
IBIZA	Innen Basilica, C(Z)ephalica Aussen
Gefäße und Nerv in der Leiste und am Knie	
NIVEA	Nerv innen, Vene, Arterie: am Knie – damit irrst Du nie

Knochen	
Knochen der Schädelbasis	
Stines	Stirnbein
sieben	Siebbein
Keiler sind	
hintersinnige	Hinterhauptsbein
Schleimer	Schläfenbein
Handwurzelknochen	
Some	Os scaphoideum
lovers	Os lunatum
try	Os triquetrum
positions	Os pisiforme
that	Os trapezium
they	Os trapezoideum
cannot	Os capitatum
handle	Os hamatum
oder	
Ein Kähnchen fuhr im Mondenschein	Kahnbein, Mondbein
ums Dreieck- und ums Erbsenbein;	Dreiecksbein, Erbsenbein
Vieleck groß, Vieleck klein,	großes/kleines Vieleckbein
ein Kopf, der muß am Haken sein.	Kopfbein, Hakenbein
Fußwurzelknochen	
Das Sprungbein und das Fersenbein, die wollten in den Kahn hinein, und bekamen dreimal Keile vom Würfelbein.	
Wirbelanzahl	
HWS: 7	Frühstück um 7 Uhr
BWS: 12	Mittagessen um 12 Uhr
LWS: 5	Abendessen um 5 Uhr
Drehbewegungen des Unterarmes	
SUPINATION	Suppenschüssel mit beiden Armen tragen
PRONATION	Brot vom Tisch wegnehmen

Programmübersicht

pockets

Akupunktur pocket	978-3-89862-291-2
Anamnese & Untersuchung pocket	978-3-89862-289-9
Anatomie fast	978-3-89862-276-9
Arzneimittel pocket 2012	978-3-89862-729-0
Arzneimittel pocket plus 2012	978-3-89862-730-6
Arzneimittel Infektionen pocket	978-3-89862-273-8
Arzneimittel Pädiatrie pocket	978-3-89862-249-3
Arzneimittel Phytotherapie pocket	978-3-89862-258-5
Arzneimittel Rettungsdienst p.	978-3-89862-292-9
Arzneimittel Therapie 09–10	978-3-89862-297-4
Austria Arzneimittel pocket	978-3-89862-293-6
Biologie fast	978-3-89862-232-5
Chirurgie fast	978-3-89862-261-5
Dermatologie pocket	978-3-89862-214-1
Differenzialdiagnose pocket	978-3-89862-280-6
EKG Fälle pocket	978-3-89862-266-0
EKG pocket	978-3-89862-732-0
Heilpraktiker Kompaktwissen p.	978-3-89862-299-8
Homöopathie pocket	978-3-89862-246-2
Homöopathie für Kinder pocket	978-3-89862-727-6
Labormedizin pocket	978-3-89862-726-9
Medizinisches Englisch pocket	978-3-89862-239-4
Medizinisches Französisch pocket	978-3-89862-264-6
Medizinisches Spanisch pocket	978-3-89862-240-0
Mensch Körper pocket	978-3-89862-712-2
Mensch Körper pocket XXL Band 1	978-3-89862-721-4
Mensch Körper pocket XXL Band 2	978-3-89862-722-1
Mensch Körper pocket XXL Band 3	978-3-89862-723-8
Mensch Körper XXL Band 1-3 Set	978-3-89862-724-5
Neurologie pocket	978-3-89862-253-0
Normalwerte pocket	978-3-89862-230-1
Notfallmedikamente pocket	978-3-89862-733-7
Pneumologie pocket	978-3-89862-279-0
Psychiatrie fast	978-3-89862-243-1
Wörterbuch Medizin pocket	978-3-89862-298-1
Patientologie	978-3-89862-908-9
Physiotherapie pocket	978-3-89862-714-6

XXS pockets

Affektive Störungen XXS pocket	978-3-89862-527-2
Anästhesie XXS pocket	978-3-89862-519-7
Antiinfektiva XXS pocket	978-3-89862-534-0
Asthma XXS pocket	978-3-89862-533-3
COPD XXS pocket	978-3-89862-524-1
Diabetes mellitus XXS pocket	978-3-89862-536-4
Hämatologie XXS pocket	978-3-89862-510-4
Hypertonie XXS	978-3-89862-528-9
Impfungen XXS pocket	978-3-89862-523-4
Infektionen XXS pocket	978-3-89862-530-2
Kardiologie XXS pocket	978-3-89862-509-8
KHK XXS pocket	978-3-89862-522-7
Neurologie XXS pocket	978-3-89862-285-1
Notaufnahme Innere Med. XXS p.	978-3-89862-513-5
Pankreas XXS pocket	978-3-89862-521-0
Pädiatrie XXS pocket	978-3-89862-537-1
Pneumonie XXS pocket	978-3-89862-532-6
Regionalanästhesie XXS pocket	978-3-89862-520-3
Stroke XXS pocket	978-3-89862-535-7
Thrombose/Embolie XXS pocket	978-3-89862-525-8
Virologie XXS pocket	978-3-89862-526-5

pockettools und pocketflyer

Asthma/COPD pockettool	978-3-89862-315-5
DANI pockettool	978-3-89862-316-2
EKG pockettool	978-3-89862-314-8
EKG Lineal pockettool	978-3-89862-318-6
Med. Engl. pockettool	978-3-89862-317-9
Diabetes pocketflyer	978-3-89862-663-7
EEG pocketflyer	978-3-89862-660-6
Hypertonie pocketflyer	978-3-89862-661-3

pocketcards

Akutes Koronarsyndrom pc Set (3)	978-3-89862-092-5
Anamnese & Untersuchung pc	978-3-89862-104-5
Anästhesie pc Set (3)	978-3-89862-080-2
Anästhesie Intensivmeds Erwachs.	978-3-89862-116-8
Anästhesie Intensivmeds Kinder	978-3-89862-120-5
Antibiotika pc Set (2) 2011	978-3-89862-123-6
Antimykotika pc	978-3-89862-109-0
Asthma pc Set (3)	978-3-89862-101-4
Bipolare Störungen pc Set (2)	978-3-89862-086-4
Bronchialkarzinom pc Set (4)	978-3-89862-100-7
COPD pc Set (3)	978-3-89862-102-1
Chronische Niereninsuffizienz pc (3)	978-3-89862-097-0
Demenz pc Set (3)	978-3-89862-065-9
Depressionen pc Set (2)	978-3-89862-075-8
Diabetes mellitus pc Set (3)	978-3-89862-137-3
Diabetisches Makulaödem pc (3)	978-3-89862-138-0
Diabetische Nephropathie pc (2)	978-3-89862-140-3
Diabetische Neuropathie pc (2)	978-3-89862-141-0
Dyslipidemien pc Set (2)	978-3-89862-071-0
Echokardiographie pc Set (2)	978-3-89862-127-4
EKG pocketcard	978-3-929785-72-2
EKG Auswertungs pc	978-3-929785-36-4
EKG Lineal pc	978-3-89862-011-6
EKG pc Set (3)	978-3-89862-089-5
Elektrol./Säure-Basen pc Set (3)	978-3-89862-069-7
Epilepsie pc Set (3)	978-3-89862-088-8
Erste Hilfe pc Set (3)	978-3-89862-014-7
Fieber unklarer Genese pc	978-3-89862-133-5
Geriatrie pc Set (3)	978-3-89862-055-0
Glaukom pc Set (3)	978-3-89862-105-2
Herzinsuffiziens pc Set (2)	978-3-89862-131-1
HIT pocketcard Set	978-3-89862-118-2
Hypertonie pc Set (3)	978-3-89862-128-1
Kolorektalkarzinom pc (2)	978-3-89862-099-4
Lungenfunktion pc (3) Set	978-3-89862-139-7
Migräne pc Set (3)	978-3-89862-076-5
Multiple Sklerose pc (3)	978-3-89862-081-9
Neonatologie pc (2)	978-3-89862-053-6
Neurologie pc Set (3)	978-3-89862-070-3
Normalwerte pc	978-3-89862-017-4
Notfallmedizin pc Set (2)	978-3-89862-018-5
Ophthalmologlie pc Set (4)	978-3-89862-117-5
Pädiatrie pc Set (4)	978-3-89862-134-2
Palliativmedizin pc Set (3)	978-3-89862-119-9
Pankreaskarzinom pc Set (2)	978-3-89862-103-8
Parkinson pc (2)	978-3-89862-082-6
Periodensystem pc	978-3-89862-094-9
Präkl. Schlaganf.-Mngmt. pc	978-3-89862-046-8
Psychiatrie pc	978-3-89862-047-5
Prostatakarzinom pc Set (3)	978-3-89862-121-2
Reanimation pc	978-3-89862-096-3
Reflexzonen pc	978-3-89862-000-0
Regionalanästhesie pc Set (3)	978-3-89862-052-9
Rheumat. Arthritis pc Set	978-3-89862-126-7
Schizophrenie pc Set (2)	978-3-89862-085-7
Sehproben pc	978-3-89862-110-6
Sono Abdomen pc Set (3)	978-3-89862-063-5
Stabile Angina pc Set (2)	978-3-89862-093-2
Stroke pc Set (2)	978-3-89862-045-1
Terminologie pc Set (2)	978-3-89862-003-1
Tumormarker pc Set (2)	978-3-89862-115-1
The English patient pc Set (2)	978-3-929785-86-9
Thromboembolie pc Set (2)	978-3-89862-135-9
TNM pc	978-3-89862-023-9
Vorhofflimmern pc Set (3)	978-3-89862-098-7

Nerven und Plexus	
Hirnnerven	
Oma	1. Nn. Olfactorii
oben	2. N. opticus
ohne	3. N. oculomotorius
tanzt	4. N. trochlearis
tropfnass	5. N. trigeminus
aber	6. N. abducens
froh	7. N. facialis
vor	8. N. vestibulocochlearis
Groß-	9. N. glossopharyngeus
vater	10. N. vagus
Alberts	11. N. accessorius
Haus	12. N. hypoglossus
Abschnitte der Vermis cerebelli	
Lacht,	lingula
liebe	lobulus c
Kollegen,	culmen
der	declive
fiese	folium
Tuber	tuber
prüft	pyramis
uns	uvula
nicht!	nodulus
Faserqualitäten der Hirnnerven	
Some **S**ay **M**oney **M**atters **B**ut **M**y **B**rother **S**ays **B**ig **B**oobs **M**ake **M**ore **S**ense	
von I-XII, **M**=motorisch, **S**=sensorisch, **B**=beides	
Plexus cervicalis	
Onkel	N. occipitalis minor
August	N. aurricularis magnus,
tanzt	N. transversus colli
super (mit)	Nn. Supraclaviculares,
Ansagerin	Ansa cervicalis
Phreni	N. phrenicus
Plexus brachialis (Äste und Organisation)	
RAP: N. radialis und N. axillaris entstammen dem Fasciculus posterior	
LAMM: Fasciculus lateralis => N. musculocutaneus und N. medianus (anteilig)	
Marylin	N. musculocutaneus
Monroe	N. medianus
und	N. ulnaris
King	N. cutaneus brachii
Kong	N. cutaneus antebrachii
retten die	N. radialis
Anatomie	N. axillaris

Pars supraclavicularis des Plexus brachialis aus den Trunci	
Der	dorsalis scapulae,
Trinker	thoracicus longus
säuft	subclavius
Sambuca	suprascapularis
Pars supraclavicularis des Plexus brachialis direkt aus den Faszikeln	
Panik	pectoralis minor
Panik	pectoralis major
schrie	subscapularis
Titanic	thoracodorsalis
Äste des Plexus lumbalis	
In	N. Iliohypogastricus
Indien	N. Ilioinguinalis
gibts	N. genitofemoralis
kein	N. cutaneus femoris lateralis
frisches	N. femoralis
Obst	N. obturatorius
Äste des Plexus sacralis	
Gutes	N. glutaeus superior
Geld	N. glutaeus inferior
kommt	N. cutaneus femoris posterior
ins	N. ischiadicus
Portemonnaie	N. pudendus
Aus der Fissura superior	
Nashörner	N. nasociliaris
operieren	N. ophtalmicus
ab	N. abducens
Oktober und	N. oculomotorius
Franz	N. frontalis
lacht	N. lacrimali
trotzdem	N. trochlearis
wenig	V. ophtalmica
Innervation des Analsphinkters	
L2, 3, 4	keep shit off the floor
Innervation des Zwerchfells	
C3, C4, C5	bringt das Zwerchfell in die Strümpf!
Nerven-Durchtrittspunkte des N. mandibularis und N. maxillaris	
Ovale Mandeln	N. mandibularis, Foramamen ovale
Roter Max	N. maxillaris, Foramen rotundum

Nerven durch das Foramen jugulare	
Vag you!	V – vagus, a – accessorius, g – glossopharyngeus
Sensorische afferente Systeme	
Zur Hörbahn gehören	
LL (Lemniscus Laterale)	Laber Lauter (->hören)
CGM (Corpus Geniculatum Mediale)	Coole Groovy Mugge (-> hören)
Zur Sehbahn gehört	
CGL (Corpus Geniculatum Laterale)	Cooler Gucci/Groovy Look (-> sehen)
Zur Geschmacksbahn gehört	
LM (Lemniscus Medialis)	Leckere Mahlzeit (-> schmecken)
Sprachregionen im ZNS	
Wernicke Zentrum	Temporallappen, sensorisch
Broca Zentrum	Frontallappen, motorisch
Handstellungen bei Nervenausfällen	
Ich schwöre Dir beim heiligen Medianus, dass ich Dir die Augen mit der Ulna auskratze, wenn Du vom Rad fällst.	
Schwurhand	N. medianus
Krallenhand	N. ulnaris
Fallhand	N. radialis

Auge	
Schichten des Auges	
Der Bulbus oculi wird von 3 Schichten umschlossen:	
Tunica fibrosa bulbi (Dura)	Sclera und Cornea
Tunica vasculosa bulbi (Pia)	Choroidea, Corpus ciliare, Iris
Tunica interna bulbi	Pigmentepithel, Ablatio retina, Retina
Sclera	
Epische	Lamina episcleratalis
Substanz	Substantia propria (eigtl. Sclera)
macht Freude	Lamina fusca
Cornea	
Vorne	Epithelium anterior
limitiert	Lamina limitans anterior (Bowman, BM)
sich	Substantia propria
Descemet	Lamina limitans posterior
pausenlos	Epithelium posterior (Endothel)

Choroidea	
Über der Choroidea	Lamina suprachoroidea
waren	Lamina vasculosa
die Choroidea-Gefässe	Lamina choroidiocapillaris
membranös	Bruchsche Membran (BM)
pigmentiert,	Pigmentepithel
v.a. außen	Aussenglieder der Rezeptoren
Iris	
Kein	Kein vorderes Epithel (wahrscheinlich einzige Stelle im Körper), nur abgeplattete Stromazellen
erweiterter Strom	Stroma (mit M.dilatator pupillae
pigmentiert	Pigmentblatt (Pigmentepithel und Pars irdica der Retina)

Retina

1) Stratum neuroepitheliale
(Außen- und Innenglieder der Rezeptoren)
2) Stratum limitans externum
3) Stratum nucleare externum
(Kerne der Stäbchen und Zapfen)
1. NEURON
4) Stratum plexiforme externum
(mit Horizontalzellen = Interneurone)
5) Stratum nucleare internum
(Kerne der bipolaren Neurone
2. NEURON und der Müllerschen Stützzellen
6) Stratum plexiforme internum
(mit amakrinen Zellen = Interneurone)
7) Stratum ganglionare (N.opticus)
3. NEURON
8) Stratum neurofibrarum (Axone)
9) innen Stratum limitans internum

Allerlei	
Kölnisch Wasser: 4711	Masse der normalen Milz: 4 x 7 x 11 cm

- UretER = HarnleitER und UrethrA = HarnröhrA
- Hinterm Magen liegt etwas, ist das nicht das Pankreas?
- Ist der Kremaster froh und munter, hüpft der Testis rauf und runter!

llgemeine Terminologie

edizinische Fachausdrücke

e meisten medizinischen Fachausdrücke sind aus mehreren Einzelbegriffen zusammengesetzt. Um ein Fachwort zu rstehen, wird es in seine Einzelbegriffe zerlegt. Nach Übersetzung und Analyse der Einzelbegriffe ergibt sich die edeutung des medizinischen Fachausdrucks.

sp.: **Myokarditis**: **Myo** = Muskel; **kard** = Herz; **itis** = Entzündung → Herzmuskelentzündung

werden vier Kategorien dieser Einzelbegriffe unterschieden

Vorsilbe: z.B. **prä**- (vor), **post**- (nach), **an**- (nicht vorhanden), **hyper**- (über) ...

Nachsilbe: z.B. -**tomie** (Schnitt), -**itis** (Entzündung), -**phobie** (Angst) ...

Wortstamm: z.B. - **hepat**- (Leber), -**gastr**- (Magen), -**stern**- (Brustbein) ...

Verbindungsvokal: wird an den Wortstamm angehängt (in der Regel "o"). Verbindung von Wortstamm und rbindungsvokal: z.B. -gastr-**o**-... Verbunden werden können zwei Wortstämme (hepat-**o**-lienal) oder ein ortstamm mit einer Nachsilbe, die mit einem Konsonanten beginnt (Kardi-**o**-megalie).

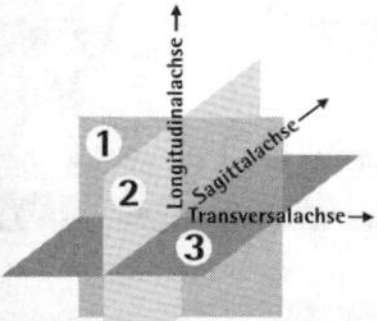

Körperebenen

1. Frontalebene	Longitudinal- zu Transversalachse
2. Sagittalebene	Longitudinal- zu Sagittalachse
3. Transversalebene	von Sagittal zu Transversalachse

agebezeichnungen des Körpers und von Körperteilen

nterior	Körpervorderseite	lateral	seitlich	superior	obere(r)
osterior	Körperrückseite	medial	zur Mitte hin	profundus	tief
audal	steiß- / schwanzwärts	median	zur Mittelebene hin	superficialis	oberflächlich
ranial	kopfwärts	dorsal	Körperrückseite	palmar	zur Handfläche gehörend
istal	zum Extremit.ende hin	ventral	Körpervorderseite	plantar	zur Fußsohle gehörend
roximal	zum Rumpf hin	inferior	untere(r)		

ichtungsbeschreibungen

-, an-	nicht vorhanden	ep-, eph-, epi-	auf, darauf, darüber	per-	durch, hindurch, umher, sehr
ab-	weg von	eso-	hinein, nach innen	peri-	um, herum, übermäßig, über
ad-	hin zu	ex-	aus, heraus	post-	nach, hinter, später
ambi-/ amphi-	herum, beidseitig	exo-	(nach, von) außen, außerhalb	prä-	vor, davor liegend, vorzeitig
ana-	aufwärts, nochmals	extra-	außerhalb	pro-	vor(stehend), vorn, vorzeitig
ante-	vor, davor	hyper-	über, oberhalb, zu viel	pros-	vor, neben, bei
anti-	gegen, dagegen	hypo-	unter, unterhalb, zu wenig	proxim-	nahe, in der Nähe, zunächst
apo-	ab-, weg-	infra-	unten, unterhalb von	re-, red-	zurück, rück-, wieder
circum-	herum, umgebend	inter	zwischen, dazwischen, inmitten	retro-	zurück, hinter, rückwärtsgewandt
contra-	gegen, dagegen	intra	innerhalb, in, hinein	sinistr-	links
dextr-	rechts	juxta-	nahe, in der Nähe von	sub-	unter, unterhalb, nahe bei
dia-	hindurch, zwischen	later-	seitlich, seitwärts	super-	über (hinaus), oben
dis-	auseinander, zwischen	levo-	links	supra-	oberhalb, über
dist/o	entfernt	medi-	mittelwärts/einwärts	tel/e-	Ende, Ziel
ek-, ekto-	außen, außerhalb	mes-, meso-	mittleres, mitten	trans-	hinüber, hindurch
en-, endo-	innerhalb	par-, para-	neben, abweichend	ultra-	jenseits, länger, weiterhin

Zahlenwerte

demi-, hemi-, semi-		halb	mega-	M	million(10^6)
mono-, uni-, haplo-		ein	giga-	G	billion(10^9)
bi-, di-, diplo-, sekund-		zwei	tera-	T	trillion (10^{12})
tri-		drei	peta-	P	quadrillion (10^{15})
tetra-, quadri-		vier	exa-	E	quintillion (10^{18})
pent-, penta-, quin-		fünf	deci-	d	ein Zehntel(10^{-1})
hex-, hexa-, sex-		sechs	centi-	c	ein Hundertstel (10^{-2})
hepta-, sept-, septi-		sieben	milli-	m	ein Tausendstel (10^{-3})
octa-, octi-		acht	micro-	μ	ein Millionstel (10^{-6})
noni-		neun	nano-	n	ein Billionstel (10^{-9})
deca-	da	zehn (10^1)	pico-	p	ein Trillionstel (10^{-12})
hekto-	h	hundert (10^2)	femto-	f	ein Quadrillionstel (10^{-15})
kilo-	k	tausend(10^3)	atto-	a	ein Quintillionstel (10^{-18})

Operative Eingriffe

-centese	Punktion	-plastie	Korrektur, Reparation	-stomie	Eröffnung
-dese	Befestigung, Verbindung	-resektion	Entfernung von Gewebe	-tomie	Einschnitt
-ectomie	Entfernung	-rhaphie	Naht	-tripsie	Bruch
-pexie	Befestigung	-sect	schneiden	-ligatur	Unter-, Abbindung

Diagnostische Untersuchungsmittel

Auskultation	Abhöruntersuchung	-opsie	Beschau
Echo-	Wiederhall	Palpation	Tastuntersuchung
-gramm	Aufzeichnung	Perkussion	Klopfuntersuchung
-graph	Aufzeichnungsgerät	Radio-	Strahlung, Röntgenstrahlung
-graphie	Aufzeichnungsvorgang	-skop	Sichtinstrument
-meter	Messinstrument	-skopie	visuelle Untersuchung
-metrie	Messvorgang	-tom	Schneideinstrument

Krankheitserreger

acari-	Milben	helminth	Würmer	myc-	Pilze	protozo-	Einzeller
bakteri-	Bakterien	hirud-	Blutegel	parasit-	Parasiten	verm-	Würmer
fung-	Pilze	ixod-	Zecken	pedicul	Läuse	vir-	Viren

Farben

albin-	weiß	eosin-	rot	leuk-	weiß	rose-	rosa
chlor-	grün	erythro-	rot	lute-	gelb	rubr-	rot
chrom-	farbig	flav-	gelb	melan-	schwarz	tephr-	aschgrau
cirrh-	gelb-orange	fusc-	dunkelbraun	polio-	grau	virid-, -verd-	grün
cyan-	blau	glauco-	grau, blau-grün	rhod-	rot, rosa	xanth-	gelb

Elemente und chemische Verbindungen

ammon-	Ammoniak	chrys-	Gold	iod-	Jod	sidero-	Eisen
amylo-	Stärke	cupr-	Kupfer	kali-	Kalium	silik-	Quarz, Silikat
azot-	Stickstoff	ferr-	Eisen	natr-	Natrium	sodi-	Natrium
brom-	Brom	fluor-	Fluor	ox-, -oxie	Sauerstoff	thio-	Schwefel
chrom-	Chrom	hydr-	Wasser	sacchar-	Zucker	urik-	Harnsäure

Die fünf Sinne

Sehen	opt-, -opsie, -opie	Tasten	hapt-, pselaphes-, tact-, thigm-
Hören	acus-, acust-, audi-, audit-, -cusis	Schmecken	-geusie, gustat-, gust-
Riechen	olfact-, -osmie, osm-, -osphresi-		

ossar

dom-	Bauchraum
latio	Entfernung, Abhebung
rasio	Ab-, Ausschabung
en-	Drüsen
ip-	fett
ren-	Nebennieren
mie	Blut
sthesie	-empfindung
io-	Ursache
qui-	gleich
r-	Luft
glutin-	verklumpen
ktin-	(durch) Strahlung
kr-	Extremitäten
kut	schnell, heftig
lgesie	Schmerz-empfindlichkeit
lgie	Schmerz
lo-	anders, verschieden
veol-	Lungenbläschen
mbly-	stumpf, schwach
n-, -anal	After
ndro-	Mann
ngio-	Gefäß
niso-	ungleich
nkyl-	gekrümmt
ntr-	Höhle
phth-	Mundausschlag
pikal	zum Scheitel hin
ppendi-	Blindarm
rchi-	erst
rthr-, articul-	Gelenk
spir-	Inhalation
asthenie	Schwäche
telo-	unvollständig
ther-	fette Substanz
atresie	Verschluss
trium	Vorhof (Herz)
uto-	selbst
xill-	Achsel
zid-	sauer, Säure
alan-	Eichel
ar-	Schwere, Gewicht
as-, basi-	Basis, Grundlage
il-	Galle
io-	Leben
blast-	Spross, Trieb

blenn-	Schleim
blephar-	Augenlid
brachi-	Arm
brachy-	kurz, klein
brady-	langsam, träge
bucc-	Wange
burs-	Schleimbeutel
caec-	Blinddarm
calcan-	Fersenbein
calor	Hitze
card-	Herz
carzin-	Krebs
cavit-, cav-	Höhlung, Höhle
cephal-	Kopf
cerebell-	Kleinhirn
cerebr-	Hirn
cervic-	Hals, Nacken
-chalasie	Entspannung
cheil-	Lippe
chol-	Galle
chondr-	Knorpel
chrom-	Farbe
chron-	Zeit
cleid-	Schlüsselbein
co-,com-, con-	mit, zusammen
coagul-	Gerinnung
cochle-	Schnecke
col-	Dickdarm
colp-	Scheide
conjunktiv-	Bindehaut
contusio	Prellung
cor-	Pupille
cornea	Hornhaut
corona	Kranz, Krone
corpo-	Körper
cost-	Rippe
cox-	Hüfte
crani-	Schädel
cubit-	Ellbogen
cutan-	Haut
dakry-	Träne
daktyl-	Finger
derm-/dermat-	Haut
dent-	Zahn
desm-	bandartig
didym-	Hoden
dilat-	Erweiterung
dilut-	Verdünnung
dips-	trinken

dolor-	Schmerz
drom-	Lauf
duct-	Gang
duoden-	Teil d. Dünndarms
-dynie	Schmerz
dys-	Miss-, Un-
-ektasie	Erweiterung
-emesis	Erbrechen
encephal-	Gehirn
enter-	Darm, Eingeweide
epididym-	Nebenhoden
epiglott-	Kehldeckel
episio-	Scheide
ergo-	Arbeit
eu-	gut, normal
fazi-	Gesicht
febr-	Fieber
fet, föt-	Leibesfrucht
fibr-	Faser
fibul-	Wadenbein
fil-/filament	Faden
flex-	Beugung
flu-/flux	Fluss
-form	-artig
frig-/frigid-	kalt
funkt-	Leistung, Fähigkeit
galacto-	Milch
gamet-	Keimzellen
ganglio-	Überbein, Nervenknoten
gastr-	Magen
gen-, -gen	Entstehung
genit-	Zeugung
gero-	Alter, Greis
gest-	tragen (schwanger)
gingiv-	Zahnfleisch
gloss-	Zunge
gluc-, glyc-	Zucker, Glukose
gnath-	Kiefer
gonad-	Keimdrüsen
-gnos	Kenntnis
-grad	schreiten
gravid	schwanger
-gyn, gynäko-	Frau
hepat-	Leber
hered-	Erblichkeit, vererbt
hetero-	anders, verschieden
hidr-	Schweiß
hist-	Gewebe

holo-	ganz, komplett
homöo-	Gleichheit
homo-	gleich, gleichartig
humer-	Oberarm
hyal-	glasartig
hydr-	Wasser
hymen-	Jungfern-häutchen
hypno-	Schlaf
hyster-	Gebärmutter
iatrogen	d.d.Arzt verursacht
ileum	Teil d. Dünndarms
irid-	Iris
ischi-	Hüftgelenk
iso-	gleich
-itis	Entzündung
jejunum	Teil d. Dünndarms
kata-	herab, gegen
kine-	Bewegung
-klasie	Bruch
-krin	Absonderung
kry-	Frost, Eiseskälte
kypho-	vorwärts gebeugt
lacrim-	Träne
lact-	Milch
lamin-	Blatt
laparo-	Bauch, Bauchwand
laxa-	abführen, lockern
leio-	glatt, sanft
-lemm	Schale, Membran
lept-	schmal, dünn
lig-	(unter-) binden
lingua-	Zunge
lip-	Fett
litho-, -lith	Stein
lob-	Lappen
log-, -log	sprechen
-logie	Lehre
lordo-	rückwärts gebeugt
lumin-	Licht
luxat-	Verrenkung
-lyse	Auflösung
mamm-,mast-	Brustdrüse
-malazie	Erweichung
maxill-	Oberkiefer
mediastin-	mittl. Brustraum
medull-	Mark
mega-, megalo-	groß
mening-	Hirnhäute
-mer	Teil
-morph, morph-	Gestalt, Form
mort-	abgestorben, tot
moti-, -motor	Bewegung
muk-, myx-	Schleim
multi-	viel, viele
myo-, myos-	Muskel
narc-	Lähmung
nas-	Nase
nat-	Geburt
necro-	tot, abgestorben
neo-	neu
nephr-	Niere
neur-	Nerv
noci-	Schmerz
nod-	Knoten
norm-, -norm	normal
noso-	Krankheit
nutri-	Ernährung
ocul-	Auge
odont-	Zahn
ödem	Schwellung
oesophag-	Speiseröhre
-oid	gleichend
oligo-	wenig, klein
-om, onco-	Tumor
om-	Schulter
omphal-	Nabel
oophor-	Eierstock
ophtalm-	Auge
opisth-	rückwärts, zurück
or-	Mund
orch-	Hoden
-orexie	Appetit
ortho-	gerade, richtig
-ose	Zustand
osteo-	Knochen
pachy-	dick, fest
päd-	Kind
palat-	Gaumen
palin-	Wiederholung
palpebra	Augenlied
pan-	ganz, vollständig
pancreas	Bauchspeichel-drüse
papul-	Bläschen
-par	gebärend
parathyreoid-	Nebenschilddrüse
-parese	unvollst. Lähmung
-partum	Geburt
patell-	Kniescheibe
path-	Krankheit, Schmerz
pector-	Brust
ped-	Fuß
pelvi-	Becken
-penie	Mangel, Not
perin-	Damm
periton-	Bauchfell
-petal	hinstrebend
phän-	erscheinen
phag-, -phagie	fressen, verdauen
phalang-	Finger, Zehen
pharmac-	Arzneimittel
phas-, -phasie	sprechen
-phil, -philie	lieben
phimose	Verengung
phleb-	Vene
-phob, -phobie	Angst, Furcht
-phon, -phonie	Stimme, Ton
-phor, -phorie -phorese	tragen
phot-	Licht, Helligkeit
-phren, phren-	Zwerchfell, Bewusstsein
phylo-	Stamm
-phylaxe	Schutz
physi-	normale Lebensvorgänge
-physe	Wachstum
phyt-, -phyt	pflanzlich
pil-	Haar
pin-	trinken
plag-	schief, schräg
-plan, plan-	flach, eben
-plasie	Bildung, Formung
-plegie	Schlag, Lähmung
pluri-	mehr, viele
pneum-	Lunge, Atem
pod-, -pod	Fuß
-poese	Bildung, Schöpfung
poikilo-	unregelmäßig
poly-	viel, zahlreich
-porose	Porosität
potent, potent-	Fähigkeit
-prandial	Mahlzeit
primi-, prot-	erst, anfänglich
prokt-	Mastdarm
prosop-	Gesicht
prostat-	Vorsteherdrüse

seudo-	falsch
ptose	Fall, Senkung
tyal-	Speichel
ub-	Scham
ulm-	Lunge
uls-, pulsat-	Schlag, Stoß
urul-	Eiter, eitrig
ykn-	dicht, fest
yo-	Eiter, eitrig
yret-	Fieber, fiebrig
yr-	Hitze, Feuer
am-	Ast, Zweig
(re)ceptor	Empfänger
ekt-	After, Mastdarm
elaps-	Rückfall
espir-	Atmung
etin-	Netzhaut
etrakt-	zurückziehen
hiz-	Wurzel
otat-	Drehung
-rhag, -rhagie	ausströmen
-rhexis	Zerreissung
-rhoe	Fluss, Strömung
apr-	Fäulnis
arc-	Fleisch
scapul-	Schulterblatt
schist-, -schisis schizo-	gespalten
scler-	Lederhaut
seb-	Talg
sedat-	beruhigen
semen, semin-	Samen, Sperma
senil	alt, hohes Alter
sensi-	empfindlich
Sensorium	Bewusstsein
sepsis, -septisch	Blutvergiftung
septum	Scheidewand
ser-	Serum, Blutwasser
sial-	Speichel
sicc-	trocken
sinu-	Vertiefung, Höhle
skato-	Kot
-sklerose	Verhärtung
skolio-	krumm, gebogen
solut-	Lösung
somat-	Körper
somno-	Schlaf
son-	Ton, Geräusch
sozio-	Gesellschaft
spasm-	Krampf, Zuckung

spektr-	Bild, Vorstellung
sphär-	Kugel, Ball
sphygm-, -sphyxie	Puls
spin-	Dorn / z. Rückgrad gehörend
spir-	Atem
splanchn-	Eingeweide
splen-	Milz
spongio-	schwammartig
spor-	Saat, Keim
squam-	Schuppe
-stase	Stillstand
steat-	Fett
-stenose	Verengung, Enge
stereo-	starr, fest, hart
steril-	keimfrei, unfruchtbar
sthen-, -stenie	Stärke, Kraft
strat-	Schicht, Lage
strict-	Verengung
-stroma	Stützgewebe
sulc-	Furche, Rinne
sym-, syn-	mit, zusammen
synap-	Kontaktpunkt
szint-	funkeln, glimmen
szirrh-	hart
tachy-	schnell
tact-	berühren
tal-	Sprungbein
tars-	Fußwurzel
tax-, -taxie	Bewegung, Koordination
tect-	dachartig
tegment-	Decke
telo-	Ende
temp-	Zeit, zeitweise
ten-, tend-	Sehne
-tension	Spannung, Druck
terato-	Missbildung
termin-	Grenze, Ende
thanato-	Tod
thek-	Behälter
-therapie	Behandlung
therm-, -therm	Wärme, Hitze
thorax	Brust
thromb-	Blutpfropf
-thymie	Gemüt, Stimmung
thyreo-	Schilddrüse
tibia	Schienbein

ton-, -ton	Spannungs-zustand
tonsill-	Mandel
topo-	Ort
Torsion	Drehung
tox-, toxik-	Gift
trache-	Luftröhre
trach-	rau, uneben
trauma(t)-	Verletzung
trem-	Zittern
-tresie	Öffnung
tricho-	Haar
troph-,-trophie	Nahrung
-trop	Wachstum
tuber-	Höcker
tympan-	Paukenhöhle
-typ, typ-	Bild, Erscheinung
typhl-	Blinddarm
un-	nicht
ungu-	Nagel
-urese	Harnaus-scheidung
-urie	Harnzustand
ur-, urin-	Harn
uter-	Gebärmutter
uve-	Aderhaut
vag-	Nervus vagus
valvo-/ul-	Klappe
varia-	wechseln
vas-	Gefäß
vascul-	Blutgefäß
ventil-	Belüftung
ventricul-	kleine Kammer
verruc-	Warze
-vers, vers-	Drehung, wenden
vertebra-	Wirbelsäule
vestibul-	Vorhof
viszer-	Eingeweide
vital- viv-	Leben, lebend
-volämie	Blutvolumen
volv-, volut-	Drehung
vulv-	Scheide
xeno-	fremd, fremdartig
xero-	trocken
zon-	Zone
zoo-	Tier
zyg-	Joch, Paar, Glied
zymo-	Enzym

Anatomie im Internet

www.med-rz.uni-sb.de/med_fak/anatomie/bock/3dstart.htm
www.meddean.luc.edu/lumen/meded/grossanatomy/learnem/learnit.htm
http://visiblehuman.epfl.ch/
www.goemed.net/
http://mitglied.lycos.de/phimose/index.html
www.iawf.unibe.ch
www.lumen.luc.edu
www.med-rz.uni-sb.de

Medizin im Internet

Medizinische Suchmaschinen

Deutsches Medizin Forum **www.medizin-forum.de**
Dr. Antonius **www.dr-antonius.de**
HighWire, Stanford University **highwire.stanford.edu**
Medical world search **www.mwsearch.com**
Medweb **http://170.140.143.147/MedWeb/**
MetaNEX **www.metanex.de**
Midvista **www.medivista.de**
Oregon health science university **www.ohsu.edu/cliniweb**
Webmedlit **webmedlit.silverplatter.com**
www.ovid.com

Portale

ArztPartner almeda AG **www.arztpartner.de**
Best Med Linksammlung **www.best-med-link.de**
Deutsches Gesundheitsnetz (DGN) **www.dgn.de**
Gesundheitsscout24 **www.gesundheitscout.de**
MedAustria - Das Ärztenetz **www.medaustria.at**
Medicine Worldwide **www.medicine-worldwide.de**
Medizinindex **www.medizinindex.de**
Netdoktor.de **www.netdoktor.de**
Wissensmanagement und Medizin **www.medknowledge.de**
Yavivo **www.yavivo.de**

Literatur-Datenbanken

Cancerlit (National Cancer Institut) **www.cancer.gov**
Center for Reviews and Dissemination (CRD) **www.york.ac.uk/inst/crd/crddatabases.htm**
Clinical Trials (studies) **clinicaltrials.gov**
Cochrane (Evidence based Medicine) **www.cochranelibrary.com**
Deutsche Zentralbibliothek für Medizin **www.zbmed.de**
DIMDI (Deutsches Inst. für Medizin. Dokumentation u. Information) **www.dimdi.de**
Dokumentenservice Subito **www.subito-doc.de**
Evidence Based Medicene **www.medknowledge.de/ebm/uebersicht_ebm.htm**
Fachliteraturrecherche **infoball.de**
Gerontologische Literaturdatenbank **www.dza.de/gerolit/gerolit.html**
Journal Watch **www.jwatch.org**
Leilinien (AWMF) **www.uni-duesseldorf.de/WWW/AWMF**
Library of Congress Online Services **catalog.loc.gov**

edical Matrix **www.medmatrix.org**
edical/Health Sciences Libraries on the Web (mainly USA) **www.lib.uiowa.edu**
edline plus **www.nlm.nih.gov/medlineplus**
edline via Pub **www.ncbi.nlm.nih.gov/entrez/query.fcgi**
ledline, medizinische Links und Datenbanken **www.medline.de**
ational Center for Complementary / Alternat. Medicine (NCCAM) **nccam.nih.gov**
LM Health Information **www.nlm.nih.gov/hinfo.html**
n-Line Library Catalogs **galaxy.einet.net/hytelnet/SITES1.html**
eproductive Health Database **www.popline.org**
oxinfo der Technische Universität München **www.toxinfo.org**
oxnet Databases **toxnet.nlm.nih.gov**
niversal Virus Database **www.ictvdb.iacr.ac.uk**

ledizinische Gesellschaften, Verbände, Institutionen

BDA - Bundesvereinigung Deutscher Apothekerverbände **www.abda.de**
fArM Bundesinstitut für Arzneimittel und Medizinprodukte **www.bfarm.de**
MG Bundesministerium für Gesundheit **www.bmgs.bund.de**
undesärztekammer **www.bundesaerztekammer.de**
eutsche Ärztenetz **www.arzt.de**
eutsche Krankenhausgesellschaft **www.dkgev.de**
ateway to Development Information **www.eldis.org**
lobal Forum f. Health Research **www.globalforumhealth.org/pages/index.asp**
lartmannbund (Niedergelassene Ärzte) **www.hartmannbund.de**
assenärztliche Bundesvereinigung **www.kbv.de**
larburger Bund (Krankenhausärzte) **www.marburger-bund.de**
lational Institutes of Health (NIH) **www.nih.gov**
KI Robert Koch-Institut **www.rki.de**
Vorld Health Organization (WHO) **www.who.int/en**

eitschriften

rztezeitung **www.aerztezeitung.de**
British Medical Journal **http://bmj.com**
Deutsches Ärzteblatt **www.aerzteblatt.de**
ub Med Journal **http://pubmedcentral.nih.gov**
Science **http://sciencemag.org**

Online-Manuale, Lexika

Free Medical Journals **www.freemedicaljournals.com**
Freebooks for doctors **www.freebooks4doctors.com**
Merck-Manual **www.merck.com/pubs/mmanual/**
Roche Lexikon **www.tellmed.ch**

Medizinrecht, Medizinethik

Anwaltssuche **www.anwaltssuche.de**
Datenbank Medizinrecht **www.medizinrecht.de**
Euroethics **www.euroethics.de**

Bilddatenbanken

Augenatlas der Uni Gießen **www.augenbilder.de**
Dermis-Atlas der Uni Erlangen **www.dermis.net**
Hämat.-Atlas Uni Essen **www.uni-essen.de/tumorforschung/atlas/atlas.html**
HON Media Gallery **www.hon.ch/Media/media.html**
Interaktive Anatomieatlas **www9.biostr.washington.edu/da.html**
Medizinisches Bildarchiv-Medilearn **www.medi-learn.de/bildarchiv**

The Mulit-Dimensional Embryo **embryo.soad.umich.edu**
The Whole Brain Atlas **www.med.harvard.edu/AANLIB/home.html**
Visual Human Project **www.nlm.nih.gov/research/visible**

Ärzte

Arzt & Wirtschaft **www.auw.de**
Arzt-Auskunft **www.arzt-auskunft.de**
Ärzte im Netz. Das Deutsche Ärzteverzeichnis **www.aerzte-im-netz.de**
Ärzteverzeichnis Schweiz **www.doktor.ch**
Ärztliche Zentralstelle Qualitätssicherung (ÄZQ) **www.aezq.de**
ArztPartner AG **www.arztpartner.com**
Arztsuche in Deutschland **www.yellowmap.de**
Ärztverzeichnis Schweiz **www.medindex.ch**
Bundesweites Arztverzeichnis **www.arztverzeichnis.de**
Facharzt.de, Nachrichtendienst für Fachärzte **www.facharzt.de**
GOÄ **www.e-bis.de/goae/defaultFrame.htm**
GSB, Ärzte-Service **www.gsb.de**
MediMid: Internet für Ärzte **www.medimid.de**
Zentralinstitut für die kassenärztlichen Versorgung **www.zi-koeln.de**

Kliniken / Apotheken

Apothekenverzeichnis **www.apotheke.com**
BQS, Bundesgeschäftsstelle Qualitaetssicherung **www.bqs-online.de**
European Society for Quality in Health Care **www.esqh.net**
Kliniken.de **www.kliniken.de**

Informationen zu Arzneimitteln

Arzneimittelkommission der deutschen Ärzteschaft (AkdÄ) **www.akdae.de**
Arzneimittelscout, BAH **www.arzneimittelscout.de**
Auskunft, Info Pharma von Infomed **www.infomed.org**
Bundesinstitut für Arzneimittel und Medizinprodukte (BfArM) **www.bfarm.de**
Documed **www.kompendium.ch**
DrugInfoNet **www.druginfonet.com**
Federal and Drug Administration **www.fda.gov**
Gelbe Liste **www.gelbeliste.de**
Medikamenteninformation **www.medikamenteninformation.de**
Rote Liste **www.roteliste.de**
RxList **www.rxlist.com**
US Pharmacopeia (Usp) **www.usp.org**
Verband forschender Arzneimittelhersteller **www.vfa.de**
Wirkstoffdatenbank **wisda.pharmazie.uni-marburg.de**

A

A.

B

D

E

F

G

H

I

J

K

L

M

N

O

R

S

T

U

V

W

Z